Cocina ayurveda para todos los días

Cocina ayurveda para todos los días

100 recetas sencillas y curativas según las estaciones del año

KATE O'DONNELL

Fotografías de CARA BROSTROM

aïa
ediciones

Título original: *The Everyday Ayurveda Cookbook*

Traducción: Inmaculada Morales Lorenzo

© 2015, Kate O'Donnell por el texto
© 2015, Cara Brostrom por las fotografías

Publicado por acuerdo con Shambhala Publications Inc. 4720 Walnut Street,
Boulder, Colorado 80301
www.shambhala.com

De la presente edición en castellano:
© Gaia Ediciones, 2017
   Alquimia, 6 - 28933 Móstoles (Madrid) - España
   Tels.: 91 614 53 46 - 91 614 58 49
   www.alfaomega.es - E-mail: alfaomega@alfaomega.es

Primera edición: febrero de 2019

Depósito legal: M. 14.167-2018
I.S.B.N.: 978-84-8445-729-9

Impreso en India

EL PRESENTE LIBRO ESTÁ DEDICADO AL AYUR VIDYA,
EL ESPÍRITU DEL AYURVEDA.

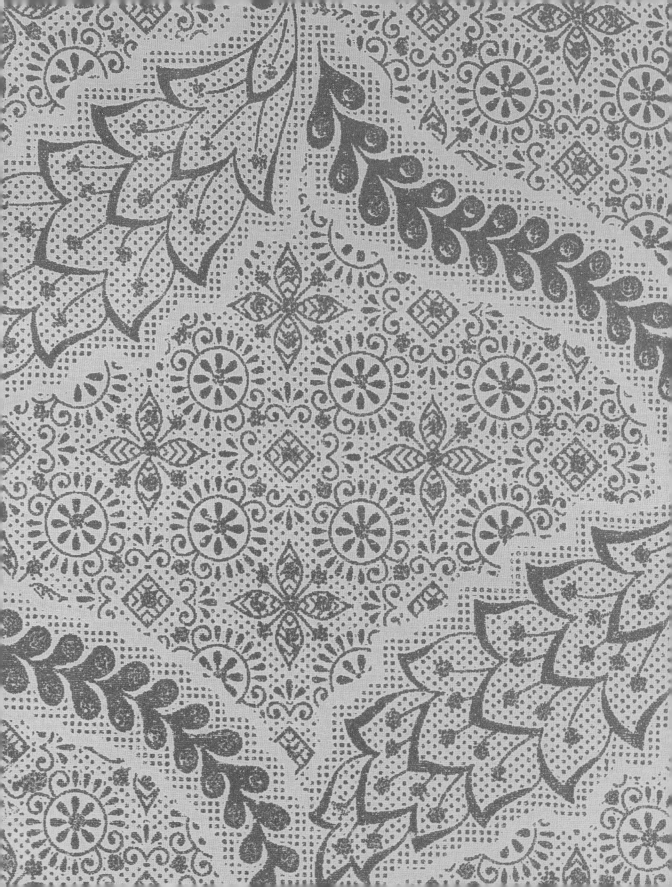

Índice

Nota para el lector

La comida siempre ha sido una amiga para mí. Llevo jugando con ella desde que, según cuenta mi madre, comencé a confeccionar tartas de barro en las escaleras de entrada de nuestra casa. Gracias a un auspicioso giro del destino llegué a la mayoría de edad en las cocinas de la India, y visité por primera vez el subcontinente indio durante la época universitaria, cuando estaba empezando a hacerme la comida. Allí aprendí a cocinar mientras frecuentaba las cocinas de los lugareños y probaba a enrollar chapatis y freír *dosas,* aunque confieso que sigo sin saber cómo preparar macarrones con queso... un plato que en realidad tampoco suelo comer. Mis alimentos básicos son el dal, el arroz basmati y el *kichari*, ya que me sientan bien y resultan positivos para mi práctica de yoga matinal. Esta obra te enseñará a elaborar estos platos y muchos otros.

Nunca había pensado gran cosa sobre la digestión hasta que, después de pasar varios años viajando, empezó a sentarme mal casi todo y comencé a observar la conexión existente entre lo que comía y mi estado de salud. Cuando durante uno de mis viajes a la India la situación se volvió crítica, conocí a un médico ayurvédico que me enseñó la forma en que este sistema de salud se vale de los alimentos para facilitar la sanación. En una ocasión, me aconsejó una verdura cuyo nombre escribió en el idioma local. Al mostrarle el pedazo de papel al verdulero, este me señaló una calabaza blanca del tamaño de un ventilador de techo; me cortó un trozo, lo envolvió en papel de periódico y me lo llevé a la cocina de mi casa. Ahí comencé a interesarme por los diferentes cereales, legumbres, frutas y verduras recomendados en la alimentación ayurvédica y, sobre todo, empecé a crear recetas basadas en alimentos medicinales. Los platos que encontrarás en este libro son el resultado de varios años de investigación culinaria centrada en ingredientes poco conocidos que ofrecen los mercados de la India, pero también en alimentos adquiridos en los mercados de productores locales.

Han transcurrido quince años desde entonces. Ahora vivo en una ciudad y soy médica ayurvédica y profesora de yoga. La alimentación y el estilo de vida que propongo a lo largo de estas páginas me han ayudado enormemente a llevar una vida de servicio en un entorno urbano y a equilibrar mi camino espiritual con las obligaciones de la vida diaria. Me cuido adecuadamente para poder prestar un apoyo constante a aquellas comunidades que experimentan la profundidad y los dones del yoga y el Ayurveda en nuestra vida moderna. El principio ayurvédico de consumir alimentos digestivos en un entorno tranquilo sigue siendo para mí la clave para mantenerme sana y vibrante.

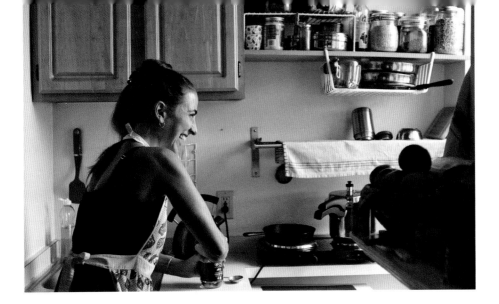

En la vida real estoy ocupada y siento hambre; así que, por pura necesidad, en las diminutas cocinas de los apartamentos en los que he vivido me he visto obligada a crear versiones híbridas de la cocina de la India. *Cocina ayurveda para todos los días* emplea ingredientes frescos y de estación con el fin de permitirte elaborar, en medio del ajetreo diario, una comida sana y auténtica.

La fotógrafa Cara Brostrom comenzó a preparar algunas de mis recetas en su casa con objeto de restablecer el equilibrio de su organismo. Su experiencia con el Ayurveda resultó ser tan beneficiosa que se prestó a ayudarme a difundir estos platos (y a organizarme). Las incontables horas que se ha pasado cocinando y trabajando con ellas las hacen elegantes y deliciosas, mientras que en mi cocina la prioridad son los platos fáciles y rápidos de elaborar. Todas las fotografías que se muestran a lo largo del libro son platos que Carla y yo hemos preparado y luego degustado. Cara ha tenido presente el componente de cotidianeidad de las recetas y ha fotografiado platos reales preparados en tiempo real, de modo que tus platos deberían parecerse a los del libro. Su comprensión experiencial del Ayurveda se refleja en la belleza y simplicidad que puede apreciarse en sus fotografías.

Te invito a pasar a mi cocina urbana-rural para aprender sobre alimentación ayurvédica poniéndola en práctica, tal como hice yo misma. He visto cómo ha ayudado a multitud de personas, así como mucha gente me ha ayudado a mí también a lo largo del camino; ahora te toca a ti arremangarte y freír unos cuantos dosas. Esta obra no solo te ofrece recetas, guías de alimentos estacionales y listas de ingredientes, sino también pautas simples y estratégicas que te ayudarán a practicar la cocina y el estilo de vida ayurvédicos de inmediato. Deseo que estos antiguos principios que aportan salud y felicidad se incorporen en tu vida de manera continua. Es simple y es posible. Hagámoslo juntos, cada día.

Kate O'Donnell
Boston, MA
2014

Listado de sinónimos

Achicoria (radicheta, escarola)

Aguacate (avocado, palta, cura, abacate, cupandra)

Aguaturma (pataca, tupinambo, alcachofa de Jerusalén, castaña de tierra, batata de caña)

Albaricoque (damasco, chabacano, arlbérchigo, alberge)

Alforfón (trigo sarraceno)

Alubias (judías, frijoles, mongetes, porotos, habichuelas)

Apio nabo (apionabo, apio rábano)

Arándanos rojos (cranberries)

Azúcar glas (azúcar glacé)

Azúcar mascabado (azúcar mascabada, azúcar moscabada, azúcar de caña)

Beicon (bacón, panceta ahumada)

Batata (camote, boniato, papa dulce, chaco)

Bayas asai (fruto palma murraco o naidi)

Bok choy (col china, repollo chino, pak choy)

Brócoli (brécol, bróculi)

Calabacín (zucchini)

Calabaza (zapallo, ayote, auyamas, bonetera)

Caqui (kaki)

Carambola (tamarindo, fruta estrella, cinco dedos, vinagrillo, pepino de la India, lima de Cayena, caramboleiro, estrella china)

Cebolleta (cebolla verde, cebolla de invierno, cebolla de verdeo, cebolla inglesa)

Chirivía (pastinaca, zanahoria blanca)

Cilantro (culantro, coriandro, alcapate, recao, cimarrón)

Col (repollo)

Colinabo (rutabaga, nabo de Suecia)

Desnatado (descremado)

Diente de león (achicoria amarga, amargón, radicha, panadero, botón de oro)

Echinacea (equinácea)

Frambuesa (sangüesa, altimora, chardonera, mora terrera, uva de oso, zarza sin espinas, fragaria, churdón)

Fresa (frutilla)

Gambas (camarones)

Guindilla (chile)

Guisante (arveja, chícharo, arbeyu)

Hierba de trigo (wheat grass)

Hierbabuena (batán, hortelana, mastranzo, menta verde, salvia, yerbabuena)

Jicama (nabo)

Judía verde (ejote, chaucha, vainita, frijolito, poroto verde)

Judías (frijoles, alubias, porotos, balas, caraotas, frejoles, habichuelas)

Linaza (semillas de lino)

Lombarda (col morada, col lombarda, repollo morado)

Mandarina (tangerina, clementina)

Mandioca (yuca, casava, tapioca)

Mango (melocotón de los trópicos)

Mantequilla (manteca)

Melocotón (durazno)

Menta (mastranto)

Mostaza parda (mostaza oriental, china o de India)

Nabo (rábano blanco)

Nectarina (briñón, griñón, albérchigo, paraguaya, berisco, pelón)

Nueces pecanas (nueces pacanas, nueces de pecán)

Papaya (fruta bomba, abahai, mamón, lechosa, melón papaya)

Patata (papa)

Pepino (cogombro, cohombro, pepinillo)

Pimentón (páprika, paprika, pimentón español)

Pimienta de cayena (chile o ají en polvo, merkén, cayena)

Pimiento (chile o ají)

Piña (ananá, ananás)

Pipas (semillas o pepitas de girasol)

Plátano (banana, cambur, topocho, guineo)

Plátano macho (plátano verde, plátano para cocer, plátano de guisar, plátano hartón)

Pomelo (toronja)

Quinoa (quínoa, quinua, quiuna, juba, jiura)

Requesón (queso blando)

Remolacha (betabel, beterrada, betarraga, acelga blanca, beteraba)

Rúcula (rúgula)

Salsa de soja (salsa de soya, shoyu)

Sandía (melón de agua, patilla, aguamelón)

Sésamo (ajonjolí, ejonjilí, ajonjolín, jonjolé)

Sirope (jarabe)

Tabasco (salsa picante)

Tomate (jitomate, jitomatera, tomatera)

Yaca (panapén, jack)

Zumo (jugo)

Introducción

El presente libro tiene como objetivo que entres en la cocina, no para emprender grandes proyectos, sino para preparar platos sencillos casi todos los días, o puede que incluso todos. Al margen de si te enamoras o no de este tipo de cocina, es importante que sepas que prepararte la comida es una clave para el bienestar. Este libro hará que la tarea te resulte fácil, práctica y funcional. El propósito no es crear platos raros o perfectos, sino conseguir que lo que comes te satisfaga. Unos días esto significará concederte un capricho; otros, mantener una alimentación sumamente básica que te aporte energía para la jornada. El programa de alimentación aquí expuesto proporciona una gran variedad de opciones, siempre basadas en la simplicidad.

El Ayurveda es la ciencia de la salud autóctona de la India, una forma de entender el equilibrio y el desequilibrio del cuerpo que nos permite evitar el avance de la enfermedad actuando sobre sus causas lo antes posible. Esta obra ha nacido con el objetivo de desmitificar esta antigua ciencia, cuyas propuestas pueden ser de gran utilidad para todos. Según el Ayurveda, una buena salud radica, en gran medida, en una digestión y nutrición adecuadas. Los alimentos que consumimos se convierten en los tejidos del organismo, y las actitudes que adoptamos en la mesa influyen en la capacidad del cuerpo para digerir e integrar correctamente la comida. Ser conscientes de nuestras necesidades cuando escogemos los alimentos y prepararlos deseando el bienestar de nuestro organismo nos ayuda enormemente a sentirnos bien.

Este libro es para ti si:

- Estás buscando formas concretas de mejorar tu alimentación y estilo de vida.
- Eres nuevo en el Ayurveda o en la gastronomía en general.
- Te sientes cansado, ansioso o tienes malas digestiones.
- Estás interesado en aplicar un sistema de sanación holística tradicional en tu vida.

Los siguientes capítulos simplifican enormemente una sofisticada ciencia médica de eficacia probada, y se centran en diversas pautas generales que todos podemos poner en práctica como punto de partida hacia una vida saludable. El Ayurveda es una sinfonía de conocimiento experiencial, y en estas páginas encontrarás un *single* de éxito que podría inspirarte a comprar todo el álbum algún día; pero aunque no sea así, leer este libro puede cambiarte la vida.

Las recetas aquí incluidas ofrecen también un enfoque simplificado del arte culinario, especialmente el ayurvédico, en el que cualquier alimento puede usarse como medicina. He creado «versiones reducidas» de algunos platos tradicionales que requieren una larga lista de ingredientes o tienen demasiadas fases de preparación con objeto de que puedas poner en práctica las recetas sin complicarte demasiado. Esta simplicidad te permitirá disfrutar de alimentos elaborados por ti cada día. Sí, es posible.

AQUÍ ENCONTRARÁS:

- Una introducción al Ayurveda y a sus propuestas de alimentación y estilo de vida. Aunque no es necesario que te la leas (y menos aún que la memorices), podrás sacar gran provecho del libro de todas formas.
- Métodos para elaborar desayunos, comidas y cenas simples que pueden ser adaptados a las distintas estaciones cambiando algunos ingredientes clave.
- Rutinas diarias de cuidado personal para cada estación y sugerencias de la hora del día en que podrían practicarse.
- Listas de la compra para cada estación, de modo que estés bien provisto para elaborar las recetas básicas de cada época del año.
- Consejos para los viajes, la familia y el trabajo que te permitirán comer bien y mantenerte centrado durante tu vida diaria.
- Prácticas de eficacia probada que mejoran la función de los órganos digestivos (y hacen que te sientas bien después de comer).
- Una explicación detallada de prácticas de depuración seguras para el otoño y la primavera.

PRAKRITI, TU VERDADERA NATURALEZA

El Ayurveda es conocido por su enfoque individualizado: considera que cada persona es un sistema único con necesidades y tendencias particulares. *Prakriti* significa «naturaleza». Este término denota la materia primordial, lo que podríamos llamar la Madre Naturaleza, y también hace referencia a la verdadera naturaleza individual de cada uno. ¡Estás compuesto de una combinación única de elementos de la Naturaleza, y sus atributos en tu cuerpo modelan quién y cómo eres! La comprensión de los elementos prevalentes en tu cuerpo es un proceso intuitivo, y las recetas aquí propuestas te ayudarán a sentir cómo ellos se manifiestan en ti. Concédete un tiempo para ir integrando las prácticas expuestas a lo largo de estas páginas; si deseas ampliar la información, un médico ayurvédico puede ayudarte a comprender mejor el modo en que ciertos elementos tienden a desequilibrarse en tu organismo, así como enseñarte a gestionar estas tendencias a través de la alimentación y el estilo de vida.

AQUÍ NO ENCONTRARÁS:

- Recetas complicadas que te obliguen a comprar ingredientes caros.
- Recetas que contengan azúcar blanco o harinas refinadas.
- Un gran uso de solanáceas (tomates, berenjenas, pimientos, patatas blancas), una familia de verduras que contienen cantidades muy pequeñas de toxinas que pueden favorecer la inflamación en determinados organismos.
- La utilización de ajo y cebolla como condimentos, ya que ambos son alimentos con propiedades calientes que excitan la mente.
- Información sobre la constitución individual y el diagnóstico de enfermedades. Para esto, habrás de consultar otras fuentes o acudir a un médico ayurvédico (véase «Recursos» en la pág. 306).

El origen de la recetas

TRADICIONAL

Un gran número de las recetas presentadas en este libro están inspiradas en la cocina que aprendí en la India, tanto en casas particulares como en centros y clínicas ayurvédicas. La sensibilidad ayurvédica está arraigada en la gastronomía india, aunque es preciso acceder a los hogares para encontrarla. La mayor parte de los menús que se sirven en los restaurantes, tanto en ese país como en el extranjero, no son representativos de una comida sana. Al igual que ocurre en los países occidentales, los medios de comunicación de la India están ejerciendo una gran influencia en la alimentación. La propaganda pagada por los fabricantes difunde constantemente nuevas ideas sobre lo que es «saludable», y los problemas de obesidad y diabetes se han convertido en la consecuencia directa de la transformación económica que está teniendo lugar en la India moderna. Cada vez son más los habitantes del mundo occidental e incluso de ese país, cuna del Ayurveda, que recurren a este antiguo sistema de bienestar en busca de recomendaciones imparciales basadas en miles de años de descubrimientos que funcionan.

REGIONAL

Algunos de los ingredientes autóctonos mencionados en los textos clásicos ayurvédicos no se encuentran fuera de la India. Con objeto de mantener la premisa de potenciar las propiedades medicinales de los ingredientes disponibles, he modificado las recetas de este libro incorporando alimentos locales y revisando su eficacia con el método de prueba y error. En algunos casos, ciertas recetas tradicionales con raíces en la cultura de Nueva Inglaterra –como el crujiente de manzana de Kate o los *muffins* de ñame y avena– reflejan mi conocimiento intuitivo del legado culinario de Nueva Inglaterra. Con independencia de dónde residas y el conocimiento heredado de tu familia, en estas páginas encontrarás una cocina que tiene en cuenta el clima y el estilo de vida de la gente. Una alimentación regional favorecerá el uso de ingredientes autóctonos, por lo que te animo a que elabores las recetas de este libro con productos locales. Con un poco de práctica, también puedes comenzar a modificar tus recetas familiares para integrar en ellas los principios ayurvédicos.

OBSESIÓN POR LA SALUD

¿Un libro de cocina ayurvédica con una receta de tacos de tofu con verduras de hoja verde? Con la idea de ayudarte a sentirte cómodo con este libro de cocina, he incluido algunos platos de estilo occidental e ingredientes modernos, como las semillas de chía. No es necesario consumir comida india todo el tiempo para seguir los criterios ayurvédicos de salud; gracias a la creatividad propia de la mezcla intercultural han surgido numerosas joyas culinarias, algunas de ellas bastante prácticas, y sería una pena excluirlas de un libro de cocina para el día a día. He modificado estas recetas a fin de respetar las recomendaciones digestivas ayurvédicas, como la combinación de los alimentos, los métodos de elaboración y el uso beneficioso de especias digestivas.

Esta obra es fruto de los veinte años que he pasado trabajando en tiendas y cafés de alimentación saludable, modificando recetas a fin de incluir todo producto sano existente sobre la faz de la tierra. Si bien las recetas que contienen ingredientes occidentales como las algas, los tacos de tofu y la crema de semillas de girasol no aparecen en la cocina tradicional ayurvédica, son platos habituales en mi cocina y están en consonancia con los principios del Ayurveda.

A algunas personas les llevará algún tiempo adaptarse a los sabores indios, especialmente a los dulces. La verdad es que los postres indios son un hueso duro de roer para el paladar occidental. Prueba el pudin de arroz y coco (conocido en la India como *kheer*) y el lassi de azafrán; y cuando te apetezca concederte un capricho más familiar, puedes confiar en mis versiones de postres conocidos inspiradas en el Ayurveda, como el crujiente de manzana de Kate o los mostachones de almendra y jengibre.

El presente libro consta de dos partes: la primera se centra en la teoría y la segunda en la práctica. Siéntete libre de ir directamente a los capítulos prácticos (¡comienza a cocinar!) y ve hojeando la primera parte a medida que aumente tu interés por el Ayurveda.

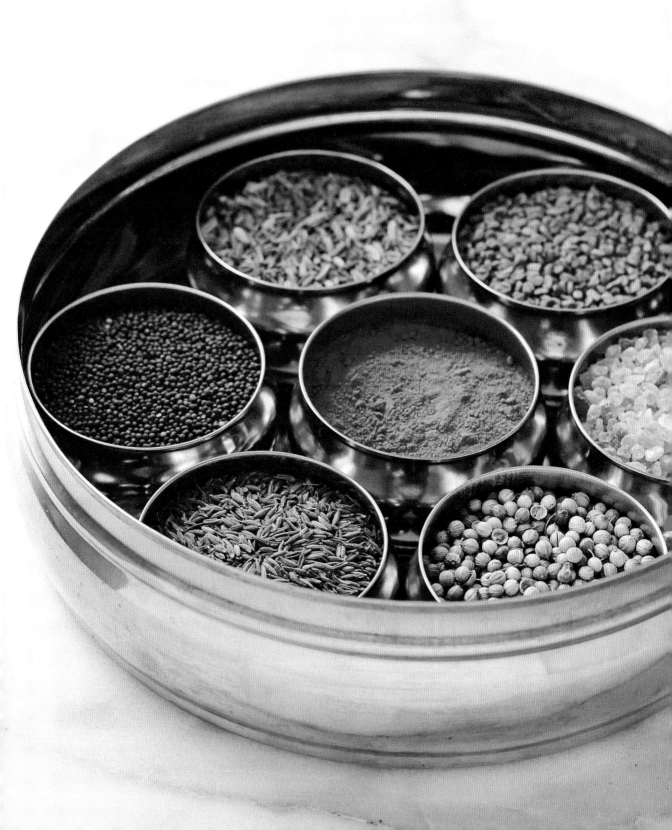

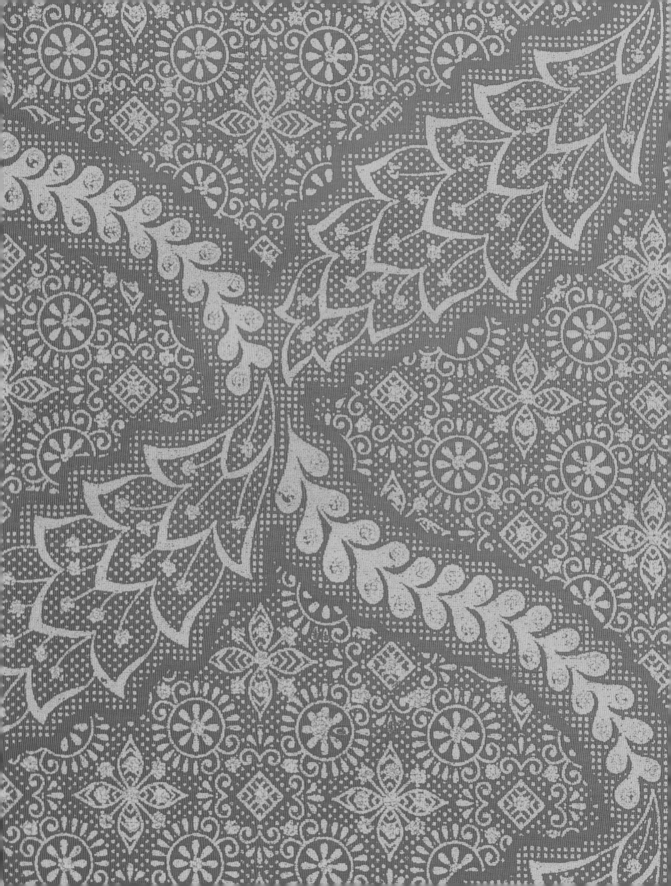

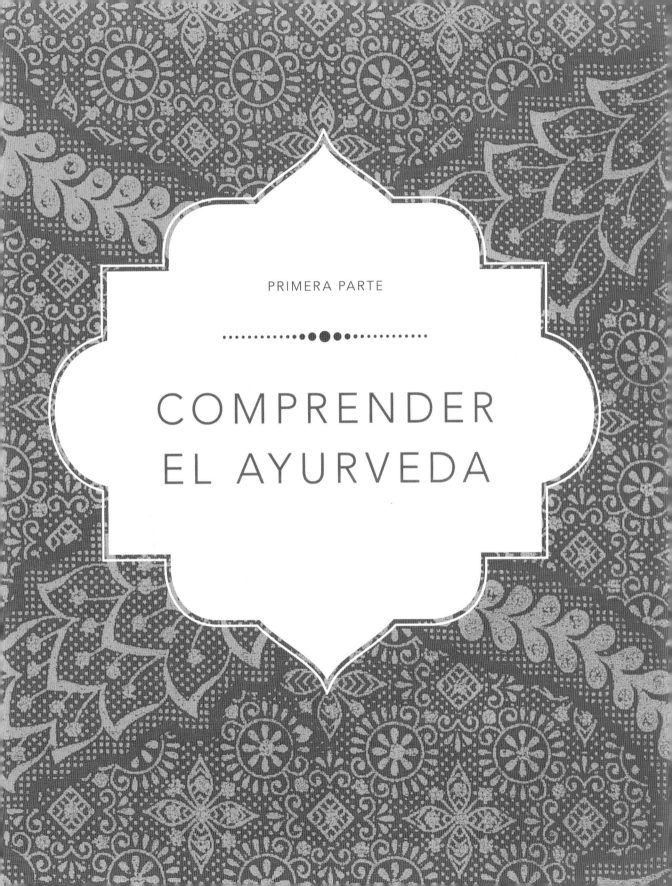

PRIMERA PARTE

COMPRENDER EL AYURVEDA

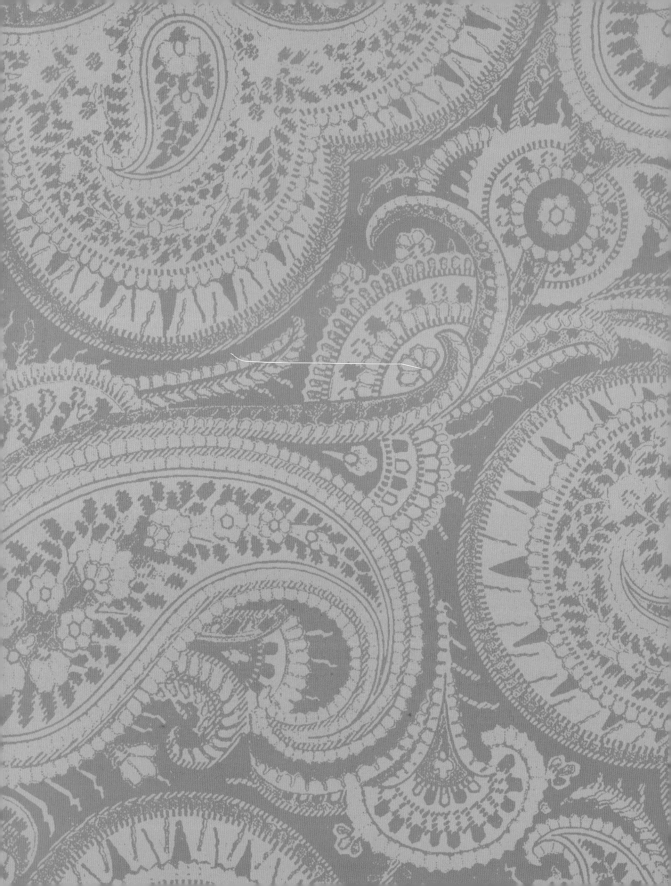

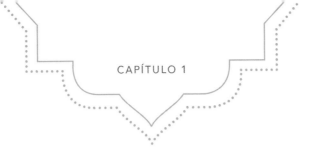

CAPÍTULO 1

Principios básicos del Ayurveda que debes conocer

Una de las virtudes del Ayurveda es su simplicidad... ¡y uno de los aspectos más divertidos de esa simplicidad es lo mucho que podemos llegar a complicarla! La siguiente introducción al Ayurveda está dirigida tanto a las personas interesadas en esta antigua ciencia como a quienes se mostrarían más dispuestas a adoptar cambios en su alimentación y estilo de vida si comprendieran sus beneficios.

A lo largo de estas páginas he incluido referencias a los textos clásicos ayurvédicos para que tengas presente que la información aquí expuesta sobre una vida saludable procede de una fuente sumamente fiable: miles de años de investigación humana basada en el método de prueba y error.

En realidad, no es necesario que te leas este capítulo para beneficiarte del libro. Tal vez lo que busques sea mejorar de alguna forma tus hábitos alimenticios, lo cual es magnífico. Los capítulos dedicados a los menús estacionales, en la segunda parte, te proporcionan suficiente información básica para que consumas alimentos que te mantengan equilibrado a lo largo de las estaciones del año, sin complicarte demasiado. Seguro que irás adquiriendo un entendimiento intuitivo de la ciencia del Ayurveda; el estilo de vida va formándose con la experiencia, de modo que no hay ningún inconveniente en empezar por la práctica.

Pero si deseas aprender acerca de las herramientas que tienes a disposición antes de probarlas, te propongo que iniciemos juntos el viaje al mundo del Ayurveda.

¿Qué es el Ayurveda?

El término Ayurveda puede traducirse de forma aproximada como «ciencia de la vida»; los textos clásicos, sin embargo, exponen que *ayur* o la «vida» se compone de cuatro partes: el cuerpo físico, la mente, el alma y los sentidos (vista, oído, tacto, olfato y gusto). Contrariamente al modelo occidental, que se centra en el ámbito físico y a veces también en la mente, el Ayurveda siempre ha tenido en cuenta la salud de estos cuatro aspectos vitales.

Este sistema de salud de la India recurre a la alimentación, los biorritmos, la fitoterapia, la psicología, la cirugía, el trabajo terapéutico y un estilo de vida saludable para abordar las causas de las enfermedades. Se trata de una ciencia que describe el proceso mórbido desde los primeros síntomas hasta el fallecimiento e incluye la prevención y el tratamiento de dolencias relacionadas con ocho ramas terapéuticas: medicina interna; cirugía; ginecología/obstetricia/pediatría; dos clases de geriatría, el rejuvenecimiento del cuerpo y el rejuvenecimiento de la energía sexual; psicología; toxicología, y las afecciones de los ojos, el oído, la nariz y la boca.

En la India abundan los hospitales y las clínicas ayurvédicas en los que se combina la medicina occidental con la tradicional, especialmente en el tratamiento de las enfermedades graves. La medicina occidental destaca a la hora de solucionar problemas agudos, mientras que el Ayurveda sobresale como medicina preventiva y persigue detener el proceso por el que los desequilibrios se convierten en enfermedades yendo a las causas subyacentes en la etapa inicial. En conjunción con la medicina occidental, el Ayurveda puede mejorar la digestión, el sistema inmunitario y el estado mental del paciente durante el tratamiento.

¿De dónde procede?

Tal vez el Ayurveda sea el sistema de salud más antiguo del mundo que sigue practicándose en la actualidad. Se trata de un conocimiento con entre dos mil y cinco mil años de antigüedad, dependiendo de las diferentes versiones. La primera referencia al Ayurveda aparece en el *Rig-Veda,* uno de los cuatro textos que componen las antiguas escrituras védicas, que fue transmitido durante siglos oralmente mediante versos llamados *sutras* (hilos). Se cree que los Vedas fueron creados por los *rishis,* sabios que tuvieron acceso a profundos estados de meditación. Los Vedas contienen información sobre música, mantras, rituales devocionales, Ayurveda y yoga.

De entre los diversos escritos sánscritos clásicos (el sánscrito era la lengua de la antigua India) que conforman el cuerpo de la ciencia ayurvédica, tres de ellos destacan particularmente: el *Charaka Samhita,* el *Sushruta Samhita* y el

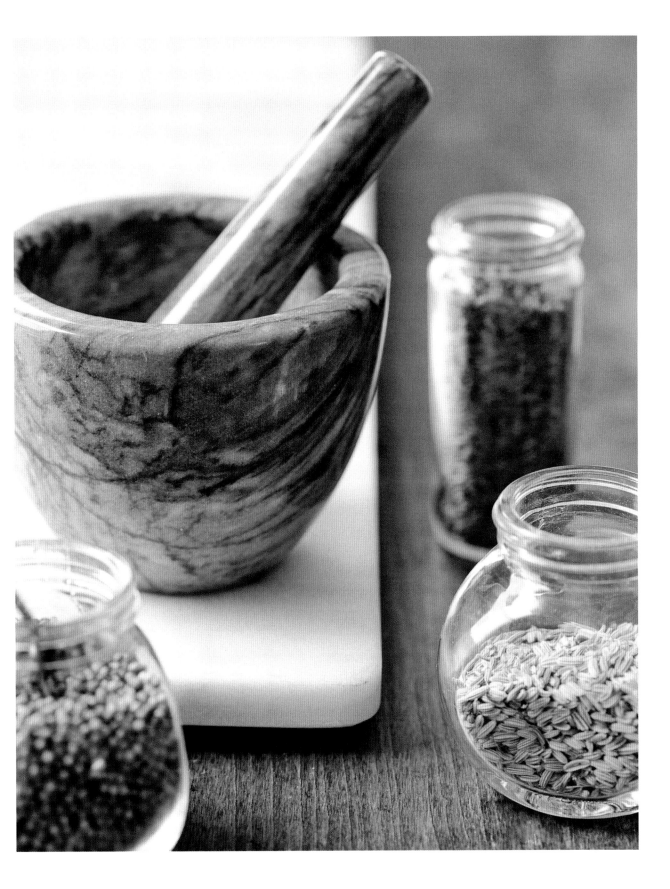

Ashtanga Hridayam (una recopilación de los dos primeros). Todos ellos han sido traducidos al inglés; aquí haremos alguna referencia a este último.

¿Cómo funciona?

El Ayurveda reconoce que el ser humano es un microcosmos (una pequeña parte; un reflejo) del macrocosmos (el panorama completo; el universo). El cuerpo humano está compuesto de los mismos elementos que constituyen todo lo que nos rodea, y nos impulsan las mismas energías o fuerzas que mueven los océanos, los vientos, las estrellas y los planetas.

El mundo funciona rítmicamente —los ciclos del sol, la luna, las mareas y las estaciones— y nosotros también participamos de esos ritmos; sin embargo, la luz artificial, el transporte global de los alimentos y unos horarios tan apretados que nos impiden percibir los ritmos naturales son factores que nos desarmonizan con facilidad.

Si alguien actúa como si estuviera separado de los ritmos naturales del macrocosmos y sigue su propio ritmo (consumiendo frutas tropicales en invierno, por ejemplo, o basando su alimentación en comida procesada; trasnochando; y/o respirando aire reciclado), el organismo acabará volviéndose loco. Si los movimientos de nuestro mundo forman el río por el que fluimos, ¿por qué nadar a contracorriente? Cuando haces esto, comienzas a sentirte cansado, no digieres bien los alimentos y, con el tiempo, acabas «averiado».

¿Qué relación existe entre la alimentación y el Ayurveda?

La digestión es de vital importancia para el Ayurveda. La completa digestión, absorción y asimilación de los nutrientes genera los componentes básicos del cuerpo llamados *ahara rasa* o fluido nutritivo. Durante el proceso de masticación y deglución, el bolo alimenticio se mezcla con agua, enzimas y ácidos. El producto resultante —una sustancia nutritiva asimilable— es el «fluido» al que nos referimos. Asimilar la abundancia de la naturaleza dentro del cuerpo conecta el microcosmos con el macrocosmos. Una buena digestión no solo da como resultado un cuerpo sano y brillante, sino también una conciencia luminosa. Si eres principiante en el Ayurveda, puede que te resulte más fácil ser consciente de lo que comes y cómo te sienta que darte cuenta de si estás «conectado» con los ritmos naturales. Una buena alimentación y un intestino sano favorecen los sentimientos de conexión y plenitud, y ¿no es justamente eso lo que todos deseamos?

¿Y entre el yoga y el Ayurveda?

El yoga y el Ayurveda comparten las mismas raíces filosóficas y se desarrollaron en la misma época. También tienen un mismo objetivo: crear una unión entre el microcosmos y el macrocosmos. La filosofía del yoga ofrece una senda para el complejo cuerpo-mente y lo encamina hacia la comprensión de su unidad con el universo. Si bien la ciencia del Ayurveda se centra fundamentalmente en mantener la salud física, es obvio el vínculo existente entre la salud y la conciencia. Tradicionalmente, el yoga –una disciplina popular en la actualidad por sus beneficios físicos– se ha enfocado sobre todo en el acceso a los planos mental y energético. Los movimientos y ejercicios de respiración del yoga pueden ser empleados por el Ayurveda para estimular un órgano o un sistema de órganos, o bien para aliviar el estrés. Cuanto más te adentras en la rama del Ayurveda especializada en la psicología, más fácilmente te topas con el sistema filosófico del yoga.

NOTA: Este libro está dirigido a personas que se estén iniciando en los principios de la alimentación y estilo de vida ayurvédicos y deseen conocer alimentos y prácticas generales adecuadas para el ciclo anual. El tema de la relación entre el yoga y el Ayurveda es tan amplio que habría que dedicarle un tomo completo, por lo que no lo abordaremos aquí.

¿Qué visión del cuerpo tiene el Ayurveda?

En el Ayurveda, la anatomía humana comienza con los cinco elementos: espacio (también denominado «éter»), aire, fuego, agua y tierra. Estos elementos crean tres compuestos que controlan funciones y energías específicas en el organismo, a saber: movimiento, transformación y cohesión (manteniendo las cosas juntas). Cuando estos compuestos, conocidos como *doshas,* están en equilibrio y trabajan en armonía, el individuo goza de procesos fluidos (digestión, circulación, etc.), claridad de percepción, una adecuada eliminación de residuos corporales y felicidad (satisfacción, realización).

Cada uno de estos cinco elementos se manifiesta como ciertas cualidades que se experimentan en el organismo y que pueden reconocerse simplemente prestando atención a las sensaciones corporales. Por ejemplo, el aire y el espacio son fríos y ligeros; el fuego es caliente y agudo; y la tierra y el agua son pesadas y húmedas. Un exceso o una carencia de un conjunto de estos atributos producen un desequilibrio en el cuerpo. La prevalencia de las propiedades secas y ligeras, por ejemplo, provoca una piel seca. *El Ayurveda trata los desequilibrios incorporando propiedades opuestas y reduciendo las semejantes.* En el caso de la sequedad cutánea, se aliviarán los síntomas con la introducción de alimentos húmedos y pesados, y la reducción de los secos y ligeros.

Recuerda: aunque he simplificado la información de forma intencionada, estamos hablando de un sistema de salud complejo. Has de saber que el Ayurveda clásico aporta una descripción de todos los canales que transportan sustancias e información por el organismo, así como de las seis etapas del proceso de la enfermedad. También cuenta con aplicaciones y tratamientos preventivos bien definidos para cada una de estas etapas. Si bien el Ayurveda proporciona remedios caseros sumamente útiles, no se trata de un conocimiento folclórico, sino de una ciencia médica.

Continúa leyendo para descubrir cómo mantener en equilibrio tu sistema de elementos, doshas y cualidades.

Pancha Mahabhutas, los cinco elementos

El Ayurveda sostiene que el cuerpo humano, al igual que todas las formas del universo, está compuesto de diferentes combinaciones de los cinco elementos:

- Espacio.
- Aire.
- Fuego.
- Agua.
- Tierra.

Por ejemplo, una zanahoria contiene espacio, gases, el calor del sol y agua, y su estructura —dura, de color anaranjado y fibrosa— está compuesta de tierra. El cuerpo humano, como todo en el cosmos, también consiste en una combinación de los cinco elementos, de modo que puedes utilizar tu propio cuerpo como marco de referencia para entender estos elementos.

El espacio. Todo organismo contiene una gran cantidad de espacio en su interior, generalmente ocupado por nutrientes, ácidos, fluidos y/o productos de desecho.

- El intestino grueso y, de hecho, la totalidad del canal digestivo desde la boca hasta el ano ¡es un espacio prolongado y cavernoso! Si no existiera, ¿dónde situaríamos la comida?
- El oído es un delicado órgano en cuyo interior rebotan las ondas sonoras.
- Los huesos son porosos, un tejido duro con un interior hueco relleno de tuétano.
- La piel, el mayor órgano del cuerpo, está expuesta a las propiedades del espacio todo el tiempo.

El aire. Dondequiera que haya movimiento, también está presente el aire. El espacio es pasivo, mientras que el aire se mueve allí donde haya espacio. Puedes sentirlo en la piel cuando sopla la brisa y verlo desplazar las nubes en el firmamento.

- La respiración es el movimiento del aire al entrar y salir por la nariz o la boca.
- La expulsión de ventosidades y los eructos están causados por movimientos de aire que salen del intestino y del estómago respectivamente. Si comes con excitación, es probable que te penetre aire en la boca y que tengas gases. Las bebidas con burbujas te hacen eructar debido a que ingieres aire además de líquido.
- El crujido de las articulaciones se debe a la salida de aire de los espacios existentes entre los huesos.

El fuego. En la tierra, el fuego está presente en todo lo relacionado con el calor: unas termas, un rayo, un incendio forestal... El fuego del sol caldea la tierra igual que calienta el cuerpo humano. El centro de la tierra es fuego, al igual que el centro del cuerpo humano: el estómago y el intestino delgado. Dondequiera que haya calor en el cuerpo, siempre procede del fuego.

- El estómago y el intestino delgado son centros de fuego: los ácidos y enzimas que generan son calientes.
- La sangre se caracteriza por el fuego, especialmente si tienes un carácter apasionado.
- El metabolismo y algunas hormonas son calientes (piensa en la pubertad y el embarazo).
- La función ocular requiere fuego. Considera lo mucho que los ojos pueden calentarse, secarse y enrojecer cuando pasas demasiado tiempo sentado frente al ordenador o la televisión.

El agua. El agua está presente en todo el planeta: los ríos, los océanos, las células vegetales y los seres humanos. Como sabes, alrededor del 80 por ciento de nuestro organismo está compuesto por agua; el cuerpo está repleto de líquidos.

- Todas las membranas mucosas que recubren el tracto digestivo, los ojos y los senos nasales dependen del agua.
- La linfa que fluye a través del cuerpo tiene una base líquida.
- La sangre del sistema circulatorio contiene agua.
- Los jugos digestivos necesitan agua.
- El líquido sinovial que lubrica las articulaciones es el elemento acuoso que te mantiene ágil.
- La saliva constituye el agua que fluye hasta la boca para llevar a cabo la primera etapa de la digestión.

La tierra. En la naturaleza, cualquier cosa que sea sólida —la tierra del suelo, las rocas, los árboles, la carne de los animales— participa del elemento tierra. Constituye la estructura sólida del cuerpo y es el elemento más sencillo de comprender de forma conceptual: se halla presente en todo lo carnoso.

- El tejido adiposo (la grasa) se forma a partir de la acumulación de un exceso de tierra.
- Las fibras musculares mantienen unido el esqueleto mediante este elemento.
- La parte compacta de los huesos (no el espacio interno) que constituye la estructura ósea también se compone de tierra.

Es importante recordar que estos cinco elementos actúan en todos nosotros y en todo lo que existe. Todos estamos hechos del mismo material y, por esta razón, el Ayurveda considera al ser humano como un microcosmos de todo el universo. Cuando nos comemos una zanahoria y la transformamos al absorber y asimilar sus elementos en nuestros tejidos, el cuerpo toma e incorpora esos elementos en su propia estructura, uniendo de este modo nuestros cuerpos con el mundo exterior.

RECUERDA: la digestión es el aspecto más importante de la salud. Si digerimos correctamente, nos sentiremos conectados con el todo; pero si el cuerpo tiene dificultad para descomponer la zanahoria y transformarla, nos sentiremos separados, insatisfechos, cansados y enfermos.

Los tres doshas: unos amigos funcionales

Casi todo el mundo que ha oído hablar del Ayurveda conoce también los doshas. *Dosha* significa literalmente «defectuoso»[1]. Pero estas energías no constituyen un problema hasta que el desequilibrio está presente en el cuerpo durante un cierto período de tiempo. Nos benefician o perjudican dependiendo de si se encuentran en un relativo estado de equilibrio. En consecuencia, es más importante comprender cómo mantener el equilibrio que considerarlos los malos de la película.

Existen tres doshas denominados: *vata, pitta* y *kapha*. Se trata de los compuestos que surgen de manera natural cuando los cinco elementos se combinan para formar un organismo humano. Cada uno ejecuta una función específica en el cuerpo y se manifiesta como un conjunto de cualidades reconocibles.

VATA es la energía del movimiento.

PITTA es la energía de la transformación.

KAPHA es la energía de la estructura y la lubricación que aporta cohesión como si se tratara de pegamento.

VATA

Donde hay espacio el aire comienza a moverse, y las propiedades de esta combinación de elementos se manifiestan como *frío, ligero, seco, áspero, móvil, voluble y claro*. El espacio y el aire no contienen calor, humedad ni pesadez, ya que estas cualidades son inherentes al fuego, el agua y la tierra.

Las propiedades del espacio y el aire actúan de cierta manera y ejercen efectos específicos en el cuerpo. Considera a vata como las corrientes que fluyen por el organismo. El cuerpo sabe que los nutrientes entran por la boca, descienden y son expulsados, y es vata el que se encarga de conducirlos hacia la salida. No hay nada problemático en las propiedades del espacio y el aire ni en sus funciones; sin embargo, si el cuerpo acumula un exceso de estos atributos, pueden desequilibrarse ciertos aspectos. Por ejemplo, el otoño es ventoso, seco y frío, de modo que el organismo acaba adoptando estas características (a menos que nos abriguemos, consumamos alimentos húmedos y caloríficos, y bebamos agua caliente). Un exceso de atributos vata puede dar lugar a señales de desequilibrio tales como gases y estreñimiento, una piel cada vez más seca y ansiedad.

UN VATA SALUDABLE ES RESPONSABLE DE QUE EL CUERPO TENGA

- Una eliminación regular.
- Una respiración libre.
- Una buena circulación.
- Una percepción aguda.

UN EXCESO DE CUALIDADES VATA PODRÍA CAUSAR

- Gases y estreñimiento.
- Una respiración restringida.
- Manos y pies fríos.
- Ansiedad, sentirse abrumado.

PITTA

Dondequiera que haya fuego debe estar presente el agua para evitar que lo abrase todo. El compuesto resultante es el fuego-agua, una combinación que se manifiesta como *líquido, caliente, agudo, penetrante, ligero, móvil, oleoso y maloliente* (por ejemplo, los ácidos y la bilis). Una vez hemos masticado los alimentos, pitta entra en acción para descomponerlos, licuarlos, metabolizarlos y transformarlos en tejidos. No hay ningún problema en ello, a menos que tu ambiente interno se vuelva demasiado caliente o agudo, lo cual puede dar lugar a señales de desequilibrio como eructos ácidos o reflujo, diarrea, sarpullido o inflamación.

UN PITTA SALUDABLE CREA

- Buen apetito y metabolismo.
- Estabilidad hormonal.
- Agudeza visual.
- Comprensión.
- Buen aspecto (piel sonrosada).

UN EXCESO DE CUALIDADES PITTA PODRÍA CAUSAR

- Indigestión ácida, reflujo.
- Ojos secos y enrojecidos; necesidad de gafas.
- Dismenorrea.
- Tendencia a trabajar demasiado.
- Acné, rosácea.

KAPHA

Solo podrás construir un castillo de arena añadiendo agua a la arena para volverla sólida; del mismo modo, el elemento tierra requiere agua para mantener los tejidos unidos. Kapha es como el pegamento: *frío, líquido, viscoso, pesado, lento, apagado, denso* y *estable*. Este conjunto de propiedades aporta densidad a los huesos y la grasa, cohesión a los tejidos y articulaciones, y mucosidad en abundancia para evitar que nos sequemos. Todo esto es magnífico a menos que el cuerpo se vuelva demasiado pesado y pegajoso, lo cual puede dar lugar a señales de desequilibrio tales como falta de apetito, digestión lenta, problemas en los senos nasales y alergias, o bien un aumento de peso.

UN KAPHA SALUDABLE APORTA

- Tejidos corporales fuertes.
- Un sistema inmunitario sano.
- Articulaciones y membranas. mucosas bien lubricadas.

UN EXCESO DE CUALIDADES KAPHA PODRÍA CAUSAR

- Aumento de peso.
- Congestión en las fosas nasales o pulmones.
- Retención de líquidos.
- Aletargamiento y tristeza.

Todos deberíamos disponer de una buena dosis de estas cualidades para asegurar el correcto funcionamiento de los procesos corporales; pero lo cierto es que una persona puede ser más temperamental y tener tendencia a la acidez de estómago y otra ser más despistada y propensa a la sequedad: esta es la realidad de la variedad de la naturaleza. La constitución corporal –la combinación particular de los cinco elementos–, es como el ADN y lo heredamos en su mayor parte de nuestros padres. El conocimiento de tu constitución puede ayudarte a entender cuál de estos tres compuestos tiene más probabilidad de desequilibrarse en tu organismo, con objeto de optar por una alimentación y estilo de vida que mantengan los doshas bajo control.

Si bien es fácil centrarse en los doshas –en lo defectuoso–, clasificarse como un dosha específico («soy muy vata») o identificarse con estados de desequilibrio no es el objetivo de la sabiduría ayurvédica. Puede que te resulte más útil comprender y gestionar primero las causas generales del desequilibrio, y esto es precisamente lo que el presente libro te enseñará a hacer. Comienza con esto y ve aprendiendo acerca de tu constitución individual a medida que adquieras experiencia con el Ayurveda.

El sistema de equilibrio de la naturaleza: los veinte atributos

> «No existe nada en el universo que no pueda considerarse una medicina y que no pueda emplearse de distintas formas para diversos propósitos».
>
> *Vagbhata, Ashtanga Hridayam, Sutrasthana 9.10*

Nuestro mundo está hecho de opuestos coexistentes. Lo semejante aumenta lo semejante y los opuestos se equilibran mutuamente. La naturaleza mantiene el equilibrio mediante estos veinte atributos y trabajando con ellos puedes ayudar a que la naturaleza siga su propio ritmo.

Estas cualidades o *gunas* se corresponden con las diferentes propiedades inherentes a todas las sustancias. Se trata de pares de atributos que representan la forma en que sentimos y comprendemos nuestro mundo por medio de la comparación: caliente o frío; afilado o suave. El Ayurveda ha identificado los diez pares de opuestos más útiles como medicinas: húmedo y seco; pesado y ligero; frío y caliente... todos estos pares representan el sistema de equilibrio de la naturaleza que se halla presente en todas las cosas, incluido el cuerpo humano. Un exceso de una propiedad o grupo de propiedades (el problema también puede ser la carencia, pero el exceso es más frecuente), puede producir un desequilibrio.

Servir una ración de pasta de wasabi, que presenta propiedades calientes y agudas, sin arroz que lo enfríe y suavice, suena un poco raro intuitivamente ¿no es así? Los opuestos se equilibran mutuamente. El Ayurveda potencia el equilibrio incorporando atributos opuestos a aquellos que están favoreciendo el desequilibrio y reduciendo los semejantes. Por ejemplo, podríamos disfrutar de un poco de comida picante para calentarnos en invierno, pero evitarla en verano. Todas las sustancias y técnicas empleadas en medicina (plantas, carnes, frutas, minerales, así como actividades) ejercen un efecto en el organismo que se experimenta como uno o más de los veinte atributos. La comida picante hace que te sientas sudoroso y sus efectos son caloríficos y oleosos; en cambio, los efectos de la lima son fríos y ligeros. Compruébalo por ti mismo bebiendo una «limanada» de cardamomo un día caluroso (véase la pág. 185).

Una vez empieces a relacionar tus sensaciones o desequilibrios corporales con las cualidades que estés experimentando, serás capas de utilizar la comida de forma terapéutica introduciendo sustancias que ejerzan un efecto equilibrador.

Estas cualidades se clasifican en dos importantes categorías: *construcción* y *aligeramiento*. El equilibrio entre estas dos energías en el organismo es vital para mantener la estabilidad y la fluidez de los procesos corporales. Las cualidades constructoras son anabólicas: crean volumen y nutren los tejidos, potencian la humedad, y fortalecen, arraigan y estabilizan el cuerpo, la mente y el sistema nervioso. Pertenecen a esta categoría alimentos reconfortantes que calientan el cuerpo y hacen que se sienta cómodo y a salvo, como la leche templada, las sopas de verduras de raíz y los cereales calientes. Por el contrario, las cualidades que aligeran son catabólicas: reducen el volumen y los tejidos, eliminan el exceso de agua y mucosa, y te avivan. Los alimentos incluidos en esta categoría resultan refrescantes, vigorizantes y energéticos, como las verduras al vapor con limón, las verduras de hoja verde amargas, los caldos, el melón fresco y la infusión de jengibre.

LOS DIEZ CONSTRUCTORES Y SUS OPUESTOS

NOTA: A veces se precisa más de un término para traducir del sánscrito algunas de estas cualidades; por esta razón, en la siguiente lista aparecen atributos designados por más de una palabra. También observarás que algunos de ellos son consecuencia tanto de actividades (en cursiva) como de la ingesta de sustancias.

PESADO: los alimentos pesados pueden sentar como un ladrillo o como un tónico para el organismo dependiendo del modo de preparación y del estado del sistema digestivo en el momento de la ingesta. Este tipo de sustancias se digieren mejor cuando se toman calientes y están ligeramente especiadas (imagina lo contrario: el efecto de una *fondue* fría). Ejemplos: queso de vaca, carnes grasas, grasas saturadas, *actividades sedentarias*.

LIGERO: una cualidad ligera hace que te sientas energético y con claridad mental. Ejemplos: alimentos fáciles de digerir como el caldo, las verduras crudas y las frutas. El *ejercicio vigoroso* y la *meditación* potencian la ligereza.

LENTO/APAGADO: alimentos de digestión lenta o que embotan el cuerpo y la mente. Ejemplos: fritos, carne de vaca, *comer o dormir en exceso*.

AGUDO/PENETRANTE/RÁPIDO: se trata de alimentos que aclaran las fosas nasales rápidamente, aumentan el apetito o te ayudan a pensar con claridad. Ejemplos: wasabi, vinagre, pimienta, jengibre, alcohol y quesos fuertes (incluido el de cabra).

FRESCO: esta cualidad es generada tanto por alimentos que se ingieren fríos como por sustancias que ejercen un efecto enfriador. Comerlos te refresca. Ejemplos: cilantro, pepinos, limas, coco.

OLEOSO/UNTUOSO: el tiempo húmedo puede hacer que te sientas graso y pegajoso, al igual que los aceites y los alimentos que contienen aceites naturales. Ejemplos: aceite de oliva, sésamo, coco y demás aceites; frutos secos, pescado, semillas y aceitunas.

SUAVE: esta cualidad produce calma y sosiego, y el consumo de alimentos que la incorporan suaviza la piel y los intestinos. Ejemplos: aguacates, mangos maduros, plátanos, *nadar*.

DENSO/SÓLIDO: una cualidad densa puede presentarse como una sensación de pesadez en la cabeza o en todo el cuerpo, aletargamiento o somnolencia. En pequeñas cantidades, estos alimentos satisfacen el apetito sin crear un desequilibrio; por el contrario, en exceso o de noche pueden ser difíciles de digerir: Ejemplos: verduras cocinadas, quesos, gluten, *estar inactivo*.

BLANDO: una cualidad blanda favorece la dulzura, la flexibilidad y la humedad tanto en el cuerpo como en la actitud. Puedes ablandar todos los alimentos cocinándolos y añadiéndoles líquido. Ejemplos: puré de patatas, queso brie, calabaza asada, compota de fruta, *practicar yoga suave*.

CALIENTE: incorporan esta cualidad en el organismo los alimentos servidos calientes, así como los que ejercen un efecto calorífico. Ejemplos: guindillas, cítricos, café, *fumar*, *practicar «hot yoga»*. Participa de esta propiedad cualquier ingrediente que tienda a causar acidez.

SECO: esta cualidad puede aparecer en la boca, la piel, la nariz y garganta, las articulaciones o el colon. Algunos alimentos que absorben agua del organismo y contienen poco o nada de aceite, ejercen un efecto secante. Ciertas sustancias adquieren esta propiedad tras ser procesadas; el trigo, por ejemplo, no es un grano seco, pero al convertirse en galletas saladas, tras ser refinado y horneado, puede producir sequedad. Ejemplos: maíz, legumbres grandes como alubias riñón y garbanzos, cebada, centeno, cafeína.

ÁSPERO: los alimentos ásperos requieren una masticación exhaustiva.
Ejemplos: nachos, palomitas, harinas integrales, palitos de apio y otras verduras crudas, *correr en un ambiente frío*.

LÍQUIDO: la densidad se diluye con la propiedad líquida. Puedes restar densidad a un alimento licuándolo, como al desnatar la leche. Un alimento que ha sido licuado —por ejemplo, al cocinarlo en una sopa— ejercerá un efecto menos denso en el organismo. Ejemplos: caldo, leche desnatada, lassi. *Sudar* elimina la cualidad densa.

DURO: una cualidad dura vuelve el organismo rígido, seco y agresivo. Puedes endurecer los alimentos deshidratándolos y consumiéndolos crudos.
Ejemplos: maíz, frutos secos, galletas saladas de centeno, manzanas muy crujientes, cereales y legumbres que no estén completamente cocinados, *ejercicio competitivo o agresivo*.

ESTABLE: una cualidad estable produce seguridad, confort y estabilidad. Los alimentos que incrementan esta propiedad son nutritivos, bajos en azúcar y ricos en grasas y proteínas. La sal aumenta este atributo favoreciendo la retención de líquidos.
Ejemplos: carne, productos lácteos, miso, frutos secos, aceites, *permanecer en el mismo lugar, seguir una rutina.*

MÓVIL/INESTABLE: una cualidad móvil puede resultar tanto inspiradora como vacilante. Puede manifestarse como un deseo saludable de viajar o como una digestión hipermóvil (diarrea). Los alimentos que producen claridad, calor y ligereza incrementan esta propiedad; son ricos en azúcares de digestión rápida. Ejemplos: platos especiados, alimentos crudos, alimentación insuficiente, zumos, azúcares, *viajar o trasladarse.*

TURBIO/VISCOSO: una cualidad turbia puede provocar una digestión lenta o estreñimiento, cierre de los poros, niebla cerebral o dificultad para tomar decisiones. Esta propiedad se manifiesta en líquidos opacos o traslúcidos, como sopas cremosas, frutas fibrosas y cervezas oscuras o fuertes. El consumo de medicamentos, con o sin prescripción, así como de alcohol, también aumenta este atributo.

CLARO: una cualidad clara puede centrar y resultar ligera; favorece movimientos intestinales completos y una piel luminosa. Los alimentos claros, la *meditación* y el *yoga* y una *vida limpia*, potencian esta propiedad. Ejemplos: pepinos y otras verduras acuosas, caldo vegetal, infusiones, agua natural, *respiración profunda.*

BURDO/GRANDE: el término «burdo» suele emplearse en el yoga con el significado de «aquello que pertenece al cuerpo físico, el mundo material». El cuerpo burdo incluye todos los tejidos, líquidos y residuos corporales. Prestar atención al cuerpo, sin considerar el alma o el espíritu, aumentará esta propiedad y la identificación del individuo exclusivamente con el cuerpo físico. Dormir y comer en exceso, así como el consumo de alimentos con demasiadas cualidades constructoras, incrementan este atributo.

SUTIL/PEQUEÑO: una cualidad sutil hace referencia a la vibración energética del organismo o *prana*. También sugiere una toma de conciencia del aspecto espiritual o del alma de un individuo. Consumir alimentos recién preparados y mínimamente procesados, prestar atención al ámbito espiritual, leer libros espirituales o inspiradores y la *práctica de yoga, artes sanadoras* y *meditación* aumentan esta propiedad.

Algunas cualidades te resultarán fáciles de percibir y otras no tanto. La percepción va desarrollándose con el tiempo, de modo que comienza prestando atención a lo más obvio y poco a poco irás adquiriendo un conocimiento más completo de cómo te afectan los alimentos.

El kit de herramientas de la naturaleza: el uso de las cualidades en tus platos

El frío es una de las propiedades que el Ayurveda utiliza como herramienta para estimular el equilibrio; su opuesto es el calor. La buena noticia es que solo se describen diez cualidades y sus diez opuestos, un total de veinte herramientas que debes conocer. A medida que te sensibilices con el modo en que experimentas estos atributos en el organismo y tomes conciencia de que son fruto de tu ingesta de alimentos y tus actividades, las elecciones intuitivas que realices encaminadas hacia el equilibrio comenzarán a brindarte una sensación autónoma de bienestar. En la exposición de las recetas se hará referencia a estas veinte cualidades con el fin de familiarizarte con los alimentos que favorecen el equilibrio en diferentes momentos del año. Cuando comas, concédete un momento para fijarte en cómo estas cualidades están presentes en el plato y en tu cuerpo; asimismo, observa cómo te sientes antes y después de hacer ejercicio para ver qué propiedades están manifestándose: ¿claras o turbias?, ¿ligeras o densas?

Las listas de la compra que aparecen en los capítulos dedicados a cada estación te ayudarán a organizarte para adquirir alimentos que equilibren los atributos de la estación en la que te encuentres. Esto significa que la comida que compres presentará cualidades opuestas a los ingredientes predominantes en esa estación concreta.

CONCLUSIÓN: lo semejante aumenta lo semejante, de modo que si te sientes demasiado acalorado, reduce los alimentos que ejerzan un efecto calorífico y aumenta los refrescantes propuestos en el capítulo dedicado al verano. Si sueles sentir frío, incorpora alimentos que calienten del capítulo invernal y limita la ingesta de comida y bebida frías. Apoya tus elecciones dietéticas con la práctica de actividades que calienten el cuerpo como caminar a paso ligero. Si estás acostumbrado a las bebidas frías, consulta la sección de bebidas de los capítulos del otoño y la primavera para encontrar nuevas ideas (incluidos *smoothies* templados: una deliciosa novedad).

LAS ESTACIONES Y SUS CUALIDADES

Recuerda: los alimentos en los que te centrarás durante cada estación tendrán propiedades opuestas a las aquí descritas a fin de favorecer el equilibrio.

PRIMAVERA: pesada, oleosa/húmeda, lenta, turbia, estable.	OPUESTOS: ligera, seca, aguda, clara, móvil.
VERANO: caliente, agudo/brillante, oleoso/húmedo.	OPUESTOS: refrescante, lento/blando, seco.
OTOÑO: fresco, ligero, seco, áspero, móvil/ventoso, claro.	OPUESTOS: caliente, pesado, húmedo/oleoso, suave, estable, turbio/denso.
INVIERNO: fresco, muy seco, ligero, áspero, duro, claro, móvil.	OPUESTOS: caliente, húmedo/oleoso, pesado, suave, blando, turbio/denso estable.

Los seis sabores: las sensaciones de nuestro mundo

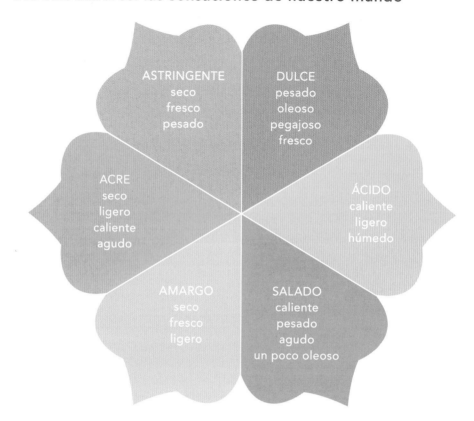

En el cuerpo, las veinte cualidades tienden a agruparse de forma natural y se agravan juntas. Dado que percibir las cualidades puede resultar un arte sutil, a algunas personas les resultan más fáciles de reconocer en grupo. Estos grupos se denominan sabores y los seis sabores constituyen otra herramienta que nos ayuda a integrar propiedades beneficiosas a través de nuestras elecciones culinarias. Por ejemplo, los alimentos en los que predominen los atributos pesado, oleoso, fresco y pegajoso del agua y la tierra sabrán dulces, como los productos lácteos. Los alimentos en los que destaquen los atributos seco, fresco y ligero del espacio y el aire sabrán amargos, como la col crespa.

De nuevo, habrás de confiar en tu cuerpo y en tus sentidos para ir conociendo los sabores. La lengua reconocerá un conjunto de cualidades como un cierto sabor, por esta razón, un menú que contenga todos los sabores no solo resulta equilibrado para el paladar, sino también para los elementos del cuerpo. Es posible que descubras que percibes los sabores con mayor facilidad que las cualidades individuales, sobre todo al principio, de modo que aquí puedes aprender sobre ellos y seguiremos familiarizándonos con sus características en la presentación de las recetas. Cada sabor es el resultado de la combinación de dos elementos.

MADHURA, **SABOR DULCE,** es producto de la combinación de las cualidades de la tierra y el agua (pesado, oleoso, pegajoso y fresco). Este sabor genera una sensación de placer y bienestar, y está presente en alimentos que crean tejidos corporales fuertes (gracias a la estructura de la tierra y la lubricación del agua). Aquí el término «dulce» no se refiere al azúcar, sino al dulzor natural inherente a los cereales (como el arroz), las frutas, las verduras de raíz (patatas, zanahorias, chirivías, remolachas) y los productos lácteos. Los azúcares de caña y de coco también se utilizan en el Ayurveda y en el presente libro. El azúcar blanco se considera un veneno y debe ser evitado.

Si bien los alimentos de sabor dulce son especialmente beneficiosos para los huesos, la piel, el pelo y los tejidos reproductivos, en exceso pueden causar problemas de acumulación de grasa y diabetes.

AMLA, **SABOR ÁCIDO,** es producto de la combinación de las cualidades del fuego y la tierra (caliente, ligero, húmedo). No es difícil adivinar que ejercerá un efecto calorífico ¿verdad? El sabor ácido produce salivación (elemento agua), una sensación de hormigueo y te hace arrugar los ojos. Se reconoce fácilmente por la salivación que genera. Pertenecen a este grupo los limones, los frutos del bosque, casi todas las frutas verdes (incluido el tomate), el yogur industrializado, los encurtidos, el tamarindo, los fermentados y la vitamina C.

Este sabor estimula el *agni* o fuego digestivo, lo cual lo convierte en una buena elección como condimento o aperitivo. Su ligereza limpia y energiza los sentidos y los tejidos corporales. En exceso, el calor y la humedad que aporta pueden causar irritación e hinchazón.

LAVANA, **SABOR SALADO,** es producto de la combinación de las cualidades del fuego y el agua (caliente, pesado, agudo, un poco oleoso). La sal mejora la capacidad de degustación al incrementar la saliva y realza el sabor de los alimentos. Aunque tradicionalmente la cocina ayurvédica ha sido partidaria de la sal de roca, con el fin de evitar su intenso sabor azufrado, en este libro utilizaremos sobre todo las sales rosa y marina. El sabor salado también está presente en las algas (numerosas recetas contienen nori, dulce y kombu) y en algunos mariscos, especialmente las ostras. Los alimentos de sabor salado mejoran la actividad digestiva, y lubrican y despejan las obstrucciones del canal digestivo y otros canales. En exceso, este sabor puede producir hinchazón, sequedad de piel y debilitamiento.

TIKTA, **SABOR AMARGO,** es producto de la combinación de las cualidades del éter y el aire (seco, fresco, ligero). El sabor amargo eclipsa los demás sabores, puede darte escalofríos y no suele encontrarse entre los favoritos, si bien podría encantarte en pequeñas cantidades. Está presente en el café, en las verduras de hoja verde oscura como la col crespa y la col berza, las semillas de alholva y la cúrcuma. ¡Pero, por favor, no consideres esta información como una luz verde para consumir café! Las verduras de hoja verde constituyen una forma mucho menos acidificante de acceder a este sabor sin irritar el estómago ni secar el intestino.

El sabor amargo es el que más ligereza produce. Los alimentos que lo contienen disminuyen la grasa, normalizan el azúcar en sangre, depuran la sangre, mejoran la digestión y reducen la humedad. Sin embargo, en exceso, este sabor puede causar sequedad, enfriamiento y agotar el organismo.

KATU, SABOR ACRE/PICANTE, es producto de la combinación de las cualidades del fuego y el aire (seco, ligero, caliente, agudo). El sabor acre resulta excitante y produce lagrimeo, mucosidad y salivación. Se encuentra sobre todo en condimentos tales como la pimienta negra, los chiles, el ajo, la mostaza, la cebolla..., que son ingredientes empleados para mejorar el sabor de los alimentos. Los alimentos que lo contienen ayudan a expulsar la mucosidad y secar la grasa; también dilatan los canales del cuerpo y favorecen la circulación. En exceso, sus cualidades calientes y agudas pueden irritar el estómago, mientras que sus propiedades secas y ligeras pueden mermar los tejidos reproductivos.

KASHAYA, SABOR ASTRINGENTE, es producto de la combinación de las cualidades del aire y la tierra (seco, fresco y pesado). El sabor astringente contrae los tejidos. Se trata de alimentos y bebidas que te hacen fruncir los labios y te secan la boca, como los arándanos, la granada, el té, el vino tinto y la miel. También está presente en los cosméticos que contienen componentes astringentes como el hamamelis, una planta que contrae los poros. El sabor astringente dificulta la degustación, ya que contrae las papilas gustativas.

Los alimentos que contienen este sabor tonifican las áreas flácidas, acuosas o adiposas y purifican la sangre. En exceso, puede causarte rigidez, estreñimiento y sed.

Naturalmente, lo más importante es la moderación; esta es la razón por la que el Ayurveda es bien conocido por potenciar la inclusión equilibrada de los seis sabores en la alimentación. Haz uso de *chutneys* y mezclas de especias acordes a las estaciones a fin de complementar los sabores de tus platos y, haciéndolo, complementa también tus propias cualidades.

El efecto de las estaciones: tus ciclos anuales

Todo depende del tiempo atmosférico. Las condiciones externas a las que estás expuesto influyen en si tu cuerpo está caliente, frío, oleoso, seco, etc.; esto es así hasta el punto de que simplemente escoger una alimentación que te ayude a equilibrar los efectos del tiempo puede ser suficiente para que el cuerpo haga su trabajo, esto es, mantenerse sano.

Rtucharya significa «alimentación estacional». Consumir las recetas de los capítulos dedicados a cada estación te iniciará en este aspecto del estilo de vida ayurvédico. Adaptar tus alimentos a las variaciones climáticas te ayuda a mantener la salud. No has de memorizar la siguiente información ni entender los cambios de forma intelectual: solo has de experimentarlos en cada ciclo estacional. La descripción ayurvédica del efecto de las estaciones nos brinda una explicación de las modificaciones estacionales y nos ayuda a percibir las propiedades del mundo natural que nos afectan directamente. Si no le encuentras sentido, ¡no pasa nada! Sigue percibiendo y sintiendo: de esto se trata el estilo de vida ayurvédico.

Tradicionalmente, el Ayurveda identifica seis estaciones, ya que el tiempo en la India presenta diversos niveles de calor, frío y humedad e incluye una época de monzones. Para nuestro propósito, sin embargo, trabajaremos con las cuatro estaciones típicamente occidentales:

PRIMAVERA: fresca y moderadamente húmeda.

VERANO: caluroso y húmedo.

OTOÑO: fresco y cada vez más seco.

INVIERNO: frío y seco.

Si en tu caso las estaciones no siguen el patrón aquí descrito: una primavera algo húmeda y fresca, un verano caluroso y húmedo, seguidos por un otoño cada vez más seco y un invierno frío y seco, consulta la sección «Adaptar las recetas a las variaciones climáticas» en la pág. 63.

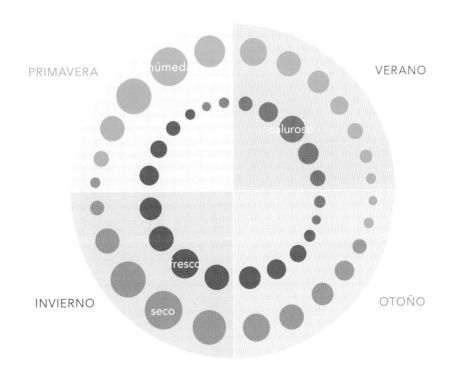

En primavera, el ambiente es fresco al suceder al invierno, pero ahora la sequedad de la estación invernal da lugar a una humedad moderada. Al iniciarse el deshielo y llegar las lluvias, el cuerpo ya no necesita una espesa mucosidad que lo proteja y esta comienza a ablandarse. Al igual que la sabia comienza a circular por los arces, el organismo produce un líquido untuoso, lento y turbio en su necesidad reductora. Entre las reacciones que puede generar esta estación fresca y húmeda se encuentran la congestión en el pecho y las fosas nasales, la falta de apetito, la digestión lenta, el aletargamiento y/o la tristeza.

Los sabores que equilibran la primavera son acres, amargos y astringentes. La acritud calienta, ablanda y moviliza, mientras que lo amargo y astringente aligera y reduce el exceso de humedad. Por ello, en esta estación has de disminuir la ingesta de alimentos constructores, practicar ejercicio y comer solamente cuando sientas hambre.

En verano, el tiempo es cada vez más cálido y puede llegar a ser húmedo; por ello, es importante mantener el cuerpo fresco a medida que la estación avanza. Entre las reacciones que pueden causar las cualidades calientes y húmedas (oleosas, penetrantes, móviles) se encuentran el acné, las enfermedades inflamatorias, la hinchazón, la acidez y/o la irritabilidad.

Los sabores que equilibran la estación estival son amargos, dulces y astringentes. Lo dulce y amargo ejercen un efecto refrescante, mientras que lo amargo y astringente ayudan a reducir los líquidos del organismo.

A principios de otoño, el cuerpo ha acumulado el calor del verano y va experimentando una sequedad creciente a causa de la afluencia de vientos, lo cual agrava el calor interno. Entre las reacciones que puede generar la combinación del calor y la sequedad se encuentran los sarpullidos acompañados de picazón o quemazón, las deposiciones blandas, la caspa, la acidez, la sequedad ocular y/o la inestabilidad emocional.

El calor va amainando a medida que avanza el final del otoño, y el organismo se siente frío y seco. Este momento es en realidad el principio del invierno, un tiempo de transición. El apetito aumenta: comienza el período de construcción.

Los sabores amargos, dulces y astringentes equilibran el principio del otoño. Lo amargo y dulce reduce el calor, mientras que lo astringente absorbe el exceso de líquido del verano y lo dirige hacia abajo y hacia fuera; los sabores dulce, ácido y salado equilibran el final del otoño, al igual que el invierno. Estos sabores calientan y aportan humedad al cuerpo, por estar compuestos de los elementos fuego, tierra y agua.

En invierno, se acumulan las propiedades secas y frías. El incremento de cualidades constructoras (densas, oleosas, calientes, suaves, etc.) protege el organismo del frío, y experimentas un incremento y densificación de las membranas mucosas (en las fosas nasales, los pulmones y los intestinos), con el fin de resguardar el cuerpo de la cualidad seca que va en aumento hasta el deshielo de la primavera.

Entre las reacciones que puede causar la combinación de lo frío y lo seco se encuentran el estreñimiento, la sensación de fragilidad o rigidez en las articulaciones o los huesos, la ansiedad y/o el aumento de peso.

A medida que llega el final del invierno, el cuerpo va llegando al límite de sus cualidades constructoras y productoras de mucosidad, el apetito disminuye, la digestión se ralentiza y es el momento de comenzar a incorporar algunos alimentos más ligeros que deben tomarse calientes.

Los sabores dulce, ácido y salado equilibran los efectos del invierno debido a sus cualidades constructoras y humectantes. El incremento del sabor acre al final del invierno comenzará a aligerar el organismo e intensificar el fuego digestivo. En el Ayurveda, el efecto que ejercen las variaciones estacionales en el organismo es considerado una de las tres principales causas de desequilibrio.

LIMPIEZA ESTACIONAL

El Ayurveda recomienda una dieta ligera durante el tránsito estacional, sobre todo, en primavera y otoño, así como una rutina depurativa saludable y equilibradora. En primavera, el organismo necesita expulsar el exceso de mucosidad generado durante el invierno y en otoño, el calor acumulado durante el verano. El cuerpo responde bien a la liberación de sustancias, siempre que controles el proceso. A través de medidas como el consumo de comidas ligeras, la reducción de alimentos que potencien la acumulación de la estación anterior y el descanso, contribuyes suavemente a que el organismo pueda reajustarse y encaminarse en forma hacia la siguiente mitad del año. Véase «Limpiezas estacionales» (apéndice 2) para conocer una serie de pautas fáciles de seguir.

¿Cómo nos desequilibramos?

LAS TRES CAUSAS DEL DESEQUILIBRIO

El Ayurveda reconoce tres principales causas de las enfermedades y los desequilibrios, denominadas *trividha karana*. Si un ser humano gestiona bien estas tres áreas, el cuerpo debería mantenerse en un estado de relativo equilibrio, y no se producirá la progresión que lleva del desequilibrio a la enfermedad.

Los tres factores son los siguientes:
- *KALA:* tiempo del día y del año (efecto de las estaciones).
- *ARTHA:* un uso excesivo o deficiente de los órganos sensoriales.
- *KARMA:* acciones y actividades que conciernen al cuerpo, al habla y a la mente[2], lo cual incluye *prajnaparadha*, los crímenes contra la sabiduría.

KALA: EL EFECTO DE LAS ESTACIONES

La organización de las recetas y los criterios estacionales presentados a lo largo de esta obra tienen como objetivo equilibrar el efecto de las estaciones. Si eres principiante en el Ayurveda, todo lo que necesitas saber es que siguiendo el principio de una comida abundante y una cena frugal, escogiendo alimentos adecuados para cada estación y llevando una determinada rutina, reduces el riesgo de enfermar durante el tránsito de las estaciones. Ten presente que la primavera y el otoño son las estaciones en las que un gran número de personas desarrollan catarros, gripes y alergias. Este libro te enseña a cocinar teniendo en cuenta los alimentos adecuados para cada época del año. Es probable que te sientas mejor siguiendo los ritmos naturales.

Los efectos de las variaciones estacionales pueden desequilibrar el organismo. La necesidad de mantenerte caliente en otoño después de haber estado tratando de refrescarte en verano, por ejemplo, puede confundir al organismo. Si prestas atención a las cualidades cambiantes de la estación y respondes a ellas —por ejemplo, comenzando a consumir alimentos calientes y oleosos a medida que el tiempo se torna fresco y seco en otoño— puedes evitar los problemas causados por el exceso de frío y sequedad que penetran repentinamente en el cuerpo y que dan lugar a una piel seca, estreñimiento o extremidades frías. La monodieta que suele seguirse tradicionalmente durante el tránsito de las estaciones descrita en las secciones dedicadas a la limpieza primaveral y otoñal (véanse las págs. 282-285) también contribuye al reajuste del organismo.

ARTHA: EL MAL USO DE LOS SENTIDOS

Los órganos sensoriales son las partes del cuerpo responsables de los cinco sentidos: orejas (oído), ojos (vista), lengua (gusto), piel (tacto) y nariz (olfato).

Un mal uso de los sentidos consiste en una estimulación excesiva o deficiente de estos órganos. Digerir demasiada información sensorial pone a prueba el sistema nervioso. El propio órgano sensorial puede resultar afectado, como cuando los ojos se enrojecen, se secan y te pican a causa de pasar demasiado tiempo frente al ordenador o cuando la lengua se acostumbra a la comida salada de los restaurantes y sientes las necesidad de aumentar el consumo de sal. Volver a equilibrar los sentidos estabiliza el sistema nervioso y, por consiguiente, reduce el estrés, el cual suele ser una importante causa de desequilibrio. Por ejemplo, si las personas que padecen insomnio limitan la exposición a la televisión, el móvil y el ordenador por la noche, es más probable que puedan descansar bien.

Por lo general, el problema radica en una sobrestimulación sensorial. He aquí unas cuantas sugerencias generales para reducir la presión de los órganos sensoriales.

Oídos. No abuses del iPod y concédete una pausa de vez en cuando. El silencio obra maravillas. Observa las cualidades de la música que escuchas y comprueba lo siguiente: ¿es apropiada para esa hora del día y tu estado mental? Puede que la música demasiado animada te dificulte conciliar el sueño, mientras que las canciones con letras agresivas podrían intensificar la irritabilidad.

Ojos. Como he mencionado antes, conviene limitar el uso del ordenador, el móvil y la televisión tanto como sea posible. Realiza un seguimiento de tu actividad diaria frente al ordenador y fíjate en cuánto tiempo diario es adecuado para ti y en qué punto los ojos necesitan un descanso. Descansa la vista cerrando los ojos y respirando hondo unas cuantas veces de vez en cuando. Si esto te resulta difícil, prueba a taparte los ojos con una almohadilla ocular que impida el paso de la luz y échate durante unos minutos.

Lengua. Cultiva el hábito de consumir alimentos no refinados sin aromas añadidos, azúcares blancos ni demasiada sal. Acostumbra a las papilas gustativas a las suaves sensaciones de los alimentos en su forma natural. Practica el habla correcta; fíjate en cuánto hablas al día y si tienes tendencia a la crítica. Con un poco de práctica, la quietud se vuelve calmante.

Piel. Hidrata la piel con aceite diariamente a fin de calmar las terminaciones nerviosas. Escoge aceites naturales a base de sésamo, coco o almendra y evita los productos hidratantes convencionales. Abrígate cuando sea necesario.

Nariz. Reduce el uso de productos que contengan «fragancias». Limitar el uso del ajo y la cebolla en la dieta reducirá tu necesidad de usar desodorante.

MODERAR EL ACCESO A LAS REDES Y LA CONECTIVIDAD

No es necesario estar siempre disponible para todo el mundo. La productividad no es el único propósito de la vida. Desconecta del teléfono y el correo electrónico a veces y disfruta de los tranquilos placeres de los sentidos mientras prestas atención al rayo de luz que penetra por la ventana, los colores del mundo que te rodea o la calidez y sabor de un sorbo de infusión. Sal al exterior, aparta la atención de la charla interna de la mente y observa el mundo exterior.

Es posible que hayas oído todo esto antes inmerso en el trajín de la vida cotidiana y lo hayas descartado. Es fácil mofarse de propuestas que implican rayos de luz e infusiones; sin embargo, la sensación de equilibrio nos resultará escurridiza a menos que aprendamos a desplazar la atención de nuestra lista de tareas pendientes o el disco rayado del estrés hacia la dulzura de experimentar el mundo con los sentidos. Modificar los viejos patrones lleva su tiempo y el primer paso consiste en desear un cambio.

Karma y Prajnaparadha: los crímenes contra la sabiduría

Karma significa «acción» —no necesariamente buena ni mala—. Toda acción produce una reacción. Elegir un cierto alimento para comer, por ejemplo, es una acción, y el modo en que afecta a tu cuerpo es la reacción. De acuerdo con los textos clásicos ayurvédicos, la supresión de los impulsos naturales, como ir al baño o tener una buena llorera, puede originar desequilibrios. La acción represiva provoca una reacción con el tiempo, que da lugar a un desequilibrio. ¡Nuestras propias acciones o inacciones pueden causarnos problemas!

Prajnaparadha significa «crímenes contra la sabiduría», en otras palabras, sabiendo qué es lo correcto, hacer lo contrario. ¿Por qué optamos por el helado en lugar de la infusión? Escoger lo que nos hace daño en vez de lo que nos ayuda parece ser una tendencia innata en el ser humano; de hecho, llevamos haciéndolo durante al menos unos cuantos milenios, según los textos ayurvédicos. Acciones como repetir el postre cuando estás lleno o trasnochar cuando estás cansado son ejemplos de actos que llevamos a cabo sabiendo plenamente que no son una buena idea. Al principio, si empiezas a mirar con lupa tus elecciones, lo más probable es que te descubras cometiendo unos cuantos crímenes. ¡Esto sucede! Anímate y recuerda que, con la práctica, te darás cuenta de que la elección saludable siempre genera una reacción positiva. Después de experimentar unas cuantas reacciones positivas, la opción sana irá pareciéndote más atrayente.

Ten presente que cuando el cuerpo se halla en un estado de desequilibrio, los antojos suelen reflejarlo. Por ejemplo, alguien con demasiado calor interno, podría ansiar alimentos que lo aumenten: el propio desequilibrio es quien lleva la voz cantante. Cuando el organismo recupera el equilibrio, el antojo desaparece. Por ahora, simplemente sigue las pautas estacionales generales aquí expuestas para impulsar un estado de equilibrio en tu organismo. A partir de ahí, tal vez percibas que ciertos deseos van perdiendo fuerza de forma natural.

¿Cómo se manifiestan el equilibrio y el desequilibrio?

Por suerte, el Ayurveda ha descrito señales tempranas de desequilibrio para ayudarnos a reconocer cuándo algo no va bien. De todos modos, has de tener en cuenta que no todos somos iguales y que puede que algunos de los puntos expuestos a continuación no estén equilibrados en todo momento en tu organismo. No es algo por lo que tengas que inquietarte. Considera estas señales como avisos que te ayuden a reconocer síntomas tempranos de desequilibrio que pueden solucionarse con una alimentación y un estilo de vida conscientes.

Presta atención a los siguientes síntomas:

- Estreñimiento (no evacuar todos los días).
- Gases e hinchazón después de las comidas.
- Piel demasiado seca, sensación de picazón o quemazón.
- Eructos frecuentes, indigestión ácida.

- Manos y pies fríos.
- Sofocos o sudoración abundante.
- Hinchazón.
- Falta de apetito.
- Congestión.
- Insomnio.

En un estado de relativo equilibrio, disfrutas de:

- Evacuación diaria y a primera hora de la mañana de heces bien formadas que flotan en el agua, del tamaño, forma y textura de un plátano maduro.
- Ausencia de hinchazón después de las comidas.
- Buen apetito de forma regular.
- Sueño profundo: te levantas descansado.
- Piel clara.
- Temperatura corporal confortable.
- Respiración fluida.

Para ayudarte a prevenir mejor los desequilibrios, el Ayurveda explica que las enfermedades pueden surgir a causa de la supresión o forzamiento habitual de los siguientes impulsos naturales:

- Defecar.
- Orinar.
- Expulsar gases.
- Estornudar.
- Vomitar.
- Tener sed.
- Sentir hambre.
- Dormir.
- Toser.
- Respirar.
- Bostezar.

Agni, prana y *ojas:* favorecer la digestión, la energía y la inmunidad

Estos tres conceptos son las claves para una salud vibrante. La potenciación del fuego digestivo, el mantenimiento de una circulación fluida de la energía y la protección de nuestra esencia vital constituyen la trinidad fundacional de la práctica ayurvédica.

AGNI

Agni es un término que tal vez conozcas; su significado es fuego, uno de los cinco elementos. En el proceso digestivo, *agni* se refiere a *jathara agni*, el fuego del estómago. Los textos clásicos del Ayurveda comienzan aportando información sobre él y mantenerlo fuerte es absolutamente prioritario. Si dispones de una cantidad correcta de agua, fuego, espacio y alimentos en el estómago, digerirás bien, y el estómago formará un buen ahara rasa o fluido nutritivo. Como he mencionado antes, este fluido es el componente básico de los tejidos sanos.

Cuando el agni quema con fuerza, las toxinas no pueden alojarse en los tejidos, sino que son descompuestas y eliminadas. De este modo, una buena digestión mantiene el cuerpo libre de *ama*, la materia no digerida, que lo ensucia todo, debilita el organismo y promueve el desequilibrio. La salud, la resistencia y el brillo de tu cuerpo se inician justo en el estómago.

El jathara agni del estómago se crea como un pequeño fuego de campamento: debes tener madera para encenderlo. Si pones demasiada, el fuego se asfixia, pero si no echas la necesaria, el fuego no puede arder lo suficiente como para crear luz y calor.

Asfixiar el fuego comiendo en exceso es una causa frecuente de agni bajo y se remedia fácilmente saltándose una comida para permitir que el fuego crezca de nuevo (excepto en el caso de trastornos de la alimentación o niveles inestables de azúcar). La falta de apetito indica que tienes el fuego digestivo bajo y que es una buena idea saltarse esa comida.

La cocina ayurvédica emplea las especias a modo de madera para encender el agni. Por ejemplo, consumir una pequeña cantidad de jengibre fresco antes de comer te despierta el hambre, ya que, al añadir combustible, aumenta tu fuego.

Según el Ayurveda, la cantidad de agua que debe tomarse durante las comidas es alrededor de un tercio del tamaño del estómago (entre 120 y 175 ml [4 y 6 oz]), lo cual deja un tercio del estómago para alimentos y otro tercio para espacio y aire que permitan su movimiento. Parte del líquido necesario podría estar incluido en la comida, con un guiso caldoso o una verdura jugosa como el pepino. La cantidad correcta de agua asegura que el sistema digestivo convierta los alimentos en un fluido saludable. Las grasas de calidad, especialmente el ghee, se consideran los mejores encendedores y ayudan al fuego a convertir los alimentos en un fluido. Se recomienda consumir alrededor de una cucharadita por comida.

Diversos fuegos menores prosiguen la acción de jathara agni a lo largo del proceso digestivo, descomponiendo las grasas y las proteínas, metabolizando, absorbiendo, y construyendo tejidos corporales, como los tejidos muscular y adiposo. Este proceso de

CONOCER TU FUEGO DIGESTIVO

Comienza tratando de percibir tu agni. Familiarízate con el fuego del estómago fijándote en cuándo tienes hambre y cómo te sientes cuando estás hambriento. Aprende a diferenciar entre el hambre del estómago y el hambre de la lengua. Esta última desea alimentos que posean un sabor agradable, mientras que el estómago busca nutrientes que formen componentes básicos que contribuyan a la salud y la vitalidad. Para distinguir entre uno y otro, pregúntate; ¿únicamente me apetece comer galletas de avena con pepitas de chocolate o me entusiasmaría igualmente un gran plato de verduras al vapor? Creo que sabes por dónde voy…

¡Conocer tu fuego digestivo es realmente así de simple!

metabolización está controlado por *tejas,* la esencia energética y refulgente del fuego y la actividad metabólica.

¿Estás motivado para potenciar tu agni? Profundiza en el capítulo 2 para ponerte manos a la obra.

Recuerda: comer solamente cuando tengas hambre y masticar lo suficientemente despacio como para darte cuenta de cuándo comienzas a sentirte lleno es todo lo que necesitas saber para cuidar tu fuego digestivo. Estas sencillas prácticas pueden proporcionarte la salud, el brillo y la resistencia que buscas.

PRANA

Prana, en su acepción «energía vital», se ha convertido en una expresión de moda. Si bien el significado es correcto, este término significa mucho más. El prana es la energía de la vida sin la cual un organismo estaría muerto. Sin prana, tu cuerpo es solamente una combinación inerte de los cinco elementos.

Pero he aquí un dato clave y fascinante con el que nos reeduca la antigua ciencia del Ayurveda: allí donde pones la atención, allí se dirige el prana, es decir, la energía vital está al servicio de la mente. Por ello, centrar la atención en los alimentos que estamos consumiendo se vuelve especialmente relevante.

Al prepararnos la comida nosotros mismos, al hacer una compra consciente, al comer los alimentos con atención plena... Durante todo el proceso que engloba la compra, la elaboración y la ingesta, tenemos la oportunidad de aumentar la energía vital de nuestros alimentos y, en consecuencia, la energía que recibimos al consumirlos. ¡Presta atención si deseas sentirte bien! En nuestra cultura, la hora de la comida suele tener numerosos puntos de atención que no son los alimentos. He aquí unos cuantos consejos para mejorar el potencial del prana en tus comidas.

Reduce la asociación entre comida y socialización. En realidad, se trata de mi propio eslogan. Cuando me solicitan una comida de trabajo, suelo cambiar la cita para la hora del té; o a veces me tomo un plato completo con tranquilidad antes o después, lo cual me permite optar por algo más ligero en esa comida de trabajo y no depender de ella para nutrirme, ya que la atención se pone en el asunto que va a tratarse y no tanto en los actos de comer y digerir.

Hablar de los alimentos. Si estás disfrutando de una comida familiar o social, quizá descubras que nadie presta atención a los alimentos que están sirviéndose. Trata de destacar los maravillosos colores, aromas y sabores de los platos. Tu entusiasmo podría animar a los demás comensales a unirse a tus reflexiones. Incluso si la atención vuelve a desplazarse de nuevo, trata de comenzar el proceso digestivo con apreciación y atención a los alimentos.

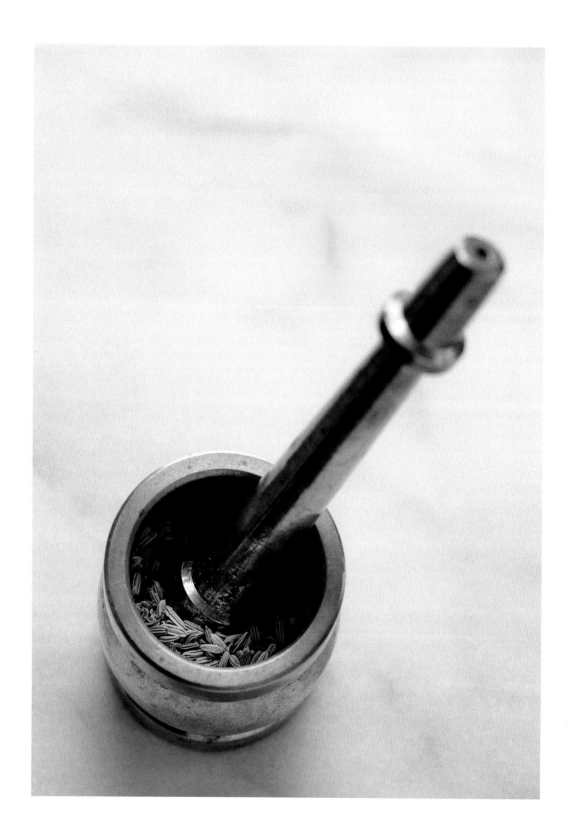

Respira hondo tres veces antes de comer. Llenar la región abdominal con la respiración lleva prana a esa zona. Esto te ayudará a preparar el cuerpo para recibir los alimentos.

OJAS

Ojas es la esencia sutil de nuestra energía vital. A diferencia del prana, que es un movimiento o vibración de energía, ojas es una sustancia. Podrías considerarlo como la «crema» nutritiva del organismo.

El *Charaka Samhita*[3] la describe como aquello que «revitaliza a todos los seres vivos»[4]. El Ayurveda sugiere que los seres humanos disponen de una cantidad de ojas limitada y predeterminada. Una vida de excesos acaba gastando su reserva. Llegas a la tierra con el depósito lleno; si pulsas el acelerador, quemarás la gasolina más rápido, cerrarás la puerta a la longevidad y pondrás en riesgo la inmunidad del organismo.

En Boston, la ciudad donde vivo, un gran número de personas salen de casa justo después de levantarse, trabajan todo el día sin hacer una pausa para comer, cenan abundantemente y se van a la cama. Un estilo de vida que no permite nutrir el cuerpo regularmente al mediodía es una forma de forzarlo a quemar sus reservas. Vivir con miedo o estrés es otra. Aflojar un poco el ritmo, respetar las limitaciones del cuerpo y *hacer menos* en general, son actitudes que ayudan a preservar ojas.

Pero ¿de verdad la autora ha mencionado «hacer menos»? En efecto, aun cuando no se trate del estilo de vida habitual en nuestros días, es uno de los principales mensajes del Ayurveda. En la actualidad, los seres humanos tenemos la expectativa de funcionar a una marcha incesante, pero tal vez no sea una práctica sostenible.

Cuando creas ojas fortaleces el sistema inmunitario. Esta obra contiene unas cuantas recetas constructoras de ojas (véase el recuadro de arriba). Se trata de alimentos nutritivos preparados con especias de efecto caliente para hacerlos más digeribles, que deberían consumirse con plena atención, en cantidades limitadas y en el momento adecuado. De hecho, algunos de estos alimentos —los dátiles, las almendras, la leche y el ghee— son elogiados por su conexión con nuestra esencia vital y suelen ofrecerse en las ceremonias de los templos hindúes.

Ahora que ya cuentas con información general sobre el Ayurveda, pasemos a explorar su aspecto más importante: el concepto ayurvédico de la alimentación.

RECETAS CONSTRUCTORAS DE OJAS

Ghee diario (pág. 114)
Cuadrados de cáñamo (pág. 164)
Smoothie de leche de almendras y especias (pág. 223)
Dátiles rellenos (pág. 263)
Tónico rejuvenecedor invernal (pág. 265)
Lassi de azafrán (pág. 268)

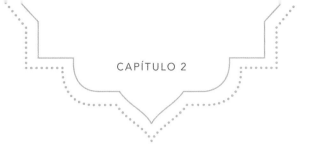

CAPÍTULO 2

Los principios de la alimentación ayurvédica

La alimentación ayurvédica consiste en algo más que improvisar en la cocina: se trata de una forma de vida. La sección de recetas te guiará en lo concerniente a la alimentación y estilo de vida ayurvédicos. Aunque las recetas son sugerencias para ayudarte a arrancar, el verdadero objetivo de este libro es mostrarte cómo integrar los principios ayurvédicos tanto en la cocina como en tu propia vida, lo cual implica hacerte la comida con alimentos frescos, comer en sintonía con las estaciones y respetar horarios de comidas regulares. En este capítulo te proporciono algunas pistas para ayudarte a prestar atención a aspectos de la alimentación relacionados con el papel general que la comida representa en tu vida.

La cocina ayurvédica tiene en cuenta la intención y la actitud, la hora del día, la diferencia entre una comida completa y un tentempié, la dosis, la estación, y el lugar en el que comemos. Aquí descubrirás un consejo práctico para cada uno de estos aspectos, con el fin de que puedas empezar a experimentar con nuevas ideas acerca de los alimentos. Para asegurarte el éxito, comienza con uno o dos que te resuenen, en lugar de tratar de poner en práctica todos a la vez. Fluir con el cambio mantiene el cuerpo/mente estable, mientras que tratar de abarcar demasiado puede acabar quemándote.

Si te mueve el hábito, para el coche

Si bien el esfuerzo de forjar nuevos hábitos requiere disciplina al principio, una vez que te pones en marcha va resultando cada vez más fácil, hasta que finalmente las nuevas prácticas se vuelven algo natural para ti. De hecho, la parte más dura podría ser reconocer tus viejos patrones y cambiar tu modo de hacer las cosas. Imagina que estás conduciendo en un terreno embarrado siguiendo la misma ruta una y otra vez, de modo que el surco que dejan los neumáticos va haciéndose más y más hondo, y va volviéndose cada vez más difícil salir de ahí. El primer paso para crear un camino nuevo es detener el coche, dar la vuelta y tomar otra dirección. Así pues, cuando aparezca un antojo o un patrón habitual, detente, respira y pregúntate si esa acción hará que te sientas mejor a largo plazo. Con un poco de atención, estarás lo suficientemente alerta como para detener el coche antes de recorrer la misma senda de siempre. Ahora en el nuevo camino, la conducción se vuelve más sencilla y tienes más probabilidades de llegar a tu destino.

Los consejos prácticos que siguen a continuación te sugieren diversas acciones para iniciar el cambio, ya que los viejos hábitos necesitan otros nuevos que los reemplacen. Insisto: no tienes que adoptar todos ellos, simplemente comienza por prestar atención a los siguientes aspectos de tu actitud hacia la alimentación.

> **¡Atención!** Cuando estés creando nuevos hábitos podría pasar un tiempo entre la identificación del antiguo hábito perjudicial y la modificación de esa conducta habitual por otra más beneficiosa. Esto puede resultarte bastante duro; respira y sé compasivo contigo mismo. Recuerda: los seres humanos llevan miles de años trabajando para vivir mejor. Pasarlo mal puede hacer que te sientas insatisfecho, incompetente y vencido. Celebra tu conciencia creciente con la afirmación de que te hallas en un proceso. Has de saber que simplemente darte cuenta de los viejos patrones constituye el primer paso hacia el cambio y puede ser el paso más duro. Antes de mover ficha, date una palmadita preventiva en la espalda.

El por qué, cómo, cuánto, cuándo y dónde comer
POR QUÉ Y CÓMO COMEMOS

En el Ayurveda, la razón por la que comemos es el factor más importante de nuestra relación con la comida, ya que determina el modo en que será recibida por el organismo. Cuando comiences a usar los alimentos como medicinas, establece la intención de que te resulten energéticos, nutritivos, gratos y fáciles de digerir. Ten presente que hay espacio para el disfrute y la nutrición. El Ayurveda tiene en cuenta tanto el hambre de la lengua como el del estómago. Agradar al paladar es un aspecto importante de la cocina ayurvédica que se satisface mediante el uso de especias digestivas y la inclusión de los seis sabores (véase la pág. 18).

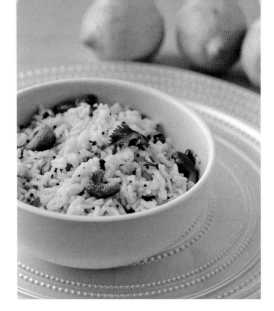

En cambio, consumir alimentos que nos desagraden no se considera una práctica beneficiosa: aunque el enfoque principal sea la nutrición, lo que comas debería resultarte también placentero.

Cómo comemos es realmente más importante que lo que comemos. Por ejemplo, aunque tengas frente a ti una comida cuidadosamente escogida y preparada con amor, si la tomas con inquietud por si te engorda, tu preocupación podría causarte una indigestión nerviosa o hacer que tu cuerpo rechace esos alimentos.

La clave para comer con la actitud mental adecuada radica en la gratitud. Así como escucharías con atención a un amigo que lo necesitara, pon ese mismo cuidado en percibir tus alimentos. Tan pronto como el cuerpo los huele, comienza a preparar las enzimas apropiadas para la comida que reconoce. ¡Antes incluso de llevarte un bocado a la boca el proceso digestivo ha comenzado! Activa los sentidos mirando con atención, oliendo y sintiendo las cualidades de los alimentos presentes en el plato. ¿Qué colores, aromas y texturas observas?

> **CONSEJO PRÁCTICO:** acostúmbrate a permanecer unos momentos sentado ante la comida antes de degustarla; basta con unas cuantas respiraciones que te permitan captarla con los sentidos y prepararte para introducirla en tu organismo.

CUÁNTO COMEMOS

Imagina que tu estómago está dividido en cuatro partes. Los antiguos tratados ayurvédicos sugieren que «dos partes del estómago deberían llenarse con alimentos sólidos, una parte con líquidos, y la parte restante debería mantenerse vacía»[1]. La cantidad de alimentos sólidos que puedas sostener con las manos ahuecadas es una buena medida por la que regirse.

La ingesta de líquidos constituye una parte importante de cada comida. La bebida ideal sería agua caliente, sola o con limón recién exprimido, o bien alguna infusión digestiva, de las que encontrarás recetas en las secciones estacionales del libro. Bastará con una taza pequeña de alrededor de 180 ml (6 oz). Beber una gran cantidad de agua cuando queda menos de media hora para comer o durante las dos horas siguientes diluirá los jugos digestivos. Una cantidad adecuada de líquido formará un buen ahara rasa o fluido nutritivo.

CUÁNDO COMEMOS

Comer a la hora adecuada determina que los alimentos se digieran o no correctamente. Por extraño que parezca, es preferible tomarse una hamburguesa al mediodía que una ensalada a media noche. En el Ayurveda, tratamos de mantener los horarios de las comidas y no picar nada entre horas. La recomendación general es hacer tres comidas diarias, aunque para algunas personas dos puedan ser suficientes y otras necesiten cuatro. Esto dependerá de la cantidad de ejercicio físico, el metabolismo de cada uno y, desde luego, la estación; en invierno, por ejemplo, es probable que tengas más hambre que en verano y que comas más para mantener el cuerpo caliente.

Recuerda que el fuego digestivo es como una fogata: si postergas demasiado la adición de leña, el fuego se apagará, y si no dejas de echarla, ahogarás las llamas y habrás de parar y esperar a que crezca de nuevo para poder seguir alimentándolo. La mayoría de nosotros tenemos el hábito de comer con demasiada frecuencia y, de este modo, el fuego nunca logra alcanzar su máxima potencia porque siempre tiene algo que digerir. Por esta razón, la práctica de renunciar al picoteo permite que el fuego digestivo crezca.

Una vez te sientas cómodo con la rutina del desayuno y la comida, puedes empezar a observar la ración que necesitas tomar al mediodía para evitar sentirte demasiado hambriento hasta la cena. Como mínimo, detectarás si tienes la tendencia de quedarte corto con la comida y acabar picando otras cosas (como dulces y café) por la tarde. Una comida completa te mantendrá satisfecho y te evitará problemas.

En lo que a mí se refiere, me llevó alrededor de seis meses sentirme cómoda comiendo solamente durante los horarios establecidos. ¡Un día me sentí tan hambrienta después del desayuno que acabé cebándome al día siguiente! No estaba habituada a hacer comidas regulares, sino a picotear, y todo me parecía nuevo. Pero al cabo de un año, solo me apetecía comer en horas regulares y experimentaba una reducción de síntomas indicadores de una mala digestión, al permitirme digerir por completo los alimentos que consumía en cada comida. Incluso así, ¡algunos días hago una excepción y me tomo un tentempié! Me agrada romper la rutina de vez en cuando.

NOTA: El metabolismo necesita un tiempo para cambiar los hábitos alimenticios. Asegúrate de no mostrarte demasiado rígido durante el proceso y concédete todo el tiempo que sea necesario para el tránsito hacia unas comidas completas y ordenadas. Si lo consigues la mitad de las veces, ya estarás haciendo un favor a la digestión.

LA VERDADERA HAMBRE

¿Tienes hambre? ¿Estás seguro? Desarrolla el hábito de fijarte en la intensidad de la sensación de hambre antes de comer algo. Debes saber que alrededor de dos horas después de comer (quizá más si has comido abundantemente), el estómago abre la trampilla y los alimentos descienden hacia el intestino delgado. El estómago se ha vaciado súbitamente y sientes una sensación de vacío en la zona, pero si has comido hace dos horas es poco probable que estés experimentando hambre de verdad. Mejor espera. Al cabo de media hora o incluso menos, esa sensación de hambre habrá desaparecido y tu organismo comenzará a aprovechar la energía de los alimentos que todavía está digiriendo. El hambre se intensificará si esperas una hora y te tomas la siguiente comida con un fuego saludable. Observa este patrón del hambre al cabo de dos horas después de haber comido y empezarás a reconocer lo que representa.

Recuerda: si te apetece comerte una galleta, pero el pensamiento de una sopa de verduras no te activa el fuego digestivo, significa que es la lengua la que tiene hambre y no el estómago. Permítete sentirte hambriento de verdad y te apetecerá comer alimentos más beneficiosos.

Una propuesta de ritmo diario

La actividad del fuego digestivo refleja el calor del sol, cuya intensidad es mayor o menor a lo largo del día. Los siguientes horarios optimizan la digestión al estar basados en este ritmo natural.

El desayuno. Antes del mediodía, el fuego no ha alcanzado todavía su punto álgido. Prueba a tomar un desayuno ligero que te facilite el comienzo de la jornada, aunque si te despiertas temprano o haces ejercicio antes de desayunar tal vez necesites algo más sustancioso. Desayuna lo suficiente como para poder aguantar hasta la hora de comer.

Una comida abundante. Dado que el sol alcanza su cénit después del mediodía, la comida es el momento ideal para tomar la mayor cantidad de comida y los alimentos más complejos, tales como grasas y proteínas. También es el momento para comer alguno de esos dulces que alguien ha llevado a la oficina, en lugar de picotear entre comidas.

La cena. Esta comida ligera vespertina está diseñada para suplementar tu ingesta de alimentos si no has tomado lo suficiente previamente. Si, como tantas personas, estás habituado a tener una cena familiar o social por la noche, hazte un favor comiendo bien al mediodía; de este modo, estarás menos tentado a comer de más durante la cena, el momento en el que el sistema digestivo está apagándose paulatinamente. Recuerda que estos eventos familiares o sociales tienen más que ver con los preciosos momentos que pasas con tus seres queridos que con la comida en sí. Cambia el enfoque nutriéndote de la compañía de esas personas y te sentirás satisfecho con una cena más ligera.

Cenar dos o tres horas antes de acostarte permite que te duermas con el estómago vacío. Esto dejará que tus órganos realicen funciones de limpieza mientras descansas, en lugar de tener que digerir esos alimentos que tomaste tarde. Como en todas las cosas, lo que cuenta es lo que se hace habitualmente. No pasa nada por cenar tarde a veces, pero como regla general, has de cenar pronto y ligero.

Otro ritmo diario que funciona bien cuando hace calor consiste en hacer dos comidas al día: una comida más copiosa a última hora de la mañana, antes de que haga demasiado calor, y una cena más modesta cuando refresque, antes de la puesta de sol. En los países calurosos la gente suele dormir la siesta y cena tarde, después de que ha oscurecido, cuando hace fresco. En Estados Unidos, la puesta de sol en verano suele ser sobre las 9 P.M., de modo que conviene cenar alrededor de las 5:00 o las 6:00 si tienes intención de acostarte temprano.

TE MERECES UNA PAUSA PARA COMER

Siempre me encuentro con la misma situación: una oficinista que trabaja de nueve a cinco me mira como si estuviera loca al sugerirle que deje la mesa de trabajo durante media hora para comer, o que se gire para mirar por la ventana o salga al exterior para sentarse en un banco. ¿Quién decide que no tienes una pausa para comer? Tú mismo. Aunque tal vez te sientas presionado para meterte comida en la boca mientras trabajas, esto no significa que legalmente no tengas derecho a una pausa. Comer mientras trabajas pone en riesgo tu salud. Mantengo una postura firme al respecto porque he visto a varias personas tener éxito y equilibrar su salud mediante un compromiso lento pero seguro de reservar un tiempo para comer. Se trata de gente que al principio se resistía a la idea de cambiar sus costumbres, pero que tras experimentar los importantes beneficios de la comida del mediodía, consiguieron adoptar un nuevo hábito.

QUÉ COMEMOS

Si bien en qué consiste nuestra alimentación es el aspecto de la dieta del que habla todo el mundo, es solo una parte de la cocina ayurvédica. Los alimentos adecuados son aquellos que equilibran las cualidades de la estación o las propiedades que estés experimentando en un momento dado. La alimentación estacional presentada a lo largo de estas páginas te permite disfrutar de todos los sabores, pero en las épocas del año apropiadas. La belleza de la naturaleza radica en que nos proporciona alimentos que son beneficiosos para la estación determinada en la que están disponibles, como los ñames con sus cualidades reconstructivas en invierno y el cilantro con sus propiedades refrescantes en verano.

CONSEJO PRÁCTICO: durante cada estación, céntrate en las propiedades presentadas al principio de esa sección del libro. A lo largo del año tendrás mucho tiempo para ir experimentando con las veinte cualidades a medida que se expongan.

DÓNDE COMEMOS

El lugar donde comemos resulta más beneficioso si es tranquilo y sosegado, sin demasiados estímulos sensoriales, como música alta, conversaciones, televisión, ordenadores ni fragancias artificiales fuertes como ambientadores o perfumes.

Es aconsejable que comas sentado; si lo haces en la mesa de trabajo o mientras te desplazas significa que estarás centrado en otras actividades mientras comes. Este hábito les roba energía a los órganos digestivos y ocasiona una digestión parcial de los alimentos y una absorción incompleta de los nutrientes, además de ser inaceptable. Plantéate adoptar una actitud firme con tus horarios: aparta veinte o treinta minutos dedicados únicamente a comer, y no te acostumbres a usar ese tiempo para llevar a cabo otras tareas.

LLEVARSE LA COMIDA AL TRABAJO

En el ámbito laboral, la clave para comer de forma equilibrada reside en organizarse. Has de comprar una bolsa adecuada y táperes de cristal de varios tamaños en los que puedes meter suficientes alimentos para la comida del mediodía —no en exceso— y que quepan bien en la bolsa. Tal vez desees añadir un pequeño recipiente para llevar almendras remojadas, semillas tostadas, o bien otros complementos. Puesto que la comida fría se digiere peor, no conviene que metas la bolsa en el frigorífico del lugar de trabajo. Puedes templar algunos platos añadiendo agua caliente. El microondas destruye el valor pránico de los alimentos, de modo que lleva los alimentos calientes en un termo siempre que te sea posible. Acostúmbrate a enjuagar los recipientes que hayas usado justo después de comer o poco después de llegar a casa para evitar que se acumulen los platos sucios.

Consejos tradicionales para mejorar la digestión

Seguir unas cuantas reglas generales puede ayudarte enormemente a mantener un fuego digestivo saludable, un metabolismo fuerte y una eliminación regular. Algunas de ellas son recomendaciones sencillas, pero de profundos efectos. Lee detenidamente la siguiente lista y fíjate en uno o dos consejos que te llamen especialmente la atención. Comienza trabajando precisamente esos hábitos.

- No tomes bebidas heladas, especialmente durante las comidas. En los restaurantes, pide agua de grifo o agua mineral sin gas, calientes o a temperatura ambiente.
- Bebe agua caliente a lo largo del día y en caso de bajas temperaturas lleva contigo un termo en lugar de una botella de agua fría.
- Prima los alimentos cocinados servidos calientes frente a los crudos.
- Reduce la cantidad de sobras que consumes y acostúmbrate a ingerir alimentos recién cocinados más a menudo.
- Espera dos horas después de las comidas antes de beber.
- Espacia las comidas al menos entre tres y cuatro horas para permitir una digestión completa antes de comer de nuevo. Es posible que hayas de efectuar este cambio poco a poco para permitir el reajuste de tus niveles de azúcar. Evita picotear: el fuego digestivo no puede incrementarse con aportes constantes.
- Evita comer sin hambre. Está bien que te saltes una comida si no tienes ganas de comer y, de hecho, acostumbrarte a comer sin hambre puede resultarte perjudicial, aunque la mente te insista en que es la hora. Recuerda que a veces necesitas aflojar el ritmo para percibir si tienes hambre de verdad.
- Dedica un tiempo para comer y, a continuación, descansa durante diez minutos sin dormirte.
- Da un breve paseo después de comer.
- Si deseas tomarte un dulce, disfrútalo durante la comida del mediodía cuando la digestión es más fuerte y evita volver a comer hasta la hora de la cena.

Avivar el fuego digestivo y mejorar la asimilación: *deepana* y *pachana*

Algunas especias culinarias son apreciadas por su poder de aumentar el apetito (*deepana*) y mejorar la digestión de los alimentos y la descomposición de *ama* (*pachana*). Aun cuando el mejor modo de reducir ama es seguir las pautas mencionadas anteriormente, la alimentación ayurvédica también hace uso moderado de especias con objeto de apoyar el fuego digestivo. La buena noticia es que se trata de ingredientes comunes que probablemente tengas en la cocina, como jengibre, limón y pimienta negra.

Las sustancias deepana y pachana te resultarán de ayuda cuando experimentes:

- Falta de apetito.
- Sensación de pesadez en el estómago.
- Sensación de pesadez al despertarte.
- Somnolencia después de comer.
- Digestiones con más de dos horas de duración.
- Problemas al digerir una comida completa.

DEEPANA: antes de comer, prueba una de estas dos opciones a fin de estimular el apetito.

BEBIDA ESPECIADA

Añade el zumo de entre ¼ y ½ limón recién exprimido y una pizca abundante de pimienta negra a una taza de agua caliente. Tómate esta bebida entre 20 y 30 minutos antes de comer. ¡Comenzarás a sentirte hambriento!

EXPLOSIÓN DE JENGIBRE

Corta y pela una rodaja de jengibre fresco de un grosor aproximado de 65 mm (¼ in) y exprime sobre ella una cucharadita de zumo de limón; añade una piza de sal y mastícala entre 20 y 30 minutos antes de comer.

PACHANA: después de comer, prueba uno de estos trucos a fin de aliviar la hinchazón, los gases, la pesadez de estómago y el aletargamiento:

- Prepara una taza fuerte de infusión de jengibre, relájate, y sórbela lentamente.
- Disfruta de una infusión digestiva (véase los capítulos dedicados a las estaciones para consultar las recetas recomendadas).
- Tómate una infusión específica para tu problema: prepara una de las siguientes bebidas hirviendo 1 cucharadita de la especia o hierba indicada, entera o recién molida, en una taza de agua durante 10-15 minutos.

- Para la acidez de estómago, infusión de hinojo o menta.
- Para la hinchazón, infusión de jengibre y cúrcuma.
- Para la sensación de congestión, infusión de jengibre y comino.
- Para el deseo de azúcar, infusión de canela.

NOTA: No utilices zumo de limón concentrado, ya que no posee las mismas propiedades digestivas que el limón recién exprimido.

El flujo de comidas: establecer un ritmo

Todos los procesos corporales se mueven a un ritmo. El latido cardiaco, el ciclo del sueño, los ciclos hormonales mensuales siguen un patrón, un ritmo inherente. Sin embargo, en ocasiones, tu vida exterior se vuelve arrítmica en el sentido de que no obedece a ningún patrón. Unos días te acuestas a las tres de la mañana y otros a las nueve de la noche; te despiertas a horas diferentes por las mañanas; es posible que no tengas claro a qué hora sueles comer o quizá incluso a veces te saltes la comida sin enterarte.

El sistema digestivo es como un perro. Tu mascota se acostumbra a que llegues a las 6 de la tarde y lo alimentes; si llegas tarde o se te olvida darle de comer, se siente confundido, hambriento y atemorizado. Pues bien, esto mismo sucede cuando los seres humanos hacemos caso omiso de la sensación natural de hambre y no comemos cuando nos toca. La falta de regularidad de las comidas genera una digestión, eliminación y producción de glucosa irregulares, así como cambios de humor.

A diferencia de los perros, en los seres humanos la confusión va generándose gradualmente y es fácil de ignorar; pero al igual que los perros, también la digestión puede entrenarse. Si te acostumbras a comer en horarios regulares, tus procesos corporales funcionarán sin problemas. La sensación de hambre, así como los ácidos y las enzimas se habituarán a activarse en las horas apropiadas del día, lo cual aumentará la asimilación y la absorción de nutrientes. Estarás mejor nutrido, necesitarás comer menos y no te apetecerán tanto los alimentos perjudiciales. Te sentirás mejor, ya que el sistema nervioso podrá contar con un ritmo establecido de comidas, lo cual contribuye a una reducción de los niveles de estrés y de los cambios de humor.

Los horarios sugeridos para las comidas diarias están basados en los ritmos que dicta la naturaleza. Si bien se trata de un ideal al que debemos dirigirnos, no todo el mundo tiene posibilidad de seguirlo. He aquí algunas opciones que pueden ayudarte a establecer un ritmo saludable.

Recuerda: los horarios actúan como una piedra de toque a lo largo del día. Si por lo general consigues seguir el ritmo diario sugerido —entre cuatro y cinco días a la semana— puedes sentirte orgulloso del trabajo bien hecho. Salir de la rutina de vez en cuando y permitirte ir por libre te aporta espontaneidad y flexibilidad; todo el mundo necesita un descanso de lo habitual. El mejor momento para comer es cuando te sientas bien, ni ansioso ni enfadado.

El proyecto del ritmo

El término *proyecto* implica que establecer un ritmo en los horarios de las comidas va a suponerte algún esfuerzo. El primer día, el cambio puede parecerte una tarea gigantesca; por esta razón, he dividido el proceso en los siguientes pasos, basándome en mi experiencia personal y en la de mis clientes. Establece un compromiso con el proyecto durante unas cuantas semanas, lo suficiente como para percibir una mejoría. Sentirte bien te inspirará a seguir adelante. Como siempre, da un paso cada vez, pues el Ayurveda enseña que los pequeños cambios son los que perduran.

Comienza ideando un patrón regular para tus comidas y encuentra un momento para el desayuno y una comida principal al mediodía o por la noche (si es posible, mejor lo primero). Practica comer a la hora establecida casi todos los días durante una o dos semanas.

El siguiente objetivo consiste en prepararte tú mismo esa comida. Esto requiere que encuentres un momento para cocinar. Comienza en días alternos. La mayor parte de las recetas aquí presentadas están pensadas para preparar dos raciones, de modo que puedes guardar una porción y comértela el día que no cocines. Con el tiempo, puedes proponerte avanzar hacia el ideal de cocinar todos los días. Los alimentos que se guardan durante la noche pierden una gran cantidad de prana; sin embargo, merece la pena que te encamines a cocinar tú mismo en lugar de comer fuera, y alimentarte de sobras la mitad del tiempo constituye un magnífico punto de partida. Lo que el Ayurveda desaconseja totalmente es cocinar comida en abundancia el domingo para que te dure toda la semana. Una vez percibas la diferencia que supone comer los alimentos recién preparados, los restos irán perdiendo su atractivo.

> **CONSEJO CULINARIO:** la mañana es un buen momento para hervir a fuego lento los alimentos, mientras te preparas para ir a trabajar y llevas a cabo tu rutina matinal. Podrías dejar algún cereal en remojo durante la noche, cocinarlo en un santiamén por la mañana y utilizar la mitad para elaborar la receta de cereales cremosos diarios; el resto, puedes llevártelo al trabajo y tomártelo con una sopa (en lugar de pan), o bien complementarlo después con un bol de ensalada al vapor.

Pongamos por ejemplo el desayuno. Probablemente te levantes a la misma hora cada mañana y te prepares para ir a trabajar. Pues bien, es recomendable que te concedas media hora para elaborar alguna de las recetas de desayuno del libro y comerla sentado. El desayuno no debe ser un factor variable. Si duermes hasta tarde y no te da tiempo a desayunar, significa que tu vida no está equilibrada: estás demasiado ocupado como para cuidarte.

En los apéndices (véase la pág. 286) propongo técnicas culinarias eminentemente prácticas, tales como acortar el tiempo de cocción dejando en remojo los cereales y las legumbres durante la noche, o bien cortando algunas verduras con antelación durante un día libre. Estos métodos, junto con la simplicidad de las recetas, tienen el propósito de apoyarte en tu proceso de instaurar cambios positivos en tu vida.

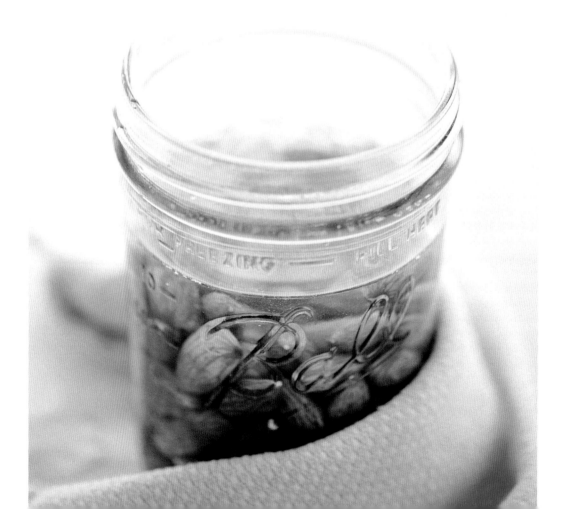

Las combinaciones de los alimentos

Ciertas combinaciones de alimentos son incompatibles, por lo que es probable que fermenten en el intestino, generando gases e hinchazón, o bien son demasiado pesadas como para ser digeridas completamente, lo cual produce ama, la sustancia espesa y pegajosa derivada de una digestión incompleta, que se considera precursora de enfermedades. Se trata de materia sin digerir que permanece en el cuerpo hasta que se convierte en algo complicado de expulsar por el organismo. Si bien conviene que sigas las indicaciones sobre la combinación de los alimentos, sobre todo si tienes algún malestar, ten presente que seguirlas con rigidez puede generarte estrés. Es probable que en ocasiones tomes combinaciones incompatibles y a menos que notes que te sientan mal o padezcas problemas digestivos crónicos lo mejor es que te relajes al respecto. Si elaboras combinaciones armoniosas en los platos que cocinas, el cuerpo será capaz de procesar algunas combinaciones caóticas de vez en cuando. Sin embargo, si sueles sentirte hinchado o tienes gases después de las comidas, combinar correctamente los alimentos podría solucionar el problema.

MEZCLAR FRUTAS CON OTROS ALIMENTOS

La fruta se descompone en el estómago más rápidamente que otros alimentos; cuando consumes fruta junto con otros ingredientes en la misma comida, el estómago la mantiene incluso después de haberla digerido mientras sigue procesando los demás alimentos y, de este modo, la fruta ya digerida comienza a fermentar ligeramente. Tras la digestión, esta fermentación aportará una propiedad (caliente y aguda) a la comida.

La fruta cocinada, no obstante, como las manzanas y las uvas pasas en el crujiente de manzana de Kate (véase la pág. 217) es menos incompatible que la fruta cruda. El Ayurveda enseña que cocinar los alimentos en la misma olla aumenta su compatibilidad al presentarlos entre sí antes de que se reúnan en

CONSEJO PRÁCTICO: si pasa mucho tiempo entre la comida y la cena, comerte una fruta de temporada una hora antes de la siguiente comida te ayudará a sobrevivir y el cuerpo la habrá digerido por completo antes de la cena.

el estómago. Las recetas aquí propuestas nunca sugieren decoraciones o postres con fruta cruda. Consumirla de postre no es precisamente un gran hábito.

EL PAVOROSO *SMOOTHIE*: UNA COMBINACIÓN DE PESADILLA

El rey de las incompatibilidades alimentarias es el batido de plátano y leche que se toma muy frío conocido como *smoothie*. Parece un concepto infalible meter varios ingredientes junto con unas bayas heladas en la batidora y llamar a eso «comida», pero generalmente los *smoothies* son demasiado fríos y sofisticados para poder digerirlos bien. Este libro incluye unas pocas recetas de *smoothies* templados y sin frutas para que las pruebes (véase el smoothie de leche de almendras y especias en la pág. 223 y el tónico rejuvenecedor invernal, en la pág. 265).

Si eres un ávido consumidor de *smoothies*, dale a tu intestino un respiro teniendo en cuenta las siguientes pautas:

- Tómate el *smoothie* a temperatura ambiente. No le añadas hielo. Si fuera necesario, agrégale unas cuantas cucharadas de agua caliente.
- Consume *smoothies* fríos a base de frutas solamente cuando haga calor.
- Escoge frutas de temporada en lugar de congeladas en la medida de lo posible.
- No mezcles leche con plátanos. Ambos son alimentos creadores de mucosidad y al juntarlos en la misma comida se genera demasiada para que el estómago pueda quemarla.
- Agrega la propiedad caliente de la mezcla de especias dulces diaria (véase la pág. 112) a fin de equilibrar la cualidad fría del batido, que puede apagar el fuego digestivo.

Elaborar menús simples

En líneas generales, céntrate en un ingrediente principal para la comida, como un cereal o una proteína, en lugar de dispersarte en todas direcciones. Come lo suficiente de ese elemento como para no tener que picotear después. Cuantos menos ingredientes consumas en cada comida, más armoniosa será la digestión. Una buena parte de las recetas te sugieren un plato complementario que te ayude a sentirte satisfecho sin complicar el menú.

PRUEBA LAS COMIDAS DE UNA SOLA OLLA

Conviene que las comidas de una sola olla sean un elemento básico de tu alimentación diaria. Son fáciles de elaborar y transportar, te sacian, y los alimentos se sintonizan entre sí al cocinarse juntos. Cuando se preparan por separado o se sirven crudas, estas combinaciones resultan más difíciles de digerir. La cocina ayurvédica presenta un gran número de guisos que incluyen mezclas especiadas de verduras, lentejas y judías, cereales y otras féculas, frutos secos y, a veces, frutas. Si bien no recomendaría consumir estos alimentos en ensalada, cocinarlos juntos en una olla es bien diferente. Recuerda que no conviene comer lo mismo durante varios días; lo mejor es preparar un guiso para un día o dos, y adoptar el hábito de cocinar todos los días, o al menos en días alternos. Las recetas que te propongo son rápidas y sencillas.

En las recetas, he omitido algunos alimentos que favorecen el desequilibrio. Si bien no pasa nada por usarlos de vez en cuando, se trata de ingredientes en los que suele basarse la dieta estadounidense moderna. Aprender a cocinar sin ellos te ayudará a consumirlos menos y te ofrecerá la oportunidad de descubrir si te están produciendo algún problema.

En la clasificación de los atributos de las sustancias, el Ayurveda tiene en cuenta:

- Cómo cambian las cualidades de los alimentos al ser procesados.
- Cómo reacciona el cuerpo ante los alimentos teniendo en cuenta lo habituado que esté a digerirlos.

Los alimentos refinados

Consumir alimentos que han sido refinados en sus aspectos más sutiles —los granos de trigo convertidos en harina y la caña de azúcar en azúcar decolorado y granulado— junto con la prevalencia de estas sustancias en la alimentación estadounidense moderna, puede generar un desequilibrio y drenar tu energía. El Ayurveda sugiere que el prana o fuerza vital es más fuerte cuanto más frescos y enteros sean los alimentos. El tracto digestivo procesa mejor los alimentos en su forma original; por ello, incluir las fibras y minerales naturales de los alimentos no refinados en tu dieta de forma regular garantiza que tu sistema digestivo se mantenga saludable.

La harina de trigo

La creciente intolerancia al trigo y sus derivados puede deberse en algunos casos a la naturaleza refinada de la harina, en la cual las propiedades glutinosas, densas y pegajosas del trigo no están acompañadas de la fibra; esto permite que la cualidad pegajosa invada las microvellosidades responsables del movimiento ondulatorio de la peristalsis —el procesamiento de los alimentos a través del tracto digestivo— en el intestino delgado. La cualidad pegajosa de la harina alterará el movimiento de las vellosidades, y el cuerpo reaccionará con náuseas, gases y/o diarrea, señalándote de este modo que no debes consumir ese producto.

Las harinas sin gluten pueden solucionar fácilmente el problema sustituyendo la cualidad glutinosa del trigo por granos como el arroz o la fécula de patata o tapioca. Pero ¿qué tal aprender algunas recetas que no necesiten harina para nada? El dosa, por ejemplo, un pan plano típico del sur de la India que puede sustituir el pan o las tortillas mexicanas, está hecho con arroz y legumbres remojados y molidos. Todas las recetas de horneados aquí incluidas te enseñarán a elaborar alimentos en el horno que satisfagan el paladar y el estómago utilizando granos enteros, coco rallado y frutos secos, los ingredientes presentes en los dulces tradicionales indios. Si bien para la mayoría de la gente no hay inconveniente en tomar harina de trigo alguna vez, disponer de otras opciones evitará que esta se convierta en un problema en tu alimentación.

El azúcar blanco

El Ayurveda tradicional recomienda los productos derivados de la caña de azúcar en diversos grados de refinamiento, ya que el proceso de limpieza del jugo obtenido del prensado de la caña de azúcar lo purifica, y la forma pura del sabor dulce ofrece cualidades constructoras al organismo. El proceso moderno de extracción de minerales y decoloración del azúcar, sin embargo, crea un producto venenoso.

Las fibras y los minerales naturales de la caña de azúcar se descomponen lentamente; pero al estar separados de sus fibras y minerales, los diminutos gránulos de azúcar blanco pasan demasiado rápido al torrente sanguíneo y producen un aumento brusco del azúcar en sangre. Este cambio repentino en la composición de la sangre altera el equilibrio de todo el organismo, lo cual genera niveles de energía variables y afecta al sistema nervioso. El uso regular de azúcar blanco puede generar un estado constante de malestar y contribuir a la creación de síntomas tales como la hiperactividad, la ansiedad, diversas clases de dolor y estreñimiento.

Cuando se codificaron los antiguos tratados ayurvédicos, hace más de dos mil años, no existía el azúcar blanco que conocemos, decolorado y aislado de sus fibras y minerales. Las recetas clásicas contienen jiggery, el jugo deshidratado de la caña de azúcar, o bien salvia de palma. Podrás encontrar en bastantes tiendas jugo de caña evaporado o deshidratado y azúcar de coco. El jugo extraído de la caña de azúcar o la palma se somete a un proceso de secado que da lugar a un bloque que puede romperse en gránulos. El azúcar turbinado es azúcar de caña deshidratada que se pasa por una turbina para crear gránulos más grandes y está considerado más refinado. Los azúcares menos refinados son siempre preferibles al azúcar blanco. Ten presente que cuando el término «azúcar» aparece en el etiquetado de un producto, se trata de azúcar blanco.

La caña de azúcar en sí no es el problema: es su procesamiento lo que resulta problemático. En la actualidad, existen otras sustancias dulces disponibles para su uso culinario tales como el azúcar de coco y de dátil (ambos muy comunes en la cocina ayurvédica), así como los siropes de arce y agave. Si bien no incluyo a este último en las propuestas del libro, si se tratara de un producto autóctono de tu zona, procura encontrar la versión menos procesada posible y úsalo en las recetas. Aunque la miel es un producto sumamente apreciado en el Ayurveda, se desaconseja cocinarla, ya que la vuelve una sustancia pegajosa e indigesta que el cuerpo no puede expulsar. Aun cuando está presente en la recetas, ningún horneado la contiene.

Todas estas sustancias naturales ejercen diferentes efectos en el organismo, aportando cualidades que lo calientan o lo enfrían. Están incluidas a lo largo del libro según la estación, de modo que puedas disfrutar del sabor dulce de forma adecuada en sus múltiples formas.

Las solanáceas

Los tomates, las patatas, los pimientos verdes y las berenjenas constituyen las verduras de la familia de las solanáceas a los que hace referencia el Ayurveda. Estas verduras contienen pequeñas cantidades de neurotoxinas que aunque no causen un malestar inmediato, van acumulándose en los tejidos y pueden dar lugar a síntomas como inflamación en las articulaciones, síndrome de intestino irritable y dolores de cabeza.

El ajo y la cebolla

El ajo y al cebolla son alimentos con importancia médica. Ambos proporcionan un sabor acre y una cualidad caliente que resultan efectivos para apoyar el sistema inmunitario cuando hace frío, pero son demasiado estimulantes para un consumo regular. Son sustancias excitantes para la mente y aunque en algunos casos este efecto pueda resultar beneficioso, generalmente, el Ayurveda promueve una actitud más pacífica y menos reactiva. Es probable que tomar una pequeña cantidad de cada uno durante la semana no sea problemático para la mayoría de la gente, sin embargo son alimentos demasiado presentes en nuestra alimentación. Aprender a realzar el sabor de los alimentos sin usar estas sustancias excitantes constituye una habilidad que merece la pena desarrollar.

La carne

Seguir los principios ayurvédicos no implica llevar una dieta vegetariana. La carne, como el resto de los alimentos, se considera una medicina. Su uso resulta apropiado en los meses fríos o bien en pequeñas cantidades, formando parte de una sopa o guiso, con objeto de crear tejido en condiciones de deficiencia, convalecencia o pérdida de peso indeseado. Los textos clásicos ayurvédicos describen las propiedades medicinales de distintas clases de carne, según el clima del que procedan y el nivel de actividad de la especie. Por ejemplo, comer carne de vaca desarrolla cualidades relacionadas con este animal: densas, pesadas, lentas, estáticas. ¡En el Ayurveda eres lo que comes!

La alimentación occidental moderna, sin embargo, está basada en la carne y su consumo suele exceder los niveles recomendados para la sanación. Considera lo siguiente: la necesidad de las cualidades densas, pesadas y constructoras de la carne de forma regular sugiere un estilo de vida que está poniendo a prueba el organismo hasta el punto de necesitar los alimentos más densos para mantenerse. Comer animales es un karma, una acción que une al organismo con las energías más básicas del universo, llamadas *tamas*, y no estimula las energías espirituales o *sattva* como lo hace la alimentación vegetariana. Fíjate en si estás descansando lo suficiente y concediéndote tiempo para comer alimentos frescos y enteros o si dependes de la carne para llevar una vida que te fuerza a sobrepasar tus límites energéticos. Este libro te proporciona recetas vegetarianas que te nutrirán y mantendrán tu vitalidad.

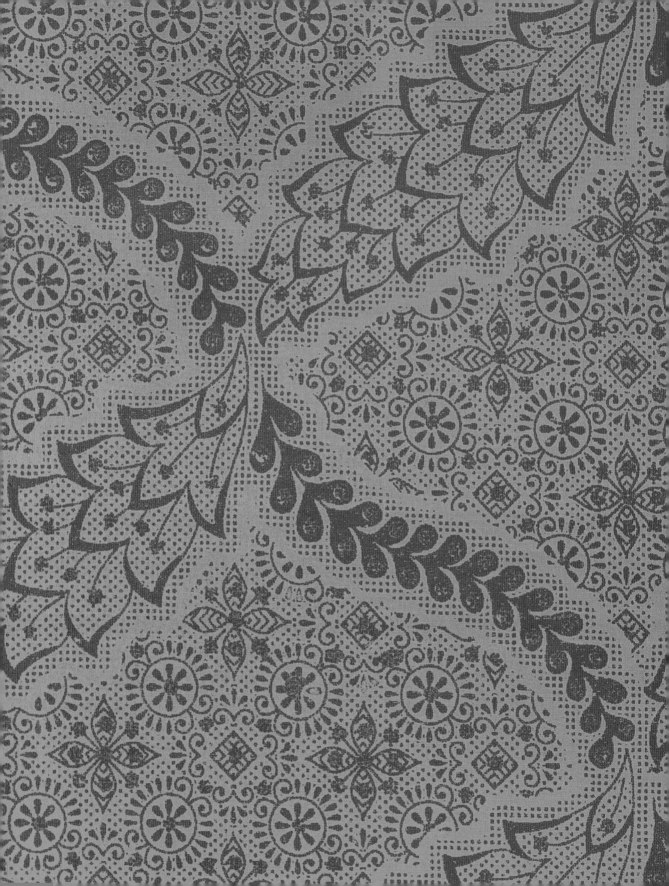

CAPÍTULO 3

De la teoría a la práctica

EN LOS FOGONES CON
COCINA AYURVEDA PARA TODOS LOS DÍAS

Mi profesor de yoga, Sri K. Pattabhi Jois, se hizo famoso por afirmar que la vida es «un 99 por ciento de práctica y un 1 por ciento de teoría». Leer acerca del Ayurveda puede ayudarte a comprender sus principios, pero solo comienzas a percibir que tu salud mejora cuando empiezas a experimentar con sus recomendaciones sobre alimentación y estilo de vida. Este capítulo está repleto de consejos para ayudarte a organizar la cocina, dominar las recetas expuestas e integrar la rutina ayurvédica en tu vida diaria. También te proporciona un mapa acerca de lo que encontrarás en la segunda parte, «Recetas y rutinas estacionales», la cual presenta una serie de platos y prácticas divididos en cinco capítulos dedicados a cada estación.

Recetas de uso diario

ALIMENTACIÓN: el capítulo 4, «Recetas de uso diario», contiene recetas básicas que resultan beneficiosas para todos los tipos corporales durante todo el año. Me he esmerado en ofrecer platos sencillos de preparar; aprender a elaborarlos te inicia automáticamente en la alimentación ayurvédica. También encontrarás una lista de la compra que constituye una magnífica herramienta para ayudarte a crear una despensa ayurvédica y prepararte para la elaboración de estas recetas básicas para todo el año.

ESTILO DE VIDA: además, en el mencionado capítulo expongo unas cuantas prácticas básicas que, integradas en una rutina diaria, aumentarán tu inmunidad, atenuarán el proceso de envejecimiento, y protegerán al cuerpo-mente del estrés.

Primavera, verano, otoño, invierno

Cada uno de los capítulos dedicados a una estación determinada comienza con los elementos y cualidades predominantes en esa estación, así como las señales y síntomas de desequilibrio que deben observarse.

ALIMENTACIÓN: en cada capítulo, explico las propiedades y sabores que potencian el equilibrio durante esa estación e incluyo una tabla que muestra los alimentos beneficiosos. Estos alimentos forman parte de una lista de la compra que asegura que dispongas de todo lo necesario para elaborar las recetas propuestas.

ESTILO DE VIDA: con objeto de favorecer una salud óptima durante los cambios de estación, en cada capítulo amplío la rutina básica diaria con unas cuantas acciones clave.

El capítulo 3 te ayuda a...

ORGANIZARTE

- Equilibrando las recetas de uso diario y estacionales.
- Estructurando la despensa y el especiero.
- Utilizando las listas de compra para cada estación.

DESARROLLAR LA INTUICIÓN: CUÁNDO Y CÓMO MODIFICAR LAS RECETAS

- Ajustándolas a las variaciones climáticas.
- Cocinando para toda la familia.
- Adaptándolas para viajar.
- Integrando *dinacharya* (prácticas de estilo de vida).

Considera el Ayurveda un pasatiempo. Integrar nuevas formas de cuidarte (por ejemplo, cocinando la mayor parte de lo que comes) puede llevar un tiempo. Si quisieras aprender a hacer punto, te ayudaría comprar una o dos madejas y empezar con algo simple; si no, es posible que acabaras con una cesta llena de madejas y la cabeza repleta de ideas de nuevos diseños, pero con falta de constancia. Una vez empiezas y sientes la simplicidad de las enseñanzas del Ayurveda, puedes reírte de lo complicado que parecía arrancar. Simplemente comienza aprendiendo bien unas pocas recetas de uso diario. Recuerda: en lo que se refiere a la adopción de nuevos hábitos, resultan positivos la curiosidad, la autoaceptación y el sentido del humor.

Fluir con las recetas de uso diario

Las recetas de uso diario sugieren un ritmo de tres comidas diarias preparadas por ti durante todo el año; si es posible, un desayuno mediano adaptado a tu apetito, una comida copiosa y una cena frugal. Si bien los complementos estacionales varían, las técnicas culinarias son las mismas en todas las estaciones, de modo que no tienes que empezar de nuevo con cada cambio de estación. Considera estas recetas como modelos. Una vez hayas cogido el tranquillo a las recetas básicas, puedes empezar a ser más creativo con las verduras, los aceites y las especias. Para ayudarte en esta tarea, he incluido algunas recetas estacionales que emplean una receta diaria como punto de partida.

Si no te aburres con facilidad, podrías utilizar solamente las recetas de uso diario y disfrutar de una alimentación asequible, no procesada y manejable, rica en propiedades que promueven el equilibrio. Cuando estés listo, expande tu alimentación cotidiana accediendo a las recetas de los capítulos dedicados a las estaciones; espero que muy pronto descubras que ya no necesitas una receta para preparar una comida que te resulte satisfactoria.

Crear una dieta que vaya modificándose con las estaciones constituye una práctica basada en la conciencia de cómo se siente el organismo. Si bien las recetas aquí expuestas proponen sugerencias culinarias que te facilitarán la transición estacional, has de prestar atención a las cualidades cambiantes de cada mes.

SIMPLIFICA: recuerda, especialmente cuando empieces a experimentar con los complementos, que la eficacia del Ayurveda reside en su simplicidad. Ve acostumbrando el paladar a comidas que contengan pocos ingredientes. Consume una ración abundante de un plato en lugar de picar de varios. Simplifica y te sentirás mejor.

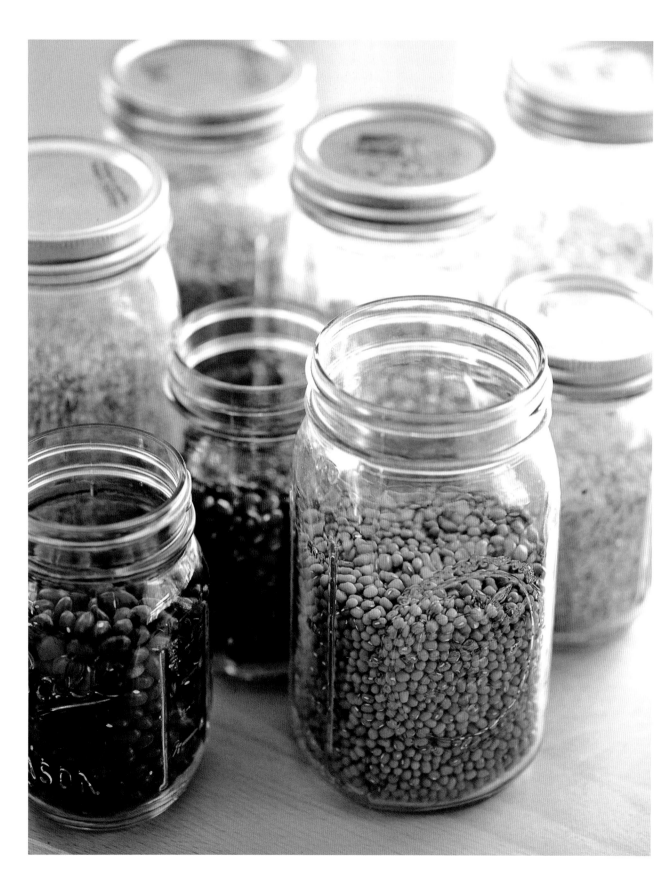

Con la práctica, irás integrando la intuición y la creatividad necesarias para ir variando la alimentación a lo largo del año. Vívelo como un proceso flexible y divertido.

Organizar la despensa y el especiero

Conserva en tarros de cristal los cereales, las legumbres, los frutos secos y las frutas desecadas que uses habitualmente. A fin de evitar acumular una variedad de bolsas de plástico medio escondidas en las baldas o apiladas y olvidadas, descubrirás que merece la pena hacerte con bonitos tarros que puedas colocar en un estante o cajón. En todo caso, es buena idea evitar usar recipientes de plástico, por estar compuestos de diversas sustancias químicas que podrían pasar a los alimentos con el tiempo. Puedes usar tarros de conserva, que están disponibles en varios tamaños y cuentan con tapas de metal de dos piezas que facilitan su limpieza y almacenaje. Se comercializan en ferreterías, o bien en establecimientos que vendan utensilios del hogar o de cocina.

LAS HIERBAS Y LAS ESPECIAS

Podrás disfrutar del valor medicinal óptimo de las especias si las compras enteras —se conservan alrededor de un año— y vas moliéndolas en pequeñas can-

TIFFIN, LA FIAMBRERA INDIA

El término *tiffin* puede referirse a una comida frugal, o bien al recipiente en el que esta se introduce. En casi todos los lugares de la India, los alimentos se conservan en fiambreras de acero inoxidable con tapas de cierre hermético, a veces apilables para contener el arroz, el dal y las verduras por separado. Es bastante frecuente ver a los lugareños ir a trabajar en bicicleta con tiffins de tres pisos colgando del manillar. Los tiffins están disponibles en establecimientos de productos indios y de alimentación natural en diversas formas y tamaños.

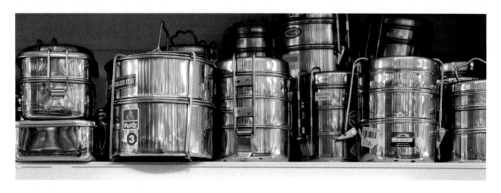

Tarros de conserva para almacenar alimentos, de 450 g (16 oz) y 900 g (32 oz).

Recipientes de cristal herméticos de diversos tamaños.

Bolsa de almuerzo aislada (si sueles comer fuera de casa); busca una impermeable que te quepa en el bolso de trabajo.

Botella de vidrio o acero inoxidable (cuando haga calor).

Termo (para reemplazar las botellas de agua durante el tiempo frío); preferiblemente hermético y de acero inoxidable.

Termo de alimentos, de acero inoxidable y de boca ancha para contener comidas calientes

Molinillo de pimienta.

Botes de especias de cristal de 85 g (3 oz) para las mezclas de especias y sales ayurvédicas.

Mortero (para moler especias).

tidades cada mes. Una vez molidas, su sabor y eficacia disminuyen al cabo de un mes.

La cocina tradicional ayurvédica suele contener especias tanto enteras como molidas en las recetas de sopas, guisos, arroces o verduras cocinadas. Las especias molidas confieren al plato un sabor de conjunto, mientras que las enteras le aportan una explosión de sabor y variedad visual. En las recetas de este libro, las especias enteras son a veces opcionales. Cuando estás empezando, es mejor moler una tanda de especias mensualmente —para cubrir todas tus necesidades de sabor, propiedades estacionales y una buena digestión— y solo usar eso. A medida que adquieras experiencia, puedes ir añadiendo especias enteras para hacer los platos más excitantes y variados.

Adquiere las especias en una tienda de alimentación natural que comercialice hierbas y especias culinarias a granel; también tienes la opción de pedirlas a alguna empresa distribuidora de productos ayurvédicos (véase «Recursos» en la pág. 306). Puedes encargar 225 g (½ lb) de cada especia.

Almacenamiento. Conserva las especias en tarros de cristal o en una caja de especias, la forma tradicional de guardar las especias indias (véase la pág. 59), si tienes la suerte de encontrar una; los sabores se combinan en la caja formando un masala. Los tarros de ½ l (1 pt) pueden contener suficientes especias enteras para todo el año. Reciclar los recipientes de cristal de las cremas de frutos secos constituye una forma económica de crear una colección uniforme; otra opción consiste en comprar tarros de conserva.

Para un uso diario, ten a mano unas cuantas especias molidas en el especiero o detrás de los fogones en pequeños botes de especias de cristal, que también podrás encontrar en cualquier establecimiento especializado en productos de

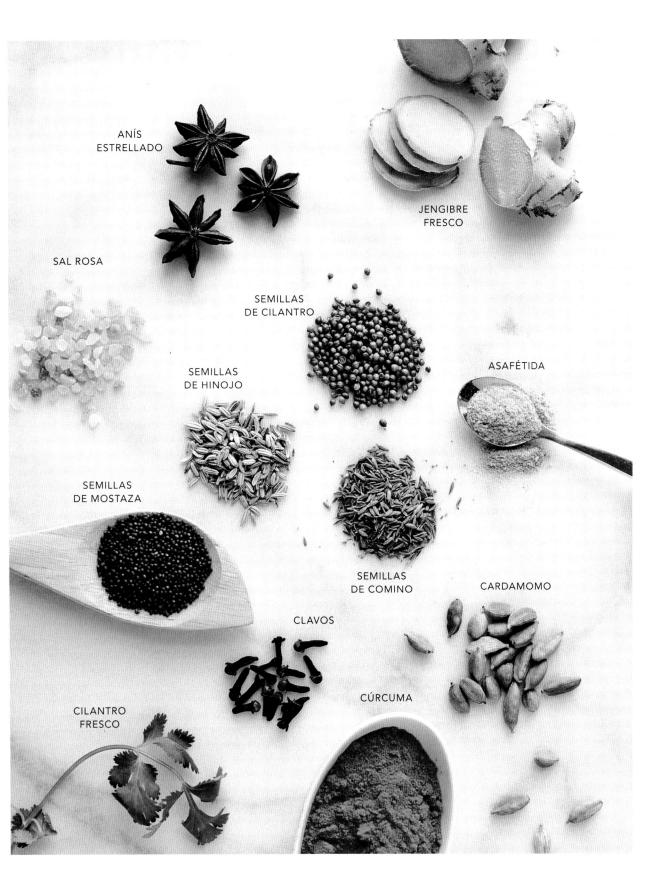

ANÍS
ESTRELLADO

JENGIBRE
FRESCO

SAL ROSA

SEMILLAS
DE CILANTRO

ASAFÉTIDA

SEMILLAS
DE HINOJO

SEMILLAS
DE MOSTAZA

SEMILLAS
DE COMINO

CARDAMOMO

CLAVOS

CÚRCUMA

CILANTRO
FRESCO

cocina o del hogar. Dispón de un molinillo con granos de pimienta frescos en la mesa.

Para elaborar las mezclas de especias de uso diario necesitarás:

- Semillas de cilantro.
- Semillas de hinojo.
- Semillas de comino.

Conviene que adquieras en polvo las siguientes especias, ya que son complicadas de moler:

- Cúrcuma.
- Cardamomo (aunque las vainas verdes quedan preciosas en los platos de arroz y en el chai).
- Canela.
- Jengibre.
- Sal rosa o marina.

Una vez que hayas adoptado el hábito de utilizar las listas de compra estacionales, puedes adquirir unas pocas especias extra en cada estación para así variar las mezclas de tus botes y preparar una que aporte un sabor ayurvédico a tus platos y otra destinada a las recetas de estilo occidental.

Si bien las hierbas aromáticas frescas son siempre la mejor opción, no siempre resultan fáciles de encontrar. Puedes cultivar tus favoritas en macetas situadas en el alfeizar de las ventanas durante todo el año y cortar un poquito para adornar tus platos con ellas. El perejil, el tomillo, el romero y la menta se cultivan estupendamente en interiores.

También puedes encontrar hierbas de temporada en el mercado de productores locales, colgarlas formando manojos en la cocina para que se sequen y después guardarlas en tarros de cristal. Puedes usarlas para elaborar las sales estacionales. Asimismo, sería una buena idea adquirir hierbas secas en tiendas de alimentación natural que comercialicen especias a granel; puesto que cunden mucho, compra alrededor de un cuarto de taza para cada estación; en caso de cocinar para toda la familia, aumenta la dosis a media taza.

EL JENGIBRE FRESCO

El jengibre fresco es un alimento fundamental que deberías comprar cada semana y conservar fuera del frigorífico. Escoge rizomas de ramificaciones pequeñas, pues serán más tiernos y de sabor más delicado. Al final del tiempo de cosecha, es posible que encuentres «jengibre joven» en el mercado de productores locales. Estos rizomas son pequeños, rosados y se consideran medicinales en la cocina ayurvédica clásica. Compra tantos como puedas y úsalos todo lo posible mientras estén disponibles.

LOS CEREALES Y LAS LEGUMBRES

Diviértete variando los cereales y legumbres de acuerdo con las listas de compra estacio-

También conocida como caja de masala, esta lata circular de acero inoxidable es la manera tradicional de conservar las especias ayurvédicas. La lata contiene una serie de pequeños recipientes para separar las especias, tanto enteras como molidas, que pueden de este modo armonizar sus aromas en el interior de la lata. El cocinero tiene acceso al especiero al completo en un único accesorio. Me encanta mi caja de especias; dispone de siete recipientes en los que guardo cúrcuma en polvo, semillas de cilantro molidas, granos de pimienta, semillas de comino, semillas de cilantro, semillas de hinojo y semillas de mostaza. Tengo además otra caja donde conservo las especias dulces para el chai. A medida que vayas descubriendo tus sabores favoritos en las listas proporcionadas a lo largo del libro, escoge siete especias principales y colócalas en tu caja de especias personal.

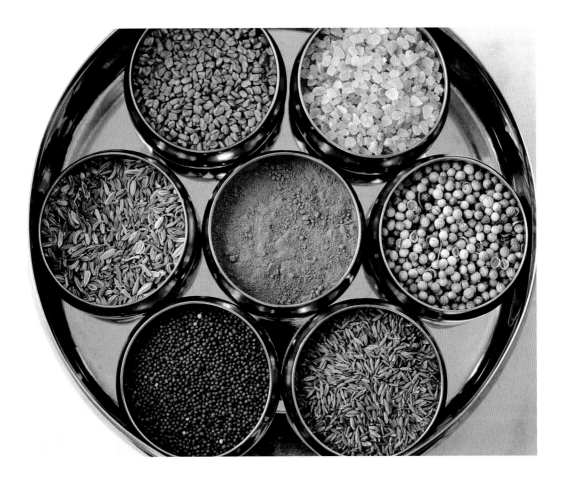

nales, pero mantén unas cuantas superestrellas en tarros de 1 l (1 qt) para las recetas de uso diario. Cuando cocines para toda la familia, puedes guardar paquetes más grandes en la despensa, si estos recipientes se quedaran pequeños y tuvieras que rellenarlos a menudo.

- Arroz basmati, tanto blanco como integral.
- Judías mungo, verdes enteras y amarillas partidas.

LOS FRUTOS SECOS, LAS SEMILLAS Y LAS FRUTAS DESECADAS

Las semillas son más ligeras que los frutos secos y forman parte de las recetas de las cuatro estaciones, mientras que los frutos secos vienen y van en las listas estacionales. Las frutas desecadas se escogen dependiendo de la estación y aparecen principalmente cuando no hay fruta fresca disponible, de modo que abastécete de ellas en cada estación. Conserva los siguientes ingredientes en tarros de cristal en el frigorífico:

- Semillas de girasol crudas.
- Almendras crudas.
- Coco rallado.
- Semillas de chía.

LOS MARAVILLOSOS DÁTILES

Los dátiles secos, generalmente de la variedad deglet noor, suelen comercializarse sin hueso y son adecuados para platos horneados. Sin embargo, el Ayurveda nos enseña que los dátiles «húmedos» son preferibles a los secos, ya que son frutos frescos (más prana) y ejercen menor impacto en los niveles de azúcar. Si tienes acceso a dátiles frescos, cómpralos como cualquier otra fruta, y en los climas más fríos, adquiere dátiles medjool, que son lo más parecido a los frescos. Si no te importa tener que quitarles el hueso, úsalos en lugar de los secos siempre que puedas.

LOS ACEITES

Es importante consumir aceites frescos. Cuando se vuelven rancios, el cuerpo no es capaz de metabolizarlos, lo cual da lugar a la formación de ama, residuos tóxicos sin digerir que se acumulan en los tejidos; así pues, no es aconsejable conservar el aceite para cocinar más de unos pocos meses. Las listas de la compra estacionales te guiarán acerca de los aceites adecuados para cada estación, de modo que puedas terminarlos y pasar a la variedad apropiada para la siguiente época del año. Por ejemplo, algunos aceites, como el de sésamo, son más pesados que otros y, por lo tanto, resultan más apropiados para el tiempo frío; en cambio, el aceite de coco ejerce un efecto refrescante y se recomienda cuando hace calor. Por su parte, el ghee diario (véase la pág. 114) es beneficioso todo el año y se conserva bien durante un mes a temperatura ambiente y hasta tres meses refrigerado.

Recuerda: tanto el ghee como el aceite de coco son las grasas que mejor toleran el calor (no se ponen rancios a altas temperaturas) y se utilizan en todos los platos horneados aquí propuestos. Otros aceites culinarios, como el de oliva y el de sésamo, pueden tolerar un calor moderado y son aceptables para cocinar en los fogones.

Cómo utilizar las listas de compra estacionales

Celebra los cambios de estación dedicando un poco de tiempo a «estacionalizar» la despensa, tal como adaptas tu vestuario a la época del año. En lugar de almacenar siempre las mismas provisiones, entusiásmate por los alimentos y sabores que no has probado recientemente. Concederte un tiempo para apreciar la variedad que nos aporta la naturaleza, nutrirá tus sentidos y tu alma.

Cada capítulo de recetas contiene una lista de la compra estacional diseñada para guiarte en la compra de alimentos que equilibren las cualidades que estén cambiando en tu cuerpo en esa época del año y mantengan tu alimentación agradablemente variada. Si utilizas la lista para abastecerte, estarás preparado para elaborar la mayor parta de las recetas de esa estación.

A medida que las cualidades del entorno comiencen a cambiar, ve eliminando gradualmente los alimentos que no aparecen en la lista de la nueva estación, gastando lo que tienes. Reserva un par de horas para preparar o comprar los artículos necesarios para la nueva estación y después regresa a casa para organizar la cocina. Cambia el contenido de los tarros de cristal, las variedades de legumbres, cereales, frutos secos y aceites almacenados, y prepara nuevas mezclas de sal y especias apropiadas para la estación. De este modo, estarás listo para elaborar las recetas sugeridas para la nueva estación, así como para equilibrar las cualidades de tu organismo por medio de la alimentación.

En las listas de compra encontrarás multitud de frutas y verduras frescas. ¡No las compres todas al mismo tiempo! Provéete de suficiente fruta y verdura para una semana: un par de variedades de frutas y verduras cada vez, teniendo en cuenta el número de personas para las que cocinas; en general, compra más verduras que frutas. Para facilitarte las cosas, intenta rotar las frutas y verduras que adquieres cada vez, a fin de probar todas las variedades. Compra solo la cantidad que necesites y consúmelas en unos pocos días o en el transcurso de una semana para asegurar su frescura y evitar que se estropeen. Como regla general, cuando veas algo con una pinta excelente, es probable que tu organismo desee comerlo. (No estamos hablando de *brownies*). Compra una nueva ver-

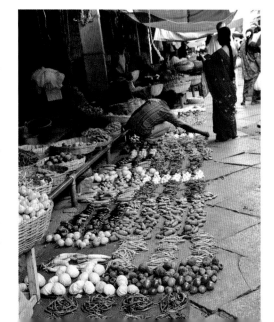

dura que te atraiga y pruébala en una de las recetas. Cada vez que experimentas con un nuevo producto, expandes tus habilidades culinarias.

Recuerda: las recetas de uso diario están diseñadas para ayudarte a preparar comidas simples con los ingredientes básicos que sueles tener a mano. Si no consigues rotar la despensa coincidiendo con el cambio de estación, no pasa nada, ¡continúa cocinando!

Las dosis de las recetas

Cuanto más complicada sea una receta, mayor cantidad se prepara. La explicación es sencilla: si te lleva mucho tiempo cocinar un plato, probablemente querrás disfrutarlo durante más tiempo. La mayor parte de las propuestas de este libro son recetas sencillas para dos personas, mientras que las sopas y los guisos que requieren una cocción a fuego lento son para cuatro personas. (Nota: Podrían ser cuatro cuencos pequeños si la sopa es un acompañamiento, o bien dos cuencos grandes si se trata del plato principal). En lugar de enseñarte a elaborar platos sofisticados y grandes cantidades de comida que te obliguen a comer restos a menudo, aquí te proponemos cocinar más frecuentemente y de una forma más simple. Una mayor cantidad de alimentos frescos equivale a una salud más vibrante.

Si cocinas para ti solo, puedes comerte la mitad del plato que hayas preparado y guardar la otra mitad para la siguiente comida del día o para llevártela al trabajo. Si cocinas para dos, dobla las cantidades de la receta a fin de poder disponer de una comida para llevar para cada uno.

Cocinar para toda la familia

Si cocinas para tu familia, deberás doblar o triplicar las cantidades de casi todas las recetas. Sin embargo, uno de los encantos de este libro es que te muestra lo sencillo que resulta cocinar algo solo para ti. Es posible que tu cuerpo no te pida un filete con patatas fritas o la hamburguesa con queso típicas de los menús familiares estadounidenses. Así pues, podrías cocer parcialmente algunas verduras de hoja verde y procesar la mitad con una batidora de mano para convertirla en una sencilla sopa verde individual (crema verde depurativa diaria, pág. 102), y servir la otra mitad de las verduras como guarnición para el resto de la familia. También puedes enriquecer la sopa con un poco de carne y reducir la ración de patatas. Uno de los propósitos del presente libro es enseñarte a mantenerte fiel a tus necesidades sin sentirte abrumado al tener que cocinar varios platos a la vez.

Con objeto de personalizar las recetas propuestas, los miembros de la familia pueden añadir sus propios complementos a cada menú básico. Para desayunar, por ejemplo, puedes servir cereales cremosos diarios (pág. 78) cocinados con un poco menos de agua de lo indicado y añadir leche de vaca para una persona y de almendras para otra; o bien puedes preparar una ensalada al vapor diaria (pág. 88) para cenar y ofrecer dos o tres aliños distintos y diferentes *toppings* para elegir: un comensal podría tomar carne y otro semillas tostadas.

Notas para el chef de la familia:

- Dejar a mano los botes de mezclas de especias invita a cada comensal a especiar el plato según sus preferencias.
- Conviene disponer de un tarro con ghee o aceite de coco con una cucharita limpia para quienes deseen añadir más aceite a la comida.
- En la mayor parte de los hogares indios cuentan con una olla a presión. Si estás interesado en usarla, has de saber que constituye una forma rápida de obtener legumbres y verduras blanditas. Según el Ayurveda, este método de cocción es el mejor modo de asegurar la digestibilidad de los alimentos duros y secos. La cocción lenta es otra técnica que, si bien requiere una mayor planificación, también ablanda estupendamente los alimentos.
- Dado que los niños necesitan el sabor dulce, cocinar con ingredientes naturales que endulcen los platos acostumbrará a sus papilas gustativas a no necesitar azúcar blanca. Los dátiles o las pasas añadidas al kichari diario (pág. 94) te garantizarán el éxito.
- Elabora nuevas remesas de *chutneys*, salsas y cremas de untar cada semana. Si algún comensal no muestra interés por la comida recién servida, quizá cambie de idea añadiendo *chutney* de mango por encima.
- Los niños están en fase de desarrollo y necesitan una mayor cantidad de alimentos densos como productos lácteos, huevos, boniatos y cremas de frutos secos. Las recetas de *muffins* propuestas pueden ser tu salvación y se transportan bien. No les reveles su nombre, pero el tónico rejuvenecedor invernal (véase la pág. 265) también resulta muy nutritivo para los niños y estabiliza su energía tras un día en el colegio.
- Los niños en edad de crecimiento necesitan comer con mayor frecuencia dosis más reducidas; aunque tus hijos coman cinco veces al día, en tu caso, trata de mantener las tres comidas diarias.

Adaptar las recetas a las variaciones climáticas

Dedica un momento a revisar la tabla «los diez constructores y sus opuestos» (véase la pág. 14). Es importante tratar de detectar estas cualidades al observar tus sensaciones diarias y buscar algún síntoma temprano de desequilibrio. Una vez que entiendas cómo las recetas utilizan los ingredientes para equilibrar los atributos de cada estación, puedes modificar los platos para equilibrar las cualidades predominantes en tu organismo. En caso de duda, escoge los alimentos neutrales sugeridos en las recetas de uso diario.

Las siguientes propiedades forman la base de los capítulos dedicados a las recetas estacionales.

PRIMAVERA: pesada, oleosa/húmeda, lenta, turbia, estable.

VERANO: caliente, agudo/brillante, oleoso/húmedo.

OTOÑO: fresco, ligero, seco, áspero, móvil (ventoso), claro.

INVIERNO: fresco, muy seco, ligero, áspero, móvil, duro, claro.

TU AMBIENTE INTERIOR

Recuerda: si pasas mucho tiempo en espacios interiores, habrás de tener en cuenta el ambiente interior, que puede ser invariable durante todo el año. Tanto el aire acondicionado como la calefacción son sumamente secos. Algunos lugares de trabajo, como los edificios de oficinas y las tiendas, pueden mantenerse a una temperatura muy baja, de modo que habrás de tenerlo presente a la hora de planificar tu menú los días laborables.

En primavera son adecuados los alimentos que sequen y calienten para ablandar los residuos del invierno, y han de llevar muy poca sal. Si en tu zona la primavera suele ser menos húmeda y fresca que una primavera típica, puedes añadir un poco más de sal y aceite a las recetas.

Los alimentos de verano han de ser refrescantes y llevar poco aceite. Si en tu zona el verano es seco, en lugar de húmedo, puedes añadir más grasas y aceites a las recetas.

En las recetas de otoño destacan los alimentos cocinados servidos calientes, evitando ingredientes de propiedades *sumamente* caloríficas como las guindillas. Los alimentos serán constructores, estabilizadores, oleosos y profundamente nutritivos con objeto de preparar el organismo para el largo invierno. Si el invierno en tu zona no es tan largo como en los climas fríos, consume alimentos constructores durante menos tiempo. Con una temporada de cultivo más prolongada, también podrás disfrutar de añadir más verduras frescas a las recetas.

Las recetas de invierno contienen alimentos ligeramente caloríficos, caldosos y oleosos con un toque picante, servidos calientes. Si en tu zona el invierno no es muy seco ni frío —por ejemplo, si vives en un clima donde llueve durante todo el invierno— podrías consumir las recetas invernales por sus efectos caloríficos pero con menos aceites y grasas; en este caso, conviene que reduzcas igualmente los sabores ácidos y salados, ya que promueven la retención de líquidos.

Comprender el clima interno

En realidad, has de considerar dos variables a la hora de seleccionar los alimentos: el tiempo atmosférico y, más importante aún, el ambiente interno. Cada organismo constituye una composición única de los cinco elementos. Es posible, por ejemplo, nacer con una propensión a sentir frío y sequedad, incluso en estaciones que presenten atributos calientes y húmedos.

Durante los meses cálidos, un individuo friolero podría sentirse más fuerte e integrado y relajarse un poco en lo concerniente a mantenerse caliente e hidratado, pero decididamente *no* necesita enfatizar los alimentos refrescantes y secos en ningún momento del año. Es probable que tenga los pies y las manos fríos casi todo el tiempo. Cuando hace calor, puede permitirse tomar más a menudo sus alimentos favoritos fríos y secos si le apetece. Posiblemente, un consumo excesivo de las recetas de primavera le produzca malestar y le cause sequedad cutánea o gases; la adición de alguna grasa o aceite saludable le ayudará a mitigar estos problemas.

Otra persona podría experimentar un ambiente interno cálido manifestado como acidez de estómago o una sensación de calor incluso en invierno. Tal vez el calor interno se intensifique en verano; en este caso, es recomendable reducir la ingesta de sustancias agudas tales como el té y el café, y enfocarse en bebidas veraniegas, así como disfrutar de condimentos refrescantes como el *chutney* de menta y cilantro durante todo el año.

Una tercera persona podría engordar fácilmente en cualquier época del año, especialmente en invierno. Aunque las propiedades externas sean ligeras y secas en invierno, este organismo mantiene cualidades pesadas y oleosas en su interior y puede que la alimentación invernal le resulte demasiado sustanciosa. Potenciar algunos de los cereales y verduras astringentes del capítulo dedicado a la primavera le ayudará a aligerar las recetas de invierno.

Lo cierto es que comer de forma sencilla, dándote cuenta de cómo te sientan diferentes alimentos o qué cualidades presentan (¿confortablemente caliente?, ¿agravado?, ¿pesado después de comer? o ¿energizado?) te ayuda a entender el modo de modificar las recetas teniendo en cuenta tu clima interno.

TRES CASOS PRÁCTICOS SOBRE EL CLIMA INTERNO

Hay quienes detestan lo caliente

A Cindy le desagrada el típico día veraniego de calor húmedo. Su piel sonrosada tiende a enrojecerse cuando se acalora, es propensa a eructar y la comida picante suele producirle acidez. También ha observado que suele aparecerle acné antes de la menstruación, especialmente cuando se bebe un café con hielo por las tardes y cuando se toma un cóctel después del trabajo. Cuando está estresada en la oficina, a veces tiene que ir al baño corriendo después de comer. No es de extrañar que su época favorita del año sea el invierno y el frío le haga sentirse energética.

La predilección natural de Cindy por el invierno y su tendencia al sobrecalentamiento, la acidez de estómago, el acné y las digestiones rápidas sugieren un ambiente interno cálido. Es probable que estas tendencias se le acentúen con un tiempo húmedo, cuando prevalecen propiedades agudas, oleosas y calientes. Consumir recetas veraniegas le aliviará los síntomas de calor interno en cualquier época del año. Tal vez Cindy disfrute de la comida picante alguna vez cuando haga frío, pero es lo suficientemente sabia como para no hacerlo en verano. Le encanta tomar «limanada» con cardamomo y aliñar las comidas con *chutney* de menta y cilantro durante todo el año. Aunque le gusta el café, conoce bien los síntomas que le indican que está bebiendo demasiado —le aumenta la acidez y tiene hambre—, de modo que procura no tomarlo con el estómago vacío.

Una piel pegajosa

Frank está siempre tratando de adelgazar. Parece que cuando se come un pastel (siempre tiene ganas de uno, sobre todo cuando no está inmerso en un programa de ejercicios), no lo quema. Una vez comienza a hacer ejercicio, dispone de una gran resistencia, pero si no lo hace por la mañana, se siente flojo y con falta de motivación durante todo el día. Su piel suele resultar pegajosa y fresca al tacto, aunque él no sienta frío. La época del año que menos le gusta es la primavera, ya que se siente congestionado y no consigue distinguir los sabores. El tiempo cálido y seco hace que se sienta más ligero y con mayor disposición a salir.

Su aversión natural al tiempo húmedo y su tendencia a engordar y congestionarse sugieren un ambiente interno húmedo y frío. Si bien parece intensificarse a finales de invierno y primavera, su congestión también puede ser consecuencia de haber cenado demasiado o haberse comido un helado de cucurucho en cualquier época del año. Si Frank opta por las recetas ligeras y secas del capítulo dedicado a la primavera cada vez que se sienta perezoso o congestionado, podrá aliviar esos síntomas propios de un entorno interno húmedo. Aunque le encanta la receta otoñal de *muffins* de calabaza de invierno y arándanos rojos durante todo el año, ha aprendido a desayunar con recetas de primavera como la sopa de desayuno pho o el trigo sarraceno con frutos del bosque en los días fríos y lluviosos o siempre que se siente pesado por la mañana.

¡Qué frío!

Phyllis siempre tiene frío; no puede salir sin un jersey en el bolso. Si bebe agua con hielo en un restaurante y se toma solamente un ensalada, tendrá problemas para entrar en calor. Es posible que pida sopa para comer aunque haga calor, pero sin legumbres, ya que le producen gases. Suele pasarlo francamente mal en invierno, pues se le seca la piel y sufre de estreñimiento. Es feliz tomándose un baño caliente o de vacaciones en los trópicos.

El gusto de Phyllis por los baños y sopas calientes sugiere un ambiente interno frío. Es probable que se sienta mejor tomando recetas de otoño e invierno la mayor parte del tiempo. Las cualidades húmedas y estabilizadoras de estos alimentos la reconfortarán y le aportarán calor. Ha aprendido a esperar a que haga calor para disfrutar de una ensalada, e incluso entonces se asegura de consumir alimentos crudos con moderación, ya que esto la ayuda a reducir la flatulencia y la hinchazón.

Te recomiendo utilizar a menudo la tabla «síntomas y señales estacionales» para revisar los signos de desequilibrio y las cualidades prevalentes en cada caso. Esto te ayudará a reconocer qué propiedades necesitan equilibrarse y a determinar si se corresponden con la estación actual o están presentes solamente en tu cuerpo.

SEÑALES Y SÍNTOMAS ESTACIONALES		
ESTACIÓN	CUALIDADES DE LA ESTACIÓN	SÍNTOMAS Y SEÑALES DE DESEQUILIBRIO
PRIMAVERA	Fresca, pesada, oleosa (húmeda), lenta, turbia, estable.	Congestión, alergias, aumento de peso, retención de líquidos, aletargamiento, tristeza.
VERANO	Caliente, agudo (brillante), oleoso (húmedo).	Indigestión ácida, reflujo, heces sueltas, granos, sarpullido, hinchazón, irritabilidad, dolores de cabeza.
OTOÑO	Fresco, ligero, seco, áspero, móvil (ventoso), claro, voluble, la primera parte es también caliente.	Gases e hinchazón, estreñimiento, sequedad de piel y cuero cabelludo, sarpullido con picor o quemazón, pies y manos frías, insomnio, ansiedad.
INVIERNO	Frío, muy seco, ligero, áspero, móvil, duro, claro.	Estreñimiento, sequedad de piel y cuero cabelludo, manos y pies fríos, ansiedad, fatiga.

LA VIDA URBANA

El predominio de luces y sonidos (incluso por la noche), las carteleras y demás anuncios, la vibración de los dispositivos electrónicos, el movimiento de los coches… Todos estos elementos del entorno urbano aumentan la cualidad móvil de la mente y la actividad de los órganos sensoriales. Pues bien, ambos efectos deben ser equilibrados. Al margen de la estación, los habitantes de las ciudades han de potenciar las propiedades estables, densas, lentas y suaves. Por ejemplo, la meditación, el masaje con aceite o el yoga suave ayudan a cultivar estas cualidades, así como buscar el contacto con el mundo natural (la hierba, las hojas, las flores, incluso una mascota) y concederse unos instantes para sentir su suave textura sobre la piel.

Llévatelo de viaje: consejos para viajar

Cuando viajes a un destino con un clima diferente al de tu lugar de residencia, al cabo de dos o tres días notarás el modo en que te afectan los atributos del nuevo clima. Si de pronto te hallas rodeado de una humedad a la que no estás acostumbrado, la percibirás especialmente húmeda y cálida, y sentirás la necesidad de cualidades secas y refrescantes. Prepárate para cambiar tu alimentación durante tu estancia, del mismo modo en que lo harías con una nueva estación. También, ten presente que las propiedades del viaje aéreo son increíblemente secas y ligeras. Si te desplazas en avión, asegúrate de consumir alimentos calientes y húmedos e hidrata la piel con aceite a tu llegada: estas sencillas medidas equilibrarán los efectos del viaje.

No hay razón para que te saltes la rutina de alimentación ayurvédica cuando viajes. De nuevo, la clave es prepararte. Tendrás problemas si no dispones de aceite para masaje y te olvidas del termo. Tener un kit de viaje listo en una bolsa de plástico transparente para vuelos te ayudará a mantener la rutina de viaje. Debería incluir:

- Un raspador de lengua (véase la pág. 274).
- Una botella de plástico hermética de 90 ml (3 oz) con aceite de masaje. Antes del viaje, no olvides poner unas gotitas dentro de la nariz, inspirando profundamente, o bien adquiere un aceite de nasya para tu kit de viaje (véase la pág. 277). Una ducha y un masaje de aceite (*abhyanga*) a la llegada obrarán maravillas para equilibrar los efectos secantes de volar (véase la pág. 278).
- Hidrosol de rosas. Si se te secan los ojos, pulverízalos o rocíalos con ello.
- Bolsitas de infusión de jengibre. No tomes bebidas heladas ni alcohol durante el vuelo; pide agua caliente para hacerte una infusión.
- Triphala, si tienes propensión al estreñimiento (véase el recuadro de la izquierda).

Mete un termo, o bien una botella de vidrio o acero inoxidable en la maleta. Si viajas en avión, pídele al auxiliar de vuelo agua caliente para llenar la botella.

En ocasiones, resulta complicado encontrar alimentos no procesados de viaje. La buena noticia es que seguir una alimenta-

---

TRIPHALA

Triphala significa «tres frutos». Se trata de una suave fórmula limpiadora compuesta por tres frutos secos: *amalaki*, *haritaki* y *bibhitaki*. Se encuentra disponible en numerosas tiendas de alimentación natural y es un remedio estupendo para establecer una regularidad intestinal durante los viajes y en épocas de estrés. Sus componentes reparan y alivian los órganos de digestión y eliminación, y contiene cinco de los seis sabores. Triphala suele ser apropiado para la mayor parte de los tipos corporales. Consulta con un médico ayurvédico acerca de la dosis y uso adecuados.

ción ayurvédica en casa mejora tu capacidad digestiva, de modo que si tienes que comer en una cafetería de forma esporádica, tu fuego digestivo se pondrá a trabajar. De todas formas, si consumes alimentos procesados todas las noches, podrías acabar experimentando señales de desequilibrio, tales como hinchazón, gases, acidez o una evacuación irregular. Cuando comas en un restaurante, pide agua caliente con limón o una infusión de menta para beber; céntrate en tomar platos de cereales y verduras asadas o al vapor; y solicita aceite de oliva y rodajas de limón o vinagre balsámico para aliñar las ensaladas. Recuerda: puedes elegir lo que introduces en tu cuerpo, incluso en un restaurante y si pides un plato de verduras, siempre podrán servirte algo.

Ahora es el momento

Integrar la alimentación, las prácticas de estilo de vida y la sabiduría ayurvédicas en tu vida puede llevarte algún tiempo. Es más agradable —y eficaz— empezar con algo simple; ten presente que los pequeños cambios son los que perduran. Así que, amigo lector, empecemos a cocinar. Sigue leyendo y comienza a cambiar tu vida, receta a receta.

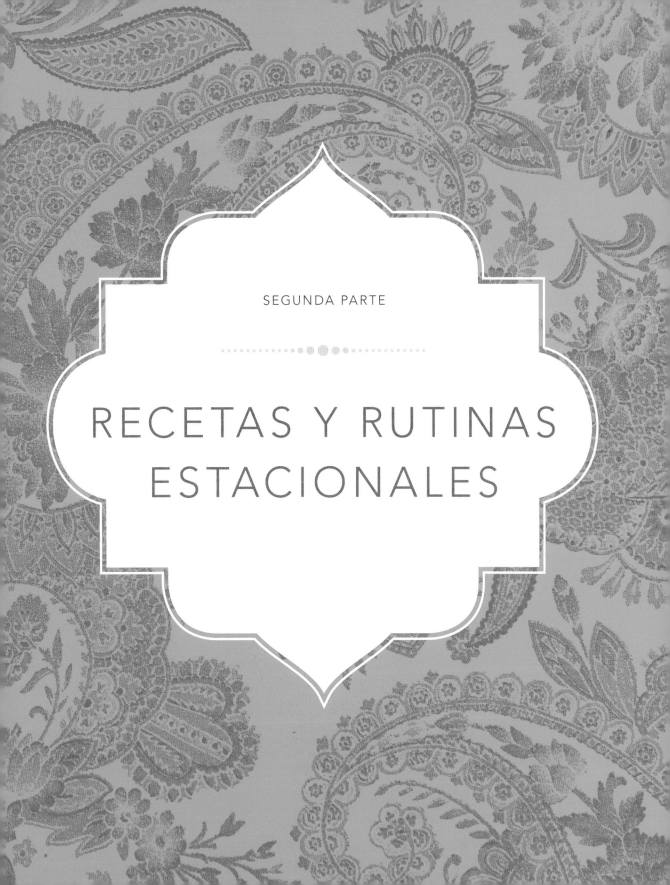

SEGUNDA PARTE

RECETAS Y RUTINAS ESTACIONALES

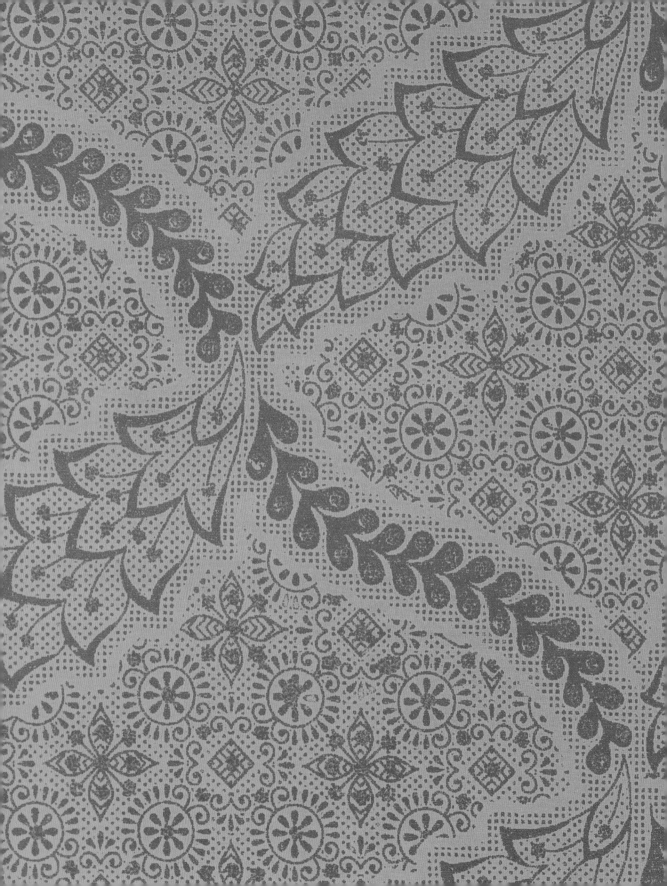

CAPÍTULO 4

Recetas de uso diario

PLATOS BÁSICOS PARA COCINAR DURANTE TODO EL AÑO

Con objeto de iniciarte en la cocina ayurvédica, este capítulo te ofrece una selección básica y equilibrada de recetas que resultan apropiadas todo el año. Estos platos te ayudarán a mantener un estado de bienestar, potenciado por los alimentos que prepares. Las recetas de uso diario constituyen una base completa y pueden modificarse con diferentes mezclas de especias adaptadas a las propiedades cambiantes del tiempo y al apetito. Si llegas a dominar estas recetas básicas y versátiles, estarás bien encaminado para elaborar más comida casera, aprender a ser rápido y creativo, y sentirte satisfecho trabajando en la cocina. Además, notarás una mejoría en tu salud y en la calidad de la digestión.

¿En qué consisten las recetas diarias?

- Son recetas neutrales (no enfrían ni calientan), se sirven calentitas y están elaboradas únicamente con alimentos integrales, no procesados.
- Ninguna de ellas contiene una larga lista de ingredientes ni requiere mucho tiempo de preparación.

Cada uno de estos platos es tan relevante en la cocina ayurvédica –o tan práctico– que merece la pena aprender a prepararlos todos.

¿Qué es un complemento?

Un complemento es una adición opcional al menú que aporta uno o más de los seis sabores y sus propiedades beneficiosas a la comida. La mayor parte de las recetas de uso diario son básicas y de sabor neutral. Los complementos te ofrecen la oportunidad de ir rotando diferentes alimentos y sabores siguiendo el ritmo de las estaciones. Por ejemplo, los cereales cremosos diarios es una receta muy sencilla que, como todos los platos de cereales, proporciona las cualidades constructoras y estabilizadoras del sabor dulce. Con un tiempo húmedo, sin embargo, podrías añadir la propiedad seca del sabor astringente, añadiendo pasas. Cuando hace frío, podrías aumentar las cualidades húmedas y densas agregando dátiles y una cucharadita de ghee, equilibrando la densidad con un poco de jengibre en polvo. Usadas de esta forma, las recetas diarias se convierten en una referencia y, al ser tan versátiles, tus platos no te resultarán aburridos.

Por otro lado, los complementos pueden enriquecer un plato sencillo sin crear combinaciones de alimentos indigestas. Por ejemplo, si un cuenco de avena para desayunar no te proporciona suficiente energía como para poder aguantar sin picar nada hasta la comida, tal vez sea necesario añadir algún ingrediente extra, como unas nueces, o bien un huevo escalfado (pero no ambos). Escoge uno o más de los complementos enumerados para cada estación, fijándote en cuáles no deben mezclarse en una misma comida. Las comidas sencillas te mantienen en pie durante más tiempo, son fáciles de digerir, y te aportan una energía limpia hasta la siguiente comida.

Guía de alimentos diarios

ALIMENTOS CONVENIENTES DURANTE TODO EL AÑO

- Los alimentos y las especias neutrales; los cereales, legumbres y verduras cocinados.
- La comida caliente.

- Las verduras verdes de temporada: si es verde y de estación, cómetela. La col crespa y la col berza se cultivan incluso durante el invierno en algunas zonas.
- Las frutas neutrales, frescas y maduras, como manzanas y peras (cocinadas en tiempo frío).
- Las judías mungo y el arroz basmati, la combinación más fácil y digestiva para cualquier estación.
- Las semillas de girasol, chía, cáñamo, sésamo y lino.
- El ghee y el aceite de coco para cocinar y hornear.
- Cantidades moderadas de especias neutras como el perejil, el cilantro, el comino, el hinojo, la canela, el cardamomo, el jengibre y la cúrcuma.
- Las algas como la kombu y la dulse.
- La leche de almendras casera y las almendras crudas remojadas.
- El yogur fresco diluido con agua (lassi).

ALIMENTOS QUE DEBEN REDUCIRSE DURANTE TODO EL AÑO

- La cafeína, especialmente el café (si lo consumes, que sea ecológico).
- El azúcar blanco.
- Las bebidas alcohólicas.
- Las solanáceas: tomate crudo, berenjena, pimientos, especialmente verdes, patatas blancas.
- El ajo y la cebolla (limítalos a una o dos veces por semana).
- Las comidas y bebidas frías.
- Los alimentos fermentados, especialmente los industriales o añejos: los encurtidos, el kombucha, los quesos curados y el kimchi. Úsalos con moderación como condimento.

Pautas generales de estilo de vida para todo el año

Puede que te lleve un tiempo incorporar las siguientes prácticas diarias (dinacharya) en tu vida; en todo caso, no tienes que implementar todos estos cambios a la vez. A medida que vayas introduciendo uno por uno observa cómo estos nuevos hábitos aumentan la vitalidad y productividad en tu vida diaria. Descubrirás que algunos son más importantes para ti que otros; pues bien, resulta más práctico mantener esos que tratar de seguirlos todos.

- Ráspate la lengua a primera hora de la mañana, antes de comer o beber cualquier cosa (véase la pág. 274).
- Enjuágate los ojos una cuantas veces con agua fría (véase la pág. 276).
- En lugar de ir directo hacia la cafetera, comienza el día con una bebida matutina fácil (véase la pág. 104), cuya preparación te llevará igual o menos tiempo que un café o un té que contenga cafeína.

- Hidrata la piel con un aceite neutral, como el de almendras, girasol o cártamo (véase la pág. 278).
- Acuéstate sobre las 10 p. m. y levántate con la salida del sol.
- Reduce el tiempo que pasas frente a una pantalla (TV, teléfono móvil, ordenador) tras despertarte y después de las 9 p. m.
- Realiza ejercicio moderado casi todos los días entre treinta y cuarenta cinco minutos hasta que comiences a sudar; a continuación, refréscate.
- Camina al aire libre todos los días.
- Evita beber agua media hora antes de las comidas y espera a hacerlo al menos una hora después de comer.
- Bebe alrededor de 180 ml (6 oz) de infusión de jengibre, tulsi o hinojo después de las comidas.
- Come solamente cuando tengas hambre; reduce el picoteo.

LISTA DE LA COMPRA DE PLATOS BÁSICOS DE USO DIARIO

Para consultar las sugerencias sobre las cantidades recomendadas, véase «Organizar la despensa y el especiero» en el capítulo 3 (pág. 55). Véase, asimismo, la sección «Recursos» en la pág. 306.

LISTA DE LA COMPRA DIARIA

VERDURAS
Remolacha
Zanahoria
Col berza
Col crespa
Perejil fresco
Acelgas

FRUTAS
Manzanas de
  temporada
Limones
Peras de
  temporada

CEREALES
Arroz basmati
  blanco

LEGUMBRES
Judías mungo
  verdes
Judías mungo
  amarillas
  partidas

GRASAS
Almendras
  crudas
Mantequilla
  sin sal (para
  elaborar ghee)

Semillas de chía
Aceite de coco
Aceite de lino
Semillas de lino
Semillas de
  cáñamo
Aceite de oliva
Semillas de
  girasol
Yogur fresco de
  leche entera

ESPECIAS
Cardamomo en
  polvo
Cúrcuma
Canela en polvo

Semillas de
  cilantro
Semillas de
  comino
Semillas de
  hinojo
Jengibre en
  polvo
Jengibre fresco
Sal rosa
Sal marina

EXTRAS
Infusión de
  jengibre
Miel cruda
  (excepto en

verano, véase la
  pág. 121)
Raspador de
  lengua de
  cobre o acero
  inoxidable
Infusión de tulsi
Caldo vegetal (si
  no es posible
  casero, utiliza
  uno envasado,
  tamari, salsa de
  soja alternativa,
  cubitos de
  caldo, o
  pasta vegetal
  concentrada)

Comprender las recetas diarias

Las recetas de uso diario propuestas a continuación incluyen recuadros que muestran sustitutos y complementos estacionales. Estas variaciones incorporarán las siguientes cualidades para equilibrar cada estación.

CUALIDADES ESTACIONALES CLAVE			
PRIMAVERA	VERANO	OTOÑO	INVIERNO
Caliente, ligera, seca.	Refrescante, seca, ligera.	Estabilizadora, húmeda, blanda, ligeramente oleosa.	Caliente, estabilizadora, húmeda, oleosa.

¿POR QUÉ COMPRAR PRODUCTOS ECOLÓGICOS?

Por tu cuerpo

En general, las frutas y verduras de piel blanda como los frutos del bosque, las uvas, las manzanas, los melocotones y los tomates tienen la máxima probabilidad de contener elevados niveles de residuos químicos que no desaparecen tras el lavado. Estas sustancias pueden ir depositándose en tu organismo con el paso del tiempo y alterar su inteligencia natural, favoreciendo la acumulación de ama, la causa subyacente de todas las enfermedades.

Por todos

Las elecciones que haces en tus compras tienen consecuencias de gran alcance. Apoyar la producción ecológica asegura que tus alimentos se obtengan de un modo respetuoso con la tierra, tu cuerpo, los agricultores y sus comunidades. Si estás indeciso, anímate a consumir estos alimentos: simplemente hazlo. ¡Todo lo que ahorres al preparar más comida casera estará bien gastado en una alimentación ecológica!

Para los presupuestos ajustados

El Environmental Working Group (Grupo de trabajo medioambiental) publica listas anuales de alimentos convencionales (no ecológicos) que presentan niveles máximos y mínimos de restos de pesticidas después del lavado. Si en ocasiones tienes que apretarte el cinturón, consulta las listas «la docena sucia» y «la quincena limpia» del EWG y trata de que los alimentos que consumas de la primera procedan de la agricultura ecológica (véase «Recursos» en la pág. 306).

¿POR QUÉ JUDÍAS MUNGO?

La judía mungo es un alimento muy apreciado en el Ayurveda. Los textos clásicos señalan que es ligera, beneficiosa para todos los tipos corporales, depurativa y de fácil digestión. Puedes usarla en tres variedades: germinada, pelada sin piel y entera. Para saber más acerca de cómo germinarla consulta la receta del dal de germinados de judía mungo con yogur en la pág. 248. Yo suelo tomar dal de esta legumbre dos o tres veces por semana en una de las tres formas mencionadas, alternando entre platos verdes, amarillos, cremosos o crujientes. Echa un vistazo al glosario fotográfico (pág. 293) para que puedas identificar la versión completa y la partida.

Cereales cremosos diarios

Salen 2 raciones

Con solamente una batidora de mano y un poco de leche de almendras puedes convertir unos simples cereales en un desayuno especial y nutritivo. Al ir variando los granos que emplees en cada estación, puedes modificar las propiedades con las que empiezas el día y seguir disfrutando de un desayuno rápido y calentito. Esta receta constituye una magnífica forma de utilizar un cereal que te haya sobrado de otra comida. Para inspirarte, echa un vistazo a las recetas de trigo sarraceno con frutos del bosque (pág. 120) y desayuno cremoso de cebaba y coco con melocotón (pág. 163).

DESAYUNO

2 tazas de cereales cocinados de tu elección

1 taza de leche de almendras o de agua

2-3 cucharadas de fruta seca (pasas, dátiles, arándanos secos) o semillas (girasol, lino, cáñamo)

2 cucharaditas de mezcla de especias dulces diaria

Combina el cereal cocinado, la leche o el agua, la fruta seca si la usaras, y la mezcla de especias en un cazo pequeño. Tapa y calienta la mezcla a fuego medio-bajo durante 5 minutos. Cuando empiece a humear, apaga el fuego y procésala con una batidora de mano hasta obtener la consistencia deseada —homogénea, o bien con algunos granos enteros para masticar—. No conviene batir demasiado para que no adquiera una textura gomosa.

Para servir la crema, viértela en un cuenco de desayuno. Si deseas añadir semillas en lugar de fruta seca, espárcelas por encima como adorno. No cocines las semillas de lino o cáñamo, ya que las grasas que contienen son sensibles al calor.

CEREALES CREMOSOS ESTACIONALES

Sigue las instrucciones anteriores sustituyendo los ingredientes por sus variantes estacionales.

RECETAS Y RUTINAS ESTACIONALES

MEDIDAS	PRIMAVERA	VERANO	OTOÑO	INVIERNO
2 tazas de cereales cocinados	Amaranto o centeno	Quinoa o cebada	Copos de avena o bulgur	Copos de avena o bulgur
1 taza de líquido	Agua	Agua	Leche de almendras	Leche de vaca
3 cucharadas de complementos	Uvas o ciruelas pasas troceadas o semillas de lino	Rodajas de melocotón, o bien arándanos con ½ cucharadita de semillas de hinojo molidas	Manzana rallada, albaricoque seco, o bien trocitos de almendra	Manzana rallada y/o dátiles troceados
1 cucharadita de grasa	No	No	Ghee o aceite de coco	Ghee
2 cucharaditas de mezcla de especias	No	No	Mezcla de especias dulces	Mezcla de especias dulces

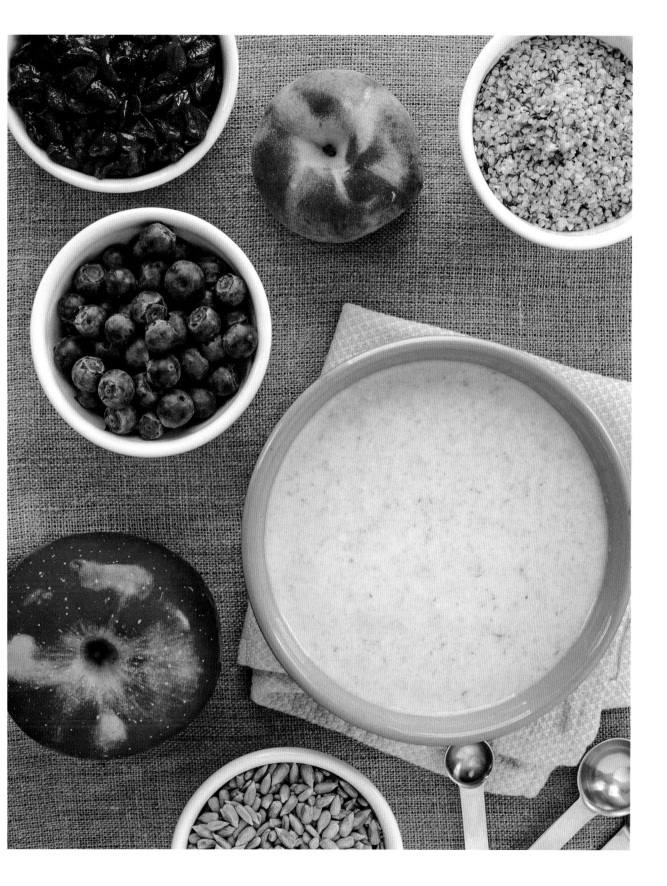

Pudin de chía diario

Salen 2 raciones

Si bien las semillas de chía no aparecen en las recetas ayurvédicas, ofrecen múltiples beneficios. Yo suelo tomarlas varias veces a la semana. La chía es un alimento húmedo y estabilizador que contiene grasas favorables, fibra y una propiedad lubricante: una combinación adecuada para poner remedio a una digestión débil. Desde una perspectiva ayurvédica, la profunda acción hidratante de las semillas de chía potencia *ojas*, la esencia que sustenta la vida (véase la pág. 31) y equilibra la naturaleza degenerativa de la sequedad al mantener húmedas las membranas internas, lo cual cobra especial importancia en las épocas más secas del año.

DESAYUNO

2 cucharadas de semillas de chía
1 taza de leche de almendras

COMPLEMENTOS
Añade uno o más de los siguientes ingredientes para realzar el sabor:
1-2 cucharaditas de sirope de arce
1 cucharadita de mezcla de especias dulces diaria
½ cucharadita de extracto de vainilla

Deja en remojo las semillas de chía en leche de almendras durante 5 minutos o más. Coloca las semillas, la leche de almendras y los complementos en el vaso mezclador de la batidora y procesa a velocidad alta durante 2 minutos. Cuanto más tiempo y más rápido, más ligera y homogénea será la textura.

Deja que la mezcla se espese durante unos minutos antes de servirla en cuencos.

AGÍTALA: puedes reducir a la mitad la cantidad de semillas de chía si deseas que esta receta se parezca menos a un pudin y más a un batido espeso. También puedes agitar la mezcla en un tarro sin usar la batidora; de este modo, obtendrás un pudin espeso estilo tapioca.

La planta de la estevia, autóctona de Sudamérica, posee hojas dulcísimas que se reducen por cocción para producir un extracto líquido, que puede encontrarse en la sección de suplementos de las tiendas de alimentación natural; endulza los alimentos y las bebidas sin aumentar sus calorías ni afectar los niveles de azúcar en sangre. Si bien un poco de estevia puede ayudar a reducir el uso de otros tipos de azúcar, no debes pasarte usándola en exceso o añadiéndola a todo. Demasiada estevia deja un regusto amargo y puede arruinar un plato fácilmente; por otro lado, si tus papilas gustativas se acostumbran a su intenso dulzor, dejarás de apreciar la sutil dulzura natural de las frutas, las verduras de raíz y los cereales. Recomiendo añadir entre tres y cuatro gotas de estevia por taza de líquido en una receta.

PÚDINES DE CHÍA ESTACIONALES

Sigue las instrucciones anteriores escogiendo ingredientes alternativos según las estaciones.

MEDIDAS	PRIMAVERA	VERANO	OTOÑO	INVIERNO
2 cucharadas de semillas de chía	✓	✓	✓	✓
1 taza de líquido	Zumo de pomelo	Agua de coco	Leche de almendras	Leche de almendras caliente
Edulcorante	1 cucharadita de miel, 3 ciruelas pasas en remojo o ¼ de cucharadita de extracto de estevia	1 cucharadita de azúcar de coco, 1 dátil troceado o ¼ de cucharadita de extracto de estevia	2 cucharaditas de sirope de arce, 2 dátiles troceados o 2 cucharaditas de azúcar de coco	½ cucharadita de melaza o 2 dátiles troceados
Especias	1 cucharadita de jengibre recién rallado	No	1 cucharadita de mezcla de especias dulces diaria	1 cucharadita de jengibre recién rallado
Otros complementos (opcional)	1 taza de frutos del bosque frescos	1 taza de arándanos, una ramita de menta fresca	½ taza de calabaza cocinada, 1 cucharadita de aceite de coco o coco rallado al gusto	½ taza de puré de boniato, 1 cucharada de crema de frutos secos, o bien 1 cucharada de anacardos remojados previamente

Véase la receta pudin de calabaza y chía (pág. 222) para conocer mi plato favorito de púdines estacionales.

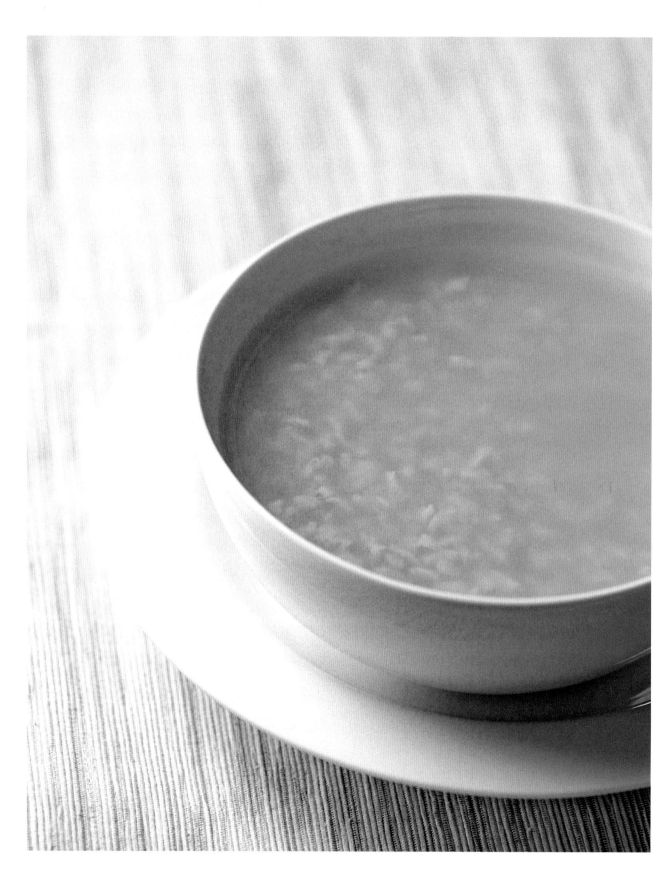

Kanjee diario

Salen 4 raciones

Kanjee, también escrito kanji, significa «gachas» y suele prepararse utilizando cereales autóctonos que varían en las diferentes regiones de la India. El kanjee es la receta curativa por excelencia y puede tomarse en cualquier comida del día. Tradicionalmente y, todavía en nuestros días, en las clínicas y hospitales ayurvédicos los médicos tratan las digestiones debilitadas alimentando al paciente con un kanjee cada vez más denso a medida que recobra la salud. A mí suele apetecerme tomarlo el día después de haber hecho una excepción culinaria y con un simple cuenco de estas gachas me recupero completamente. Si tomas este reconfortante alimento de forma regular, le das un respiro al sistema digestivo y reduces la posibilidad de experimentar síntomas y señales de desequilibrio. Para hacer un ayuno corto, separa los granos y bébete el líquido del kanjee a lo largo del día. Para un consumo diario, resulta una magnífica opción como desayuno sencillo o cena ligera, cambiando los cereales según la estación, si lo deseas.

· ● ● ● ·

1 taza de arroz basmati
integral bien lavado
8 tazas de agua
una pizca de sal, cúrcuma y
jengibre en polvo

Calienta el agua, la sal y las especias a fuego alto en una cacerola grande y lleva a ebullición. Añade el arroz; deja que el agua vuelva a hervir y baja el fuego. Tapa el arroz y déjalo cocinar durante 1 hora, hasta que los granos comiencen a partirse.

Sirve dos cucharones de kanjee en cada cuenco.

KANJEES ESTACIONALES

Sigue las instrucciones anteriores sustituyendo los ingredientes por sus variantes estacionales.

MEDIDAS	PRIMAVERA	VERANO	OTOÑO	INVIERNO
1 taza de cereal sin cocinar	Trigo sarraceno, cebada, centeno o mijo	Quinoa o cebada	Quinoa o cebada	Granos de trigo o avena integrales
8 tazas de agua	✓	✓	✓	✓
Especias	½ cucharadita de jengibre recién rallado y ½ cucharadita de semillas de alholva	1 cucharadita de semillas de hinojo	2 cucharaditas de mezcla de especias dulces diaria (opcional)	Una pizca de comino y cardamomo en polvo
Frutas secas	No	1 cucharada de pasas	No	2 dátiles troceados

Frittata diaria

Salen 4-6 raciones

Esta receta es una versión de los clásicos huevos al plato, aunque no contiene queso, ya que la combinación de huevos y productos lácteos se considera demasiado fuerte en el Ayurveda. El queso de cabra, sin embargo, posee cualidades más ligeras y calientes y lo he incluido como un complemento para el tiempo frío y para quienes digieren sin problema los alimentos complejos. Las personas aquejadas de acidez de estómago o en cuyo organismo predominen cualidades densas y pesadas pueden usar solo las claras. Para preparar una frittata más pequeña, reduce tanto las cantidades como el tiempo de preparación a la mitad y cocínala en una sartén de entre 15 y 20 cm (6 a 8 in).

2 tazas de verduras picadas (especialmente de hoja verde intenso, o bien alguna de las opciones estacionales propuestas en la tabla de abajo)

2 cucharaditas de ghee

8 huevos

½ taza de leche de almendras diaria (o caldo vegetal)

½ cucharadita de sal

¼ de cucharadita de pimienta negra

½ cucharadita de cúrcuma en polvo

Coloca las verduras junto con 1 cucharada de agua en una sartén, tápalas bien, y saltea a fuego medio durante 7-10 minutos hasta que estén tiernas. Desecha el agua sobrante: cuanto menos aguadas estén, más rápida se preparará la fritatta. Funde el ghee en una sartén de entre 20 y 25 cm (8 a 10 in) a fuego medio (las sartenes de hierro fundido son magníficas para esta receta). En un cuenco, bate enérgicamente los huevos, la leche vegetal o caldo, la sal, la pimienta y la cúrcuma con un tenedor durante 1-2 minutos. Vierte la mezcla en la sartén caliente. Distribuye las verduras por igual y cocina a fuego medio durante 8-10 minutos hasta que esté casi hecha. Para comprobarlo, haz un pequeño corte en el centro; si ya queda poco, fluirá una pequeña cantidad de huevo no cocinado por la hendidura. Tapa de nuevo y cocina durante 5-7 minutos más, o hasta que los huevos hayan cuajado por completo.

Para servirla, divídela en porciones directamente en la sartén, o bien vuélcala entera sobre un plato. Esta receta se combina bien con verduras de hoja verde al vapor o con la crema verde depurativa (véase la pág. 102).

LOS HUEVOS Y EL AYURVEDA

Tradicionalmente, los huevos suelen cocinarse con una pizca de cúrcuma y pimienta negra para facilitar la digestión de la potente yema. Unos huevos al plato calentitos son preferibles a un huevo duro frío o un huevo frito con abundante aceite. En general, el Ayurveda tradicional considera que los huevos aumentan el calor y favorecen la excitabilidad; por ello, no recomiendan su consumo diario; pueden tomarse de una a cuatro veces por semana, dependiendo del calor de los entornos interno y externo. (¿Qué significa esto? Consulta «Comprender el clima interno» en la pág. 65).

FRITTATAS ESTACIONALES

Adapta la frittata diaria a cada estación con alguna de las combinaciones de verduras enumeradas abajo. Ten en cuenta que la espinaca y la rúcula no necesitan cocinarse. Simplemente añade la hoja verde troceada a la mezcla antes de verterla en la sartén.

MEDIDAS	PRIMAVERA	VERANO	OTOÑO	INVIERNO
2 tazas de verduras troceadas	Coles de Bruselas, brotes de helecho, espárragos, corazones de alcachofa, brécol, rúcula, espinacas	Brécol, calabaza de verano, calabacines, coliflor	Zanahorias, coles de Bruselas, col crespa, espinacas	Zanahorias, col crespa, col berza, acelgas
2 cucharaditas de ghee	✓	✓	✓	✓
8 huevos	✓	✓	✓	✓
½ taza de leche	Soja o caldo vegetal	Soja o caldo vegetal	Vaca o caldo vegetal	Vaca o caldo vegetal
½ cucharadita de sal	✓	✓	✓	✓
¼ de cucharadita de pimienta negra	✓	✓	✓	✓
½ cucharadita de cúrcuma	✓	✓	✓	✓
Extras		Corona con 55 g (2 oz) de queso de cabra desmenuzado después de que los huevos hayan empezado a cuajar		Añade a las verduras: ¼ de taza de rodajas de aceitunas y ¼ de taza de tomate troceado (para aportar colorido)

Crema de verduras diaria

Salen 2 raciones

Las cremas de verduras son húmedas, estabilizadoras, suaves y homogéneas. Estas propiedades equilibran la vibración errática de un horario apretado. Una simple crema de verduras –preparada con o sin los tradicionales productos lácteos– te aporta energía para una larga jornada.

Si sigues las listas de compra estacionales del libro, dispondrás de unas cuantas bases para cremas. Aprende la técnica básica descrita abajo y en poco tiempo contarás con un par de platos favoritos que harán que sigas disfrutando de tu comida casera.

ALMUERZO

4 tazas de agua o caldo vegetal

4 tazas de col crespa, col berza, acelgas y/o zanahorias troceadas

2 cucharaditas de mezcla de especias saladas diaria o sal digestiva diaria

½ cucharadita de cúrcuma en polvo

1 trozo de 2,5 cm (1 in) de jengibre fresco pelado

2 cucharaditas de ghee

1 taza de leche de almendras

Lleva a ebullición el agua o caldo a fuego alto en una cacerola mediana. Añade las verduras, la mezcla de especias o la sal, la cúrcuma y el jengibre, baja el fuego y cocina con la tapa puesta durante alrededor de 10 minutos. Cuanto más se cocine, más cremosa será la textura; en cambio, un menor tiempo de cocción aportará a la crema una textura más espesa y las verduras estarán más al dente. Las hojas verdes frescas como la espinaca baby se arrugan en muy poco tiempo, mientras que en el caso de verduras más resistentes, como el apio y las zanahorias, recomiendo la cocción completa de 10 minutos o más. Si te gusta una sopa muy cremosa, cocina todas las verduras durante cinco minutos más.

Traslada las verduras junto con el agua de cocción a un vaso mezclador. Añade el ghee y la leche de almendras –esta última enfriará la mezcla para evitar que la batidora se caliente en exceso–. Procesa a una velocidad media al principio y después aumenta la velocidad hasta obtener una consistencia homogénea. También puedes emplear una batidora de mano y procesar la crema en la propia olla junto con el ghee y la leche de almendras hasta conseguir la textura deseada.

La crema debería estar lo suficientemente caliente como para servirla de inmediato. Viértela en dos cuencos grandes y ¡al ataque! El dosa diario constituye un buen acompañamiento para esta receta.

CREMAS DE VERDURAS ESTACIONALES

Sigue las instrucciones anteriores sustituyendo los ingredientes por sus variantes estacionales.

MEDIDAS	PRIMAVERA	VERANO	OTOÑO	INVIERNO
4 tazas de agua o caldo vegetal	✓	✓	✓	✓
4 tazas de verduras	Espárragos, apio, hojas de mostaza, judías verdes, espinacas	Calabaza de verano, bulbos de hinojo, judías verdes	Judías verdes, col crespa, acelgas, calabaza, zanahorias, remolachas	Verduras de hoja oscura, boniatos, zanahorias, remolachas, chirivías
2 cucharaditas de mezcla de especias o de sal	Primavera	Verano	Otoño	Invierno
½ cucharadita de cúrcuma en polvo	✓	✓	✓	✓
1 trozo de 2,5 cm (1 in) de jengibre fresco pelado	✓	✓	✓	✓
2 cucharaditas de grasa	Ghee, aceite de girasol o de pepitas de uva	Ghee, aceite de coco o de girasol	Ghee, aceite de coco o de oliva	Ghee, aceite de sésamo o de oliva
1 taza de leche	1 taza de judías blancas o de coliflor cocinada para reemplazar a la leche	Judías blancas, o 225 g (8 oz) de tofu suave, leche de coco o coliflor cocinada	De vaca, cabra, coco, o bien 225 g (8 oz) de tofu suave	De vaca, cabra, ½ taza de anacardos remojados previamente y procesados con ½ taza de agua, o bien 225 g (8 oz) de tofu suave

Para descubrir algunas sabrosas alternativas, echa un vistazo a la asombrosa crema de brécol (pág. 215) y a la crema de espárragos y judías blancas (pág. 128).

Ensalada al vapor diaria

Salen 2 raciones

Me gustaría que todo el mundo se acostumbrara a consumir más comida cocinada. Los alimentos calientes, suaves y húmedos resultan más fáciles de digerir que los crudos y son sumamente estabilizadores para el organismo. Cuanto más ocupado hayas tenido el día, menos apropiada resultará una comida cruda o fría, al margen de la temperatura ambiental. En esta ocasión, propongo una receta a base de coloridas verduras sobre un lecho de cereales o proteínas enriquecidas con aliños y salsas, que puede disfrutarse durante todo el año. Las verduras al vapor disminuyen de tamaño y te permiten obtener una buena ración de vegetales medicinales.

Realza las verduras con patés de legumbres, cereales cocinados, *chutneys*, una pizca de gomasio mineral (pág. 251) o cualquier variedad de salsas y cremas de untar de los capítulos dedicados a las estaciones; esto aportará variedad al reparto de verduras estacionales (para consultar una lista resumida, véase el apéndice 4 «Listas de compra estacionales» en la pág. 290). Las semillas de girasol tostadas van bien en cualquier época del año. Además, en las ensaladas al vapor estacionales de la pág. 90 he incluido proteínas específicas para cada estación con el fin de enriquecer las ensaladas y convertirlas en una comida completa.

4 hojas de col negra
6 hojas de acelgas arcoíris
2 zanahorias
½ taza de lombarda troceada
½ taza de germinados de judías mungo (véase la pág. 248)
2 tazas de arroz basmati cocinado, blanco o integral
aliño de ensalada para todo el año
un puñado de semillas de girasol tostadas

Extrae los tallos de la col y las acelgas y corta las hojas en trozos de 5 cm (2 in). Coloca las hojas verdes en una sartén grande junto con 1 cucharada de agua. Tapa y saltéalas durante 10 minutos.

Corta las zanahorias en tiras con un pelador de verduras y añádelas a la sartén junto con los trozos de lombarda y los germinados de judías mungo. Cocina durante 5 minutos más. Retira del fuego y deja la tapa ligeramente entreabierta.

Prepara lechos de arroz en dos cuencos o platos amplios, esparciendo una taza de arroz sobre el fondo de cada uno de ellos. Coloca las verduras sobre el arroz. Vierte la mitad del aliño sobre cada ración y esparce por encima semillas de girasol.

ALIÑO DE ENSALADA PARA TODO EL AÑO

½ taza de zumo de limón recién exprimido
¼ de taza de aceite de oliva de primera presión en frío
1 cucharadita de sal digestiva diaria o 1 cucharadita de sal + 1 cucharadita de mezcla de especias saladas diaria
una pizca de pimienta

Agita todos los ingredientes en un tarro de ½ l (1 pt). Puede conservarse en el frigorífico hasta 5 días.

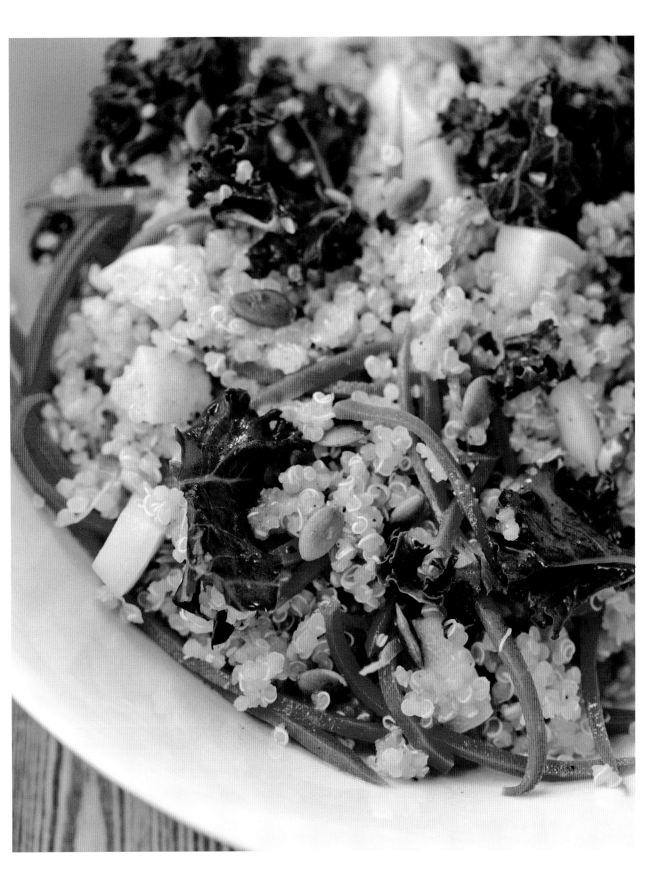

ENSALADAS AL VAPOR ESTACIONALES

Sigue las instrucciones anteriores, sustituyendo las verduras, proteínas y aliños como se muestra en la tabla estacional de abajo. En el caso de la variación invernal, en la que se emplean frutos secos, ten en cuenta que puedes partirlos para esparcirlos por encima, o bien servirlos enteros y crujientes.

MEDIDAS	PRIMAVERA	VERANO	OTOÑO	INVIERNO
4 tazas de verduras	Achicoria, rúcula, diente de león, coles de Bruselas, brécol, espárragos	Coliflor, brécol, apio, kimbombó, judías verdes, calabacín, calabaza de verano	Calabaza, col berza, espinacas, guisantes, judías verdes, boniatos, remolacha, zanahorias	Boniatos, col berza, espinacas, calabaza, tomates, remolacha, zanahorias
2 tazas de cereales	Cebada	Quinoa	Quinoa	Bulgur
Aliños	Vinagreta balsámica de mostaza (véase la pág. 155)	*Chutney* de menta y cilantro (véase la pág. 192)	Salsa de tahini (véase la pág. 205)	Aliño de miso y sésamo (véase la pág. 273)
Toppings	Clara de huevo cocinada, semillas de cáñamo, cerezas secas o levadura nutricional	Semillas de cáñamo o levadura nutricional	Huevo escalfado, gomasio mineral (véase la pág. 251), o bien semillas de calabaza con umeboshi (véase la pág. 216)	Huevo escalfado o un puñado de frutos secos sustanciosos como los anacardos, las avellanas, las nueces de Brasil, las nueces de macadamia o bien almendras tostadas con sirope de arce (véase la pág. 255)

ALMUERZO

LA PIRÁMIDE DE LOS ALIMENTOS ESTACIONALES

¿Cuál es la forma mejor y más fácil de conocer los productos de temporada (aparte de comprar directamente a los propios agricultores, que venden frutas y verduras locales recién cosechadas)? En las fruterías, suelen verse pirámides formadas por frutas y verduras en oferta. Pues bien, cuando un producto esté en *oferta* y ubicado en un lugar bien visible, es la señal de que está produciéndose en abundancia en ese momento. ¡Compra de estas pirámides para acertar con los productos de temporada!

RECETAS Y RUTINAS ESTACIONALES

Dosa diario

Salen alrededor de 12 unidades

Todas las culturas tienen su crepe, tortita o pan plano. Por su parte, la India nos brinda el regalo del dosa, que guarda mucha semejanza con el crepe francés. El dosa se sirve tradicionalmente con una sopa picante y *chutney*. Este pan plano suele elaborarse con arroz blanco cocido parcialmente y urad dal partidas (guandú descascarillado). Nuestra receta contiene judías mungo amarillas y arroz basmati blanco; si bien ambos ingredientes tienen propiedades secas y ligeras, resultan estabilizadores y nutritivos al ponerlos en remojo, cocinarlos y servirlos calientes. Los cocineros innovadores pueden sustituir la judía mungo por la urad dal, que es sumamente nutritiva y más sustanciosa, lo cual la convierte en una magnífica variante para cuando hace frío. A diferencia de las otras recetas diarias, que presentan variaciones estacionales, esta sencilla receta de dosa puede consumirse durante todo el año.

Un humeante dosa se combina bien con platos dulces y salados. Los dosas pueden consumirse con ghee (especialmente si necesitas equilibrar la propiedad seca) y sirope de arce en invierno; con crema de avellanas Notella (véase la pág. 140), para satisfacer un capricho primaveral de algo dulce, o bien con leche de coco edulcorada en verano.

NOTA: Esta receta contiene ingredientes remojados previamente, de modo que ha de planificarse con antelación.

⋯⋯⋯⋯⋯⋯⋯⋯⋯⋯●●●⋯⋯⋯⋯⋯⋯⋯⋯⋯⋯

1 taza de arroz basmati blanco
1 taza de judías mungo amarillas partidas
1 taza y cuarto de agua fresca
½ cucharadita de sal
½ cucharadita de cilantro en polvo (opcional)
aceite de coco para freír

Lava y escurre el arroz y las judías mungo dos veces o hasta que el agua salga clara usando un cuenco grande y un colador fino. Traslada el arroz y las judías a una cacerola de 4 l (4 qt) o un cuenco grande. Cubre la mezcla con agua fresca y déjala en remojo durante al menos 6 horas o toda la noche; pasado ese tiempo, lava y escurre de nuevo.

A continuación, muele el arroz y las judías. Si utilizas un robot de cocina grande, coloca los ingredientes en la jarra, añade el agua, la sal y el cilantro, y muele a velocidad máxima durante 5 minutos. Si utilizas una batidora, coloca la mitad del agua y la mitad del arroz y las judías en el vaso de mezcla y procesa a velocidad máxima durante 1 minuto. Ve añadiendo poco a poco más arroz y judías hasta que la mezcla se parezca a una masa de tortitas. Si la batidora se calienta, detente; en ese caso, es posible que tengas que procesar la mezcla en dos tandas.

Deposita la masa en un cuenco o una cacerola, cúbrela con una toalla y déjala en un lugar caliente fermentando durante 8-12 horas o toda la noche. Si vives en un clima frío,

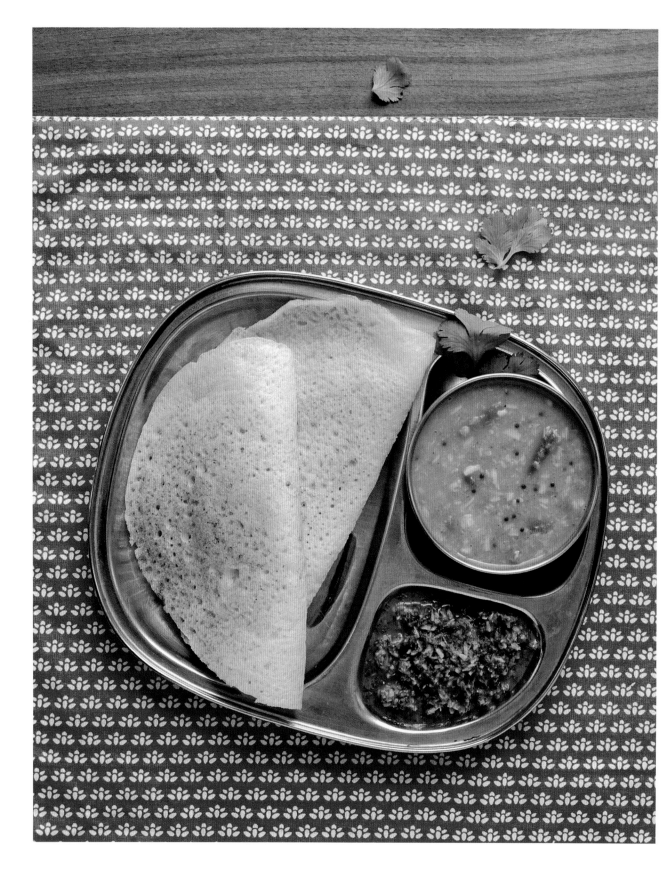

puedes ponerla encima del frigorífico o en el horno, sin encenderlo.

La fermentación hará que la masa se eleve en el cuenco. Cuanto más fermente, más ligero y esponjoso será el dosa.

Calienta una sartén de cerámica antiadherente a fuego medio y añade ½ cucharadita de aceite de coco por cada dosa (o espray de aceite de coco). Rocía unas gotitas de agua en la sartén: cuando el agua crepite significa que la sartén está lista. Cocina el dosa como si fuera una tortita. Vierte ⅓ de taza de la masa en la sartén. Muévela hacia los lados para expandirla por igual. Si es demasiado espesa, utiliza el mango de un cucharón para extenderla circularmente hasta que se a afine.

Cuando el dosa empiece a burbujear y los bordes comiencen a despegarse de la sartén, comprueba si el resto tiene un agradable aspecto tostado. Ya está listo. Si te gusta crujiente, dale la vuelta y cocínalo unos minutos más. Preparar cada dosa lleva unos 5 minutos.

Si deseas un acompañamiento tradicional, sírvelo con un cuenco pequeño de sambar del sur de la India (pág. 124) para mojar y quizá con una guarnición de *chutney* de menta y cilantro (pág. 192). Descubrirás que el dosa diario va bien con muchas de las sopas y salsas incluidas en el libro.

DOSA ESTILO FAMILIAR

Los dosas caseros son algo muy especial para compartir. Puedes preparar unos cuantos y mantenerlos apilados con el horno encendido para que no se enfríen hasta disponer de suficientes para servir. En los hogares de la India, la persona encargada de su preparación permanece en la cocina y va sirviéndolos uno por uno mientras sus familiares o invitados charlan tranquilamente. La comida prosigue hasta que todo el mundo se siente saciado. ¡He visto al hombre de la casa comerse hasta seis!

Kichari diario

Salen 4-6 raciones

El kichari es el alimento básico equilibrador del Ayurveda y se sirve de forma regular en las clínicas y centros ayurvédicos; se trata de un alimento neutral, ligero y suave que limpia y nutre el cuerpo sin generar ninguna clase de desequilibrio. De hecho, se cree que incluso elimina toxinas del organismo. Esta comida completa de una sola olla consiste en una combinación de judías mungo amarillas con arroz —dos alimentos suaves para el sistema digestivo–, que se cocinan con diversas verduras y especias. Una vez le cojas el tranquillo, podrás experimentar con distintas variedades de legumbres y cereales estacionales. La mayor parte de la gente se beneficiaría de tomar este plato tres o cuatro veces a la semana. Yo lo hago y me sienta estupendamente.

6 tazas de agua
1 taza de arroz basmati
½ taza de judías mungo amarillas (si es posible, remojadas previamente durante una hora o más)
1 cucharada de mezcla de especias saladas diaria
una pizca de asafétida en polvo (opcional)
2 tazas de verduras (escoge de la lista de la compra diaria en el apéndice 4, pág. 290) cortadas en dados de aproximadamente 1 cm (½ in) y verduras de hoja verde cortadas en tiras
de ½ a 1 cucharadita de sal
cilantro fresco como decoración

PARA EL «TEMPLADO» DE ESPECIAS

1-2 cucharadas de ghee
½ cucharadita de semillas de comino
½ cucharadita de semillas de cilantro
½ cucharadita de semillas de hinojo (opcional)

Lleva a ebullición 5 tazas de agua a fuego alto en una cacerola grande. Reserva una taza más para añadir durante la preparación si fuera necesario.

Lava el arroz y las judías dos veces o hasta que el agua salga clara. Añádelos al agua hirviendo junto con la mezcla de especias y la asafétida, si la usaras, y mantén el fuego intenso hasta que el agua hierva de nuevo; a continuación, baja el fuego. Si empleas vegetales duros como patatas, zanahorias y calabazas, agrégalos ahora en dados de aproximadamente 1 cm (½ in). Tapa la cacerola parcialmente y cocina durante 20 minutos sin remover. Pasado ese tiempo, comprueba si es necesario añadir más agua. Si las judías no están sumergidas, significa que les falta líquido; en ese caso, vierte la taza de agua adicional por encima, sin remover. Si utilizas verduras de cocción rápida como las de hoja verde, las judías verdes y otras similares, incorpóralas ahora para que se cocinen por encima del resto de ingredientes. Cocina a fuego lento durante 10 minutos más con la cacerola tapada parcialmente.

Para templar las especias, calienta el ghee en una sartén pequeña a fuego medio. Agrega el comino, el cilantro y las semillas de hinojo, si lo deseas, y cocina durante 2 o 3 minutos hasta que comiencen a saltar. Retíralas del fuego y viértelas sobre el kichari. Añade sal, remueve bien y déjalo reposar tapado durante unos cuantos minutos.

El kichari debería tener una consistencia suave y caldosa; sírvelo en cuencos, tal como lo harías con un guiso. Decóralo con cilantro fresco.

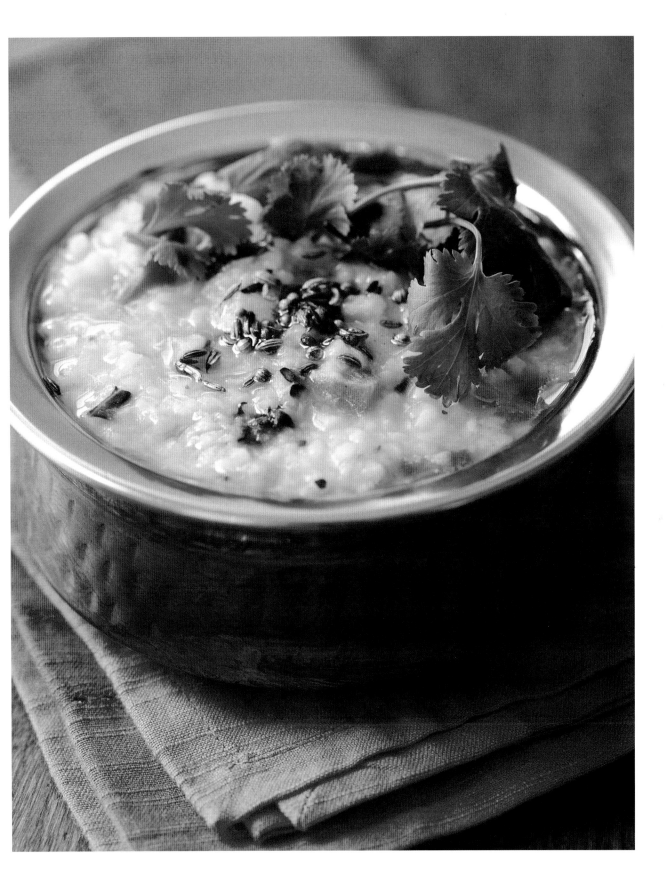

Sigue las instrucciones de la pág. 94, sustituyendo los ingredientes por sus variantes estacionales:

MEDIDAS	PRIMAVERA	VERANO	OTOÑO	INVIERNO
6 tazas de agua	✓	✓	✓	✓
1 taza de arroz basmati	✓	✓	✓	✓
½ taza de judías mungo amarillas partidas	✓	✓	✓	✓
1 cucharada de mezcla de especias	Primavera	Verano	Otoño	Invierno
Una pizca de asafétida	✓	✓	✓	✓
2 tazas de verduras (escoge una)	Rúcula, diente de león, endivia, col, coles de Bruselas, brécol, espárragos, germinados de judías mungo	Coliflor, brécol, apio, rimbombó, judías verdes, calabacín, calabaza de verano, germinados de judías mungo	Calabaza, col crespa, col berza, acelgas, espinacas, guisantes, judías verdes, boniatos, zanahorias, algas	Boniatos, col crespa, col berza, acelgas, espinacas, calabaza, zanahorias, algas
Templado	✓	Sí; puedes sustituir el ghee por aceite de coco	✓	✓
½-1 cucharadita de sal	✓	✓	✓	✓
Decoración	Un chorrito de zumo de limón	Trocitos de lima fresca o hierbas frescas como perejil, albahaca u hojas de tomillo	Añade coco rallado al templado y déjalo tostar durante 1 minuto	Añade 1 cucharadita adicional de ghee derretido por encima

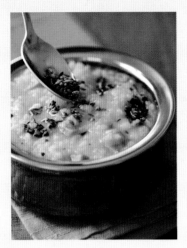

Para no complicarte: aliña este plato con la mezcla de especias y añade ghee a cada cuenco al servirlos.

Aporta un toque especial: cuanto más lo cocines, mejor sabrá y más fácil resultará su digestión. Podrías dejarlo cocinar a fuego lento durante 1 hora; en este caso, cuece el arroz y las judías tapados, hasta 40 minutos. Después, añade las verduras más resistentes para que se cocinen durante los últimos 20 minutos y deposita encima las verduras de cocción rápida cuando falten unos 10 minutos para el final de la preparación. Comprueba su estado a mitad del proceso por si hiciera falta añadir una o dos tazas de agua caliente para mantenerlo suave. También puedes elaborarlo en una olla de cocción lenta o una arrocera, y tendrás la comida hecha cuando llegues a casa del trabajo.

Un consejo vegetal: cuanto más finas cortes las verduras, más rápido se cocinarán. Los dados de aproximadamente 1 cm (½ in) tardan entre 20 y 25 minutos en hacerse. La espinaca baby y la rúcula, que son verduras finas por naturaleza, pueden añadirse junto con el templado al final de la cocción.

¿QUÉ SON LAS ALERGIAS ALIMENTARIAS?

Según el Ayurveda, lo que conocemos en Occidente por alergias o intolerancias alimentarias son el resultado de una digestión y eliminación deficientes. Por lo general, un agni débil y/o una eliminación incompleta favorecen la acumulación de toxicidad en el organismo, lo cual lleva a una respuesta alérgica, especialmente ante alimentos pegajosos y de difícil digestión, como el trigo y los productos lácteos. Los órganos que acumulan sustancias residuales son incapaces de descomponer ciertos alimentos, de modo que el cuerpo los rechaza o permanecen sin digerir; esto lleva a la creación de ama y a un aumento de la toxicidad en el organismo.

Existen una serie de factores —que dependen del individuo en gran medida— que representan un papel en las alergias o intolerancias alimentarias. La merma del fuego digestivo puede ser ocasionada por:

- No digerir bien una sustancia.
- Ingerir una sustancia con demasiada frecuencia.
- Consumir demasiada cantidad de un determinado alimento en la misma comida.
- Comer en un momento inapropiado del día.
- El procesado: el procesamiento y la ingeniería genética modernos pueden crear sustancias indigeribles que el organismo rechaza por no estar familiarizado con ellas.

El enfoque del Ayurveda ante las alergias e intolerancias alimentarias comienza con el fortalecimiento del fuego digestivo. Pues bien, el kichari es precisamente un alimento que ayuda a un organismo reactivo a descansar y recuperarse. Para aprender a cuidar el fuego digestivo, véase el capítulo 2, «Los principios de la alimentación ayurvédica».

Arroz basmati diario

El arroz basmati, además de un acompañamiento básico, es el centro de cualquier comida ayurvédica debido a su sabor dulce y efecto refrescante. Además de cocinarse rápidamente, este arroz es un complemento perfecto para una crema verde depurativa o un dal, y suelo tomarlo uno o dos veces a la semana. El arroz basmati es apreciado por su aroma y textura ligera. Fíjate en la finura y longitud de los granos en estado crudo y cómo, una vez preparados, continúan ligeros y delicados. El arroz basmati se considera fácil de asimilar y nutritivo para todos los tipos corporales. Lavarlo bien elimina el almidón sobrante, mientras que ponerlo en remojo antes de cocinarlo suaviza un poco los granos y asegura una receta ligera y digestible.

1 taza de arroz basmati blanco
2 tazas de agua
¼ de cucharadita de ghee
¼ de cucharadita de sal

Lava el arroz con un colador de malla fina bajo el agua fría del grifo. Sumerge el colador con el arroz en un cuenco de agua fría y déjalo reposar durante 30 minutos. Pasado ese tiempo, escurre y lava de nuevo el arroz bajo el agua fría hasta que esta salga clara. Deposítalo en una cacerola mediana junto con el agua, el ghee (que evitará que el agua se salga y equilibra la propiedad seca del arroz), y la sal. Lleva a ebullición a fuego medio. Tapa, baja el fuego y cocina durante 17 minutos. Déjalo a su aire durante la cocción: ¡no abras la tapa ni lo remuevas! Al cabo de 17 minutos, retíralo del fuego y déjalo reposar durante 5 minutos con la tapa puesta. Destapa la olla, separa los granos con un tenedor y sírvelo.

¿ARROZ BLANCO O INTEGRAL?

El arroz integral mantiene la fibra del salvado, mientras que el arroz blanco carece de él. Tradicionalmente en la India, cuando se cosechan las altas espigas de arroz, los agricultores las colocan en la carretera para que los camiones pasen por encima y rompan la cáscara externa. El nutritivo salvado permanece adherido al grano, y esto es lo que conocemos por arroz integral. Cuando se extrae el salvado, el arroz pasa a ser refinado o blanco.

Aunque los movimientos de salud occidentales sugieren que solamente el arroz integral es beneficioso, el Ayurveda considera que el arroz basmati (no vaporizado ni de grano corto) resulta más digestivo que el integral, especialmente cuando el fuego digestivo no es lo suficientemente fuerte como para digerir bien la fibra o cuando el tracto digestivo está sensible o inflamado, ya que puede resultar demasiado áspera en este caso.

Tradicionalmente, el Ayurveda menciona diversas variedades de granos locales: el mijo negro, llamado *ragi*, y el arroz rojo son dos cereales de los que he disfrutado en el sur de la India. Aunque casi todo el mundo está acostumbrado a consumir arroz blanco en la India, existe un movimiento de regreso a los cereales integrales por sus beneficios para la salud, apoyado por la sabiduría ayurvédica.

Paté de legumbres diario

Salen 4 raciones

Las legumbres son generalmente secas, astringentes y ligeras, lo cual las convierte en una buena elección para adelgazar y aliviar la retención de líquidos –si tu organismo tiende a la sequedad, añade un poco más de sal y aceite a los patés–. En el Ayurveda, las legumbres en lata se consideran rancias, pero caseras y hechas puré, se convierten en un alimento suave, homogéneo, digerible y versátil. Cada paté estacional contiene una legumbre, aceite, sal, una especia y un ingrediente encargado de realzar el sabor. Las legumbres aportan proteínas a los rollitos (como a los de col berza con paté de lentejas rojas; véase la pág. 253), las ensaladas al vapor, o los cereales.

······························· •·•·• ·······························

1 taza de lentejas rojas cocinadas

½-1 taza de agua

1 cucharadita de mezcla de especias diaria

½ cucharadita de miso rojo

1 cucharadita de aceite de oliva

1 cucharadita de zumo de limón recién exprimido

CENA

Coloca las lentejas cocinadas en un cuenco grande y añade ½ taza de agua, la mezcla de especias, el miso, el aceite de oliva y el zumo de limón. Dependiendo de la textura deseada, aplasta todos los ingredientes con un tenedor o mézclalos con una batidora de mano hasta obtener una consistencia homogénea. Añade la ½ taza de agua restante si fuera necesario.

Sirve este paté junto con una ensalada al vapor, en un rollito de col berza, alga nori o dosa diario, o bien como una crema de untar con palitos de verduras cocidas parcialmente o *crackers*.

Los patés de legumbres estacionales continúan en la pág. 101.

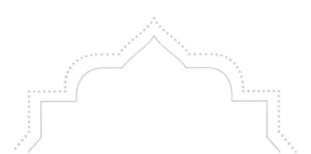

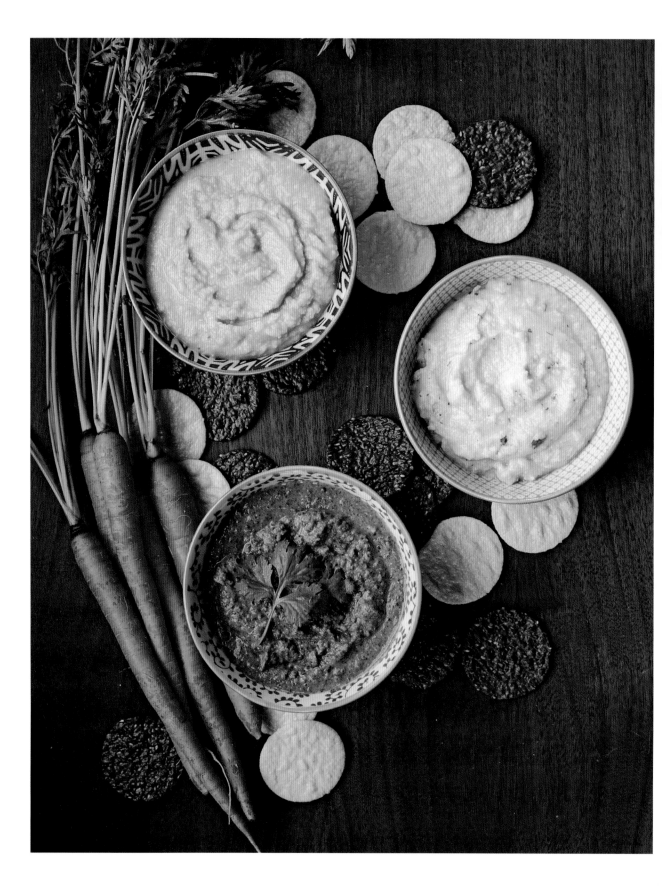

PATÉS DE LEGUMBRES ESTACIONALES

Elabora patés de legumbres estacionales siguiendo las instrucciones de la pág. 99, sustituyendo los ingredientes por sus variantes estacionales.

MEDIDAS	PRIMAVERA	VERANO	OTOÑO	INVIERNO
1 taza de legumbres cocinadas	Lentejas rojas	Judía mungo amarilla partida	Azukis	Lentejas rojas
½ -1 taza de agua	✓	✓	✓	✓
1 cucharadita de mezcla de especias	Primavera	Verano	Otoño	Invierno
½ cucharadita de miso rojo	✓	✓	✓	✓
1 cucharadita de grasa	Aceite de pepitas de uva	Aceite de oliva	Aceite de oliva	Aceite de sésamo
1 cucharadita de limón o vinagre	Vinagre de manzana	Zumo de limón recién exprimido	Zumo de limón recién exprimido	Vinagre de arroz
Especias/hierbas adicionales	Una pizca de pimienta de cayena o chile en polvo	2 cucharadas de hierbas frescas (cilantro, albahaca o perejil) cortadas finas	¼ de cucharadita de jengibre en polvo	Ninguna
Sugerencia de presentación	Servir como relleno de un rollito de col berza, o bien como crema para untar con palitos de verduras cocidas parcialmente	Servir con tortas de arroz y palitos de verduras crudos	Servir sobre rodajas de calabaza asada, o bien como relleno de rollitos de alga nori tostada	Servir con pedazos de boniato al horno, arroz o una tostada de pan germinado

Para consultar otras recetas de patés de legumbres, véase el hummus picante de judías negras (pág. 152) y los rollitos de col berza con paté de lentejas rojas (pág. 253).

Crema verde depurativa diaria

Salen 2-4 raciones

Esta crema constituye una alternativa caliente al zumo verde frío. Las verduras verdes siempre contienen sabores amargos y astringentes. Estos dos sabores, junto con la acritud, representan las cualidades reductoras en el Ayurveda. Esta crema está indicada para cualquier ocasión en que necesites un respiro de alimentos pesados, o bien desees adelgazar o mejorar la digestión o el estado de ánimo. Tomar esta sopa constituye un magnífico hábito y varios de mis clientes han llegado a enamorarse de ella.

3 tazas de caldo vegetal

1 cucharadita de cúrcuma en polvo

1 trozo de 2,5 cm (1 in) de jengibre fresco

1 taza de col crespa empaquetada y cortada (unas 2 hojas pequeñas)

4 tazas de acelgas empaquetadas y cortadas (unas 4 hojas grandes)

1 taza de hojas de perejil empaquetadas y cortadas (unos 2 manojos grandes)

2 cucharaditas de ghee, o bien de aceite de coco

sal y pimienta al gusto

Combina las verduras, el caldo vegetal y la cúrcuma en polvo en una cacerola de 2 l (2 qt) y lleva a ebullición a fuego alto. (Si vas a usar una batidora de vaso, reserva 1 taza de caldo a temperatura ambiente para añadir más tarde). Pela el jengibre, córtalo en trozos grandes y agrégalo a la olla. Añade la col crespa y las acelgas. Tapa y cocina a fuego medio durante 10 minutos. Incorpora el perejil y el aceite.

Retira la sopa del fuego. Si usas una batidora de mano, procesa la sopa en la cacerola hasta obtener una consistencia homogénea. Si usas una batidora de vaso, traslada la sopa al vaso y añade la taza de caldo reservada para refrescar la mezcla. Coloca un paño encima de la tapa y presiónalo con la mano. Comienza a procesar a velocidad mínima y ve aumentando la velocidad poco a poco hasta que la crema adquiera una textura uniforme. Tal vez tengas que procesarla en dos tandas.

Disfruta de esta crema coronada con semillas de girasol tostadas, junto con un dosa diario o una tostada de pan germinado con ghee, o si hace calor, con hummus y *crackers* de centeno o tortas de arroz.

CREMAS VERDES DEPURATIVAS ESTACIONALES

Sigue las instrucciones anteriores usando los ingredientes estacionales enumerados en esta tabla.

MEDIDAS	PRIMAVERA	VERANO	OTOÑO	INVIERNO
3 tazas de caldo de verduras	✓	✓	✓	✓
1 cucharadita de cúrcuma en polvo	✓	✓	✓	✓
1 trozo de 2,5 cm (1 in) de jengibre fresco	✓	✓	✓	✓
1 taza de col crespa empaquetada	✓	✓	✓	✓
4 tazas de verduras cortadas empaquetadas (cualquier combinación)	Brécol, rúcula, repollo, coles de Bruselas, apio	Calabaza de verano, calabacines, judías verdes, apio, brécol	Espinacas, guisantes, judías verdes	Espinacas, coles de Bruselas, germinados de judías mungo, repollo
1 taza de hojas de perejil empaquetado	✓	✓	✓	✓
2 cucharaditas de grasa	Ghee o aceite de pepitas de uva	Aceite de coco	Ghee o aceite de coco	Ghee o aceite de coco + ½-1 aguacate pelado (opcional)
Sal y pimienta al gusto	✓	✓	✓	✓

Bebida matutina fácil

Sale 1 taza

Como su nombre indica, se recomienda tomar esta bebida caliente a primera hora de la mañana. El limón estimula la limpieza del organismo al potenciar la producción de bilis, lo cual ¡hace que las cosas se muevan! Si experimentas por la mañana una mucosidad pegajosa en la garganta, añade miel a la receta, pues es conocida por su efecto raspador: elimina de la boca y la garganta cualquier acumulación que haya tenido lugar durante la noche. Con tiempo frío, elabora una bebida invernal hirviendo una cucharadita de jengibre rallado en el agua antes de añadir el limón. Si no tienes mucosidad o te resulta complicado moderar el sabor dulce, puedes omitir la miel.

1 taza y cuarto de agua
zumo de ¼ de limón
1 cucharadita de miel

Lleva el agua a ebullición en un cazo o tetera. Retira del fuego y vierte el agua hirviendo en un tazón.

Para servir, añade zumo de limón recién exprimido y miel, si lo deseas.

SOBRE EL CAFÉ

Ya que acabamos de presentar una bebida ayurvédica mañanera, ¿qué dice el Ayurveda sobre el café? La cafeína, en cualquiera de sus formas, es astringente, lo cual equivale a un efecto secante. Después de beber café, té negro, e incluso té verde, notarás la boca seca.

El café es calorífico, agudo, ligeramente oleoso y seco. Esta potente combinación crea un ambiente interno seco y caliente. La única vez en mi vida que he deseado intensamente tomarme un café fue en la isla de Kaua'i (que, casualmente, tiene un magnífico café). Al cabo de unos cuantos días de lluvia con el ambiente cargado, las propiedades secadoras y ligeras del café me parecieron un regalo del cielo, ya que equilibraron el patrón meteorológico, insistentemente pesado y húmedo. Si bien el café constituye una poderosa medicina, existen medios más sostenibles para equilibrar el organismo.

A algunos de mis clientes les ha ido bien reducir la ingesta de café gradualmente: una taza o media taza cada vez. En algunos casos una tacita al día es algo tolerable y el disfrute que produce merece la pena. Otros clientes lo eliminan por completo de su alimentación y lo sustituyen por una bebida a base de raíz de diente de león, una planta autóctona de Europa y América conocida por sus propiedades benéficas para el hígado. Mucha gente afirma que beber café es un hábito, una especie de ritual, como si les trajera sin cuidado la sustancia en sí misma; pues bien, trata de sustituir el café por raíz de diente de león tostada en tu ritual, pues posee las mismas propiedades, sin resultar seca ni aguda.

Recuerda: cuando comienzas a tomarte más de un café al día o la taza va aumentando de tamaño, es el momento de ponerle freno.

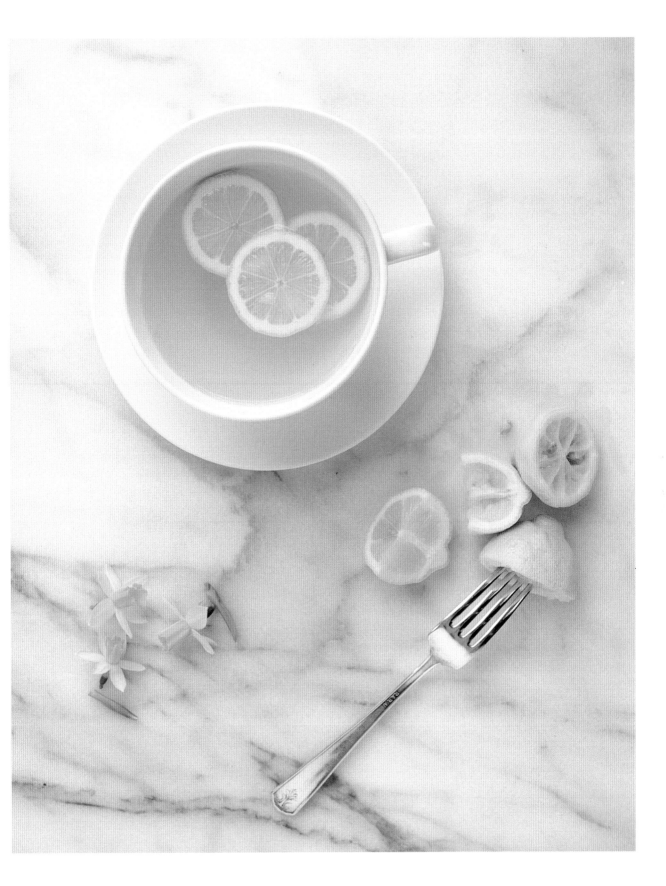

Lassi digestivo diario

Salen 2 raciones

El lassi ayurvédico es bastante diferente del que suele servirse en los restaurantes indios. En ellos, el lassi es sumamente espeso y sustancioso, y se elabora con yogur sin diluir, a menudo batido con hielo y plátano o mango; obviamente, no se trata de una bebida digestiva, sino de ¡una bomba para el estómago! La forma medicinal de beber leche fermentada es diluyéndola con agua y desnatándola. Cuanto más débil sea la digestión, más hemos de desnatarla. Procesar con agua la leche fermentada incorpora cualidades ligeras y móviles a la leche entera, que es pesada, densa y oleosa. Para esta receta puedes usar yogur o kéfir, pero no el *buttermilk* comercializado. El lassi tradicional es un probiótico posdigestivo, que asienta el estómago y potencia la digestión y la absorción de nutrientes. Se recomienda encarecidamente su consumo después de la comida del mediodía.

BEBIDAS

1 taza de agua a temperatura ambiente
¼ de taza de yogur ecológico de leche entera
una pizca de cúrcuma en polvo
una pizca de jengibre en polvo

Vierte el agua en un tarro de cristal de 475 ml (16 oz), y añade el yogur y las especias. Procesa la mezcla a velocidad máxima con una batidora de mano hasta que comience a hacer espuma. Algunos sólidos lácteos quedarán arriba y se pegarán a los lados de la jarra, como si fueran pequeñas burbujas. Cuando el líquido se asiente, extrae esta parte sólida con una cuchara y deséchala. Para servir, vierte el lassi en dos vasos de 235 ml (8 oz).

YOGUR RECIÉN HECHO DE LECHE ENTERA

El Ayurveda recomienda consumir yogur o kéfir recién hechos, ya que cuanto más tiempo tengan, más ácidos se vuelven. Si no los elaboras en casa, trata de adquirirlos de producción local. Además, el yogur desnatado resulta más ácido que el de leche entera, ya que con la nata también se elimina el sabor dulce. Prepararlo con leche entera y separar la nata, como se describe en la receta, dará como resultado un lassi más beneficioso que al usar un yogur desnatado.

RECETAS Y RUTINAS ESTACIONALES

Crea variaciones estacionales siguiendo las instrucciones anteriores y usando los ingredientes de esta tabla.

MEDIDAS	PRIMAVERA	VERANO	OTOÑO	INVIERNO
1 taza de agua a temperatura ambiente	✓	✓	✓	✓
¼ de taza de yogur ecológico de leche entera	✓	✓	✓	✓
Especias	Una pizca de cúrcuma y jengibre en polvo + ¼ de cucharadita de cilantro en polvo	Una pizca de cardamomo en polvo y 4-6 hojas de menta	¼ de cucharadita de canela	Una pizca de cúrcuma y jengibre en polvo
Edulcorante	½ cucharadita de miel cruda	No	½ cucharadita de sirope de arce o azúcar de coco	1 dátil medjool sin hueso y troceado

Leche de almendras diaria

Sale alrededor de 1 l (1 qt)

La alimentación ayurvédica suele incluir almendras por su acción nutritiva y ligeramente refrescante, que abarca todas las capas de tejido. También se cree que mejoran la piel y potencian su brillo y belleza. Aparte del tiempo en remojo, la leche de almendras se prepara en unos minutos y te aporta mucha más vitalidad que la comercial. Esta bebida constituye la base para un gran número de sopas y recetas de horneados de este libro; podrías elaborar un litro cada pocos días y guardar la pulpa sobrante para otras recetas. Si bien se conserva entre 3 y 5 días en el frigorífico, yo suelo hacer medio litro en días alternos ¡tiene un sabor tan delicioso recién hecha!

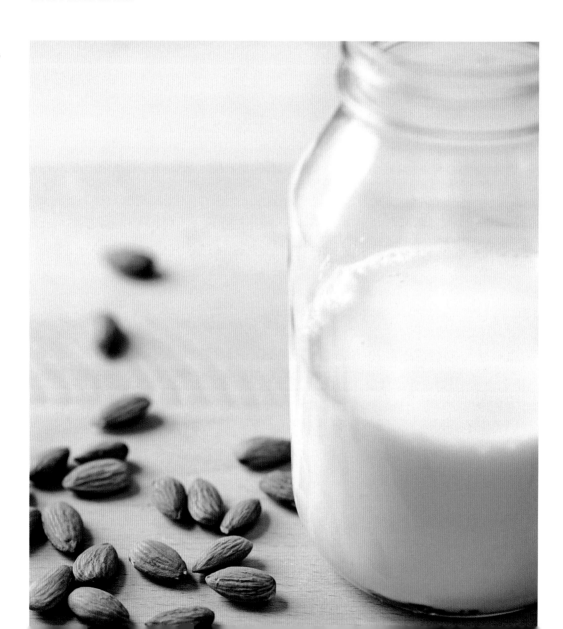

⅔ de taza de almendras crudas
4 tazas de agua + 2 tazas para el remojo
una pizca de sal (opcional)

Deja en remojo las almendras durante 6 horas o más (toda la noche está bien) de modo que queden cubiertas por agua (alrededor de 2 tazas). Pasado ese tiempo, escurre, desecha el agua y enjuaga las almendras. Procésalas junto con una taza de agua con una batidora de vaso o de mano hasta obtener una textura homogénea. Añade las 3 tazas de agua restantes. Procesa de nuevo hasta que quede suave y espumosa.

Para servir o utilizar en recetas, filtra la leche a través de un colador fino o una tela (dos veces si te gusta muy suave). Guarda la pulpa sobrante para horneados o bien para espesar cremas.

VARIACIONES ESTACIONALES DE LECHES VEGETALES

Si bien la leche elaborada a partir de almendras remojadas resulta beneficiosa en todas las estaciones, tal vez desees disfrutar de las siguientes recetas estacionales. Sigue las instrucciones anteriores, teniendo en cuenta que los tiempos de remojo pueden variar según los ingredientes empleados o dependiendo de si usas el agua de remojo en la bebida o escurres y enjuagas los frutos secos o semillas primero.

MEDIDAS	PRIMAVERA	VERANO	OTOÑO	INVIERNO
⅔ de taza de frutos secos o semillas	Semillas de cáñamo	Semillas de girasol crudas	Avena irlandesa	Anacardos crudos
Cantidad de agua	2 tazas + una taza para remojo	4 tazas de agua + 2 tazas para remojo	4 tazas de agua + 2 tazas para remojo	2 tazas de agua + 2 tazas para remojo
Una pizca de sal (opcional)	No	✓	✓	✓
Método de remojo	15 minutos en remojo. El agua de remojo puede usarse en la receta	Toda la noche. Escurre y enjuaga antes de usar. Desecha el agua de remojo	Toda la noche. Escurre y enjuaga antes de usar. Desecha el agua de remojo	4-8 horas. El agua de remojo puede usarse en la receta

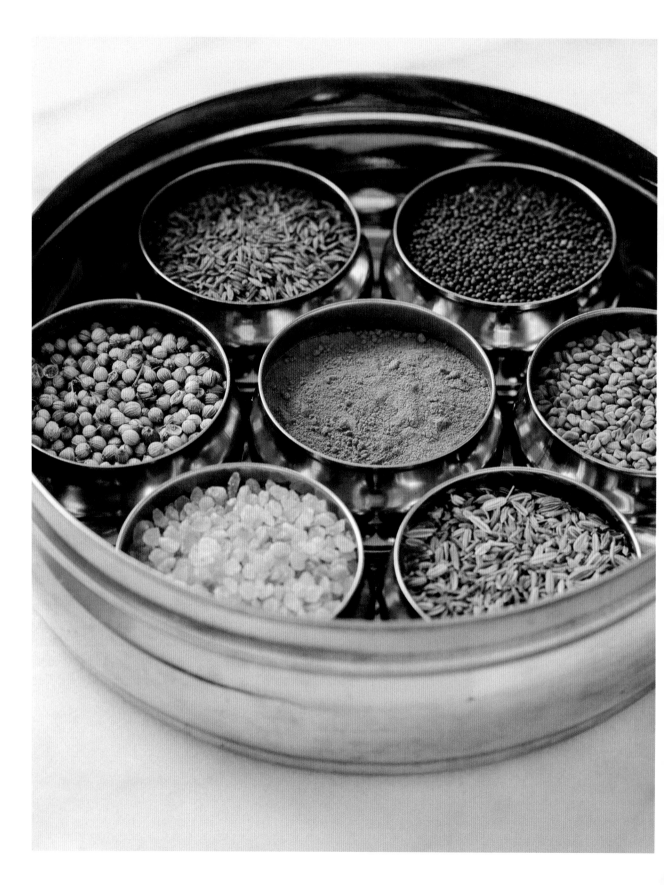

Mezclas ayurvédicas diarias de especias y sal

Dos sencillas mezclas de especias, una dulce y otra salada, están presentes en muchas de las recetas de uso diario y también pueden resultarte útiles en otras preparaciones o como condimentos. Las verduras al vapor coronadas con ghee y mezcla de especias saladas no necesitan ninguna salsa especial. El sabor familiar de la sal digestiva diaria puede realzar casi cualquier plato con un mínimo esfuerzo. Conserva estas mezclas en la cocina para disfrutar de sus beneficiosas propiedades neutrales y curativas en las comidas durante todo el año.

....

MEZCLA DE ESPECIAS SALADAS DIARIA

Sale ¼ de taza

La combinación de cúrcuma, comino, cilantro e hinojo constituye una tradicional fórmula equilibrada y digestiva para avivar el agni, estimular la función hepática y moderar el elemento fuego. Descubrirás que esta combinación es la base de todas las mezclas de especias estacionales y que, de hecho, es la base de la mayor parte de los platos salados ayurvédicos. Te recomiendo que pruebes las especias de forma individual primero, para asegurarte de que te gustan. Si te desagrada algún sabor, puedes reducir la cantidad de esa especia y adaptar la receta a tus preferencias (por lo general, el hinojo necesita un tiempo de adaptación).

1 cucharada de semillas
de cilantro

1 cucharada de semillas
de comino

1 ½ cucharadita de semillas
de hinojo

1 cucharada de cúrcuma
en polvo

Tuesta en seco las especias enteras en una sartén durante unos minutos hasta percibir su aroma. Deja que se enfríen por completo. Muélelas en un molinillo de café reservado a especias, o bien a mano con un mortero hasta obtener una consistencia uniforme. Traslada la mezcla a un cuenco y añade la cúrcuma en polvo.

Introduce la mezcla en un bote de especias que disponga de tapa hermética, con una cucharita, un embudo, o bien una postal doblada en V.

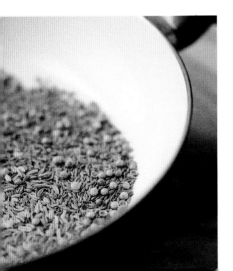

MEZCLA DE ESPECIAS DULCES DIARIA

Sale ¼ de taza

Esta combinación resulta ideal para añadir o intensificar el sabor dulce y aporta una cualidad caliente que ayuda a la digestión: un condimento imprescindible para las mañanas frescas. A diferencia del azúcar u otros edulcorantes, puede usarse generosamente sin problema, y en otoño o invierno te permite convertir la mayor parte de los platos de cereales en un desayuno. Empléala para condimentar compotas o añádela a la leche caliente para elaborar una bebida especiada instantánea.

2 cucharadas de canela en polvo
2 cucharadas de jengibre en polvo
1 cucharada de cardamomo en polvo

Mezcla en un bote de especias de cristal. Úsalas en cualquier época del año.

NOTA: Aunque el Ayurveda suele recomendar moler especias frescas y enteras, estas tres no resultan prácticas de moler en casa. Recomiendo comprarlas en polvo y en pequeñas cantidades en la sección de productos a granel de una tienda con una reposición dinámica, para asegurar su frescura (véase «Recursos» en la pág. 306).

SAL DIGESTIVA DIARIA

Sale ½ taza abundante

La sal, el jengibre y el limón son conocidos por incrementar el fuego digestivo al favorecer la correcta proporción de fuego y agua en el estómago. Añadir una sal digestiva a las comidas en lugar de sal común movilizará los jugos digestivos. Conviene que moderes el uso de sal en primavera, cuando se acumula el elemento agua, así como en verano, cuando se acumula el elemento fuego, ya que la sal potencia ambos elementos en el organismo.

1 delicioso limón ecológico (Meyer, a poder ser)
½ cucharadita de semillas de hinojo (opcional)
½ taza de sal marina o rosa
½ cucharadita de jengibre en polvo

Precalienta el horno a 150 °C (300 °F).

Ralla la cáscara del limón con un rallador fino.

Si deseas añadir semillas de hinojo, muélelas en un mortero o un molinillo.

Mezcla 1 cucharadita de ralladura de limón, las semillas de hinojo molidas, la sal y el jengibre en polvo en un cuenco y extiende la mezcla en una bandeja de horno, asegurándote de que no se formen grumos. Tuesta durante alrededor de 15 minutos, lo suficiente como para secar la ralladura. Si los trocitos de corteza rallada fueran demasiado grandes como para pasar por los agujeros de un bote de especias, muélela otra vez con el mortero.

Deja que se enfríe por completo y trasládala a un bote de especias.

Caldo vegetal diario

Salen 3 tazas y media

El caldo vegetal puede tomarse solo durante la comida, sustituir la propia comida, o incluso sacarte de apuros como tentempié. Cuando constituye la base de sopas, cereales y legumbres no solo realza el sabor de los platos, sino que además potencia sus propiedades nutritivas. Puedes conservar una bolsa de peladuras ecológicas lavadas (como la parte superior de los tallos de apio o las peladuras de zanahoria y boniato) en el congelador, y una vez a la semana hervirlas junto con hierbas aromáticas y jengibre para elaborar tu propio caldo; también puedes emplear verduras enteras.

5 tazas de verduras cortadas en trozos grandes (zanahorias, patatas, apio, col crespa, nabos, hinojo) y/o sus peladuras
2 cucharadas de ghee
1 manojo de hierbas frescas con el tallo incluido (tomillo, romero, orégano, salvia, perejil) o 1 trozo de 5 cm (2 in) de jengibre fresco, lavado y cortado en rodajas gruesas
½ cucharadita de sal
una pizca de pimienta negra recién molida
7 tazas de agua

Saltea las verduras con ghee a fuego medio en una olla grande de fondo grueso durante unos 10 minutos hasta que comiencen a ablandarse; remueve de vez en cuando. Añade las hierbas frescas o el jengibre, la sal, la pimienta y el agua, y lleva a ebullición. Baja el fuego, tapa parcialmente y cocina durante 60 minutos. Retira la olla del fuego y filtra el líquido con un colador de metal de malla fina situado sobre un cuenco de cristal, una cacerola u otro recipiente que tolere el calor; ejerce presión sobre las verduras con el dorso de una cuchara a fin de extraer tanto líquido como sea posible.

Deja que el caldo se enfríe y trasládalo a recipientes de cristal. Mantenlo refrigerado hasta 1 semana. Si lo congelas, úsalo a lo largo de 1 mes.

ALTERNATIVAS AL CALDO

Si no tienes tiempo de preparar tu propio caldo, puedes probar a usar una pasta vegetal concentrada, cubitos de caldo ecológicos o bien caldo envasado. Lo ideal, desde luego, es hacértelo tú mismo; cuando no tengo nada a mano, suelo confiar en los sabores de la mezcla diaria de especias, una sal de calidad y las propias verduras para las recetas. Si compras cubitos de caldo y tienes intolerancia al gluten, escoge unos que no lo empleen como aglutinante.

Ghee diario

Salen 180 ml (6 oz)

También llamado mantequilla clarificada y, a menudo, usado en la cocina francesa, el ghee está considerado el ingrediente más beneficioso y la joya de la corona de la curación ayurvédica. Su grasa tiene máxima tolerancia al calor, es lo suficientemente ligero como para digerirse fácilmente y penetra en los tejidos del organismo, proporcionando la nutrición necesaria, así como grasas insaturadas a las capas de tejido profundo. Considera el ghee como el transportista que lleva las mercancías hasta lo profundo del organismo. Cuando las especias se templan con ghee, sus cualidades medicinales se vuelven disponibles para los tejidos. Debido a esta propiedad medicinal, la base de esta receta deber ser mantequilla ecológica de máxima calidad.

Para preparar ghee retiras los sólidos de la mantequilla derritiéndola a fuego lento. Mientras se funde, irá liberándose agua en forma de diminutas burbujas y los sólidos irán quedando abajo formando un poso que posteriormente se filtra y desecha. El truco consiste en no dejar que se queme, de modo que has de mantener la vigilancia durante los 15 minutos que dura el proceso. Observa cómo la mantequilla va cambiando de estado y enorgullécete de cada tanda de aceite dorado que prepares. La elaboración de ghee es un trabajo divertido y sumamente gratificante que te convierte en un sanador culinario.

Esta receta te aporta un suministro de ghee para unas 2 semanas. Una vez que le cojas el tranquillo, puedes doblar las cantidades y prepararlo mensualmente.

2 barras (½ lb) de mantequilla ecológica sin sal

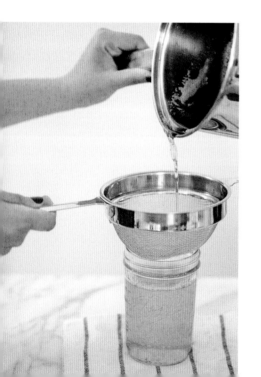

Coloca dos barras de mantequilla en un cazo. Ve derritiéndolas a fuego medio y luego reduce la intensidad. Al cabo de unos 5 minutos, empezará a formarse una espuma blanca en la superficie y comenzarás a escuchar un burbujeo. Permanece atento en todo momento sin ausentarte ni hacer varias cosas a la vez. Una vez que el burbujeo se vuelva más intermitente, solo queda esperar. Cuando los sólidos del fondo comiencen a volverse marrones (después de 10-15 minutos), retira el cazo del fuego.

Déjalo enfriar durante alrededor de 15 minutos, hasta que esté tibio. Filtra el ghee con un colador o una tela y pásalo a un tarro de cristal esterilizado (un tarro vacío de crema de frutos secos va de maravilla). Separa los restos de espuma que pudieran quedar.

El ghee diario no necesita refrigeración durante un mes aproximadamente, puedes dejarlo en la encimera con la tapa puesta; eso sí, utiliza siempre un cubierto limpio para extraerlo. Si deseas conservarlo durante más tiempo, te recomiendo

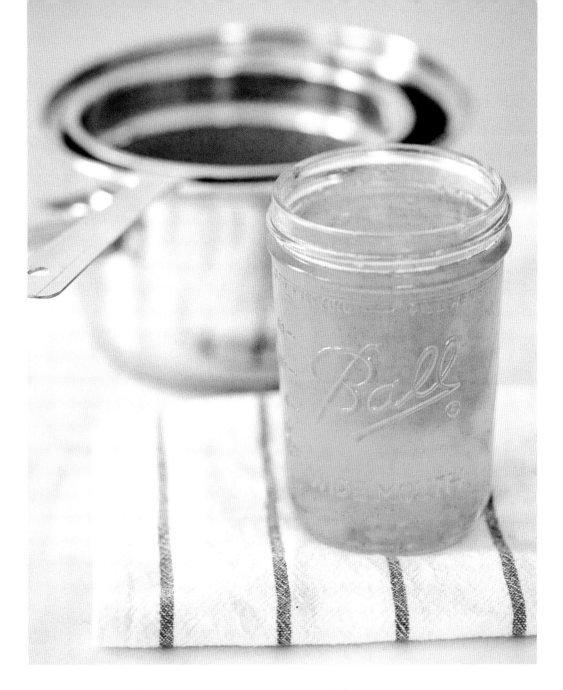

que lo guardes en el frigorífico, pero sácalo al comienzo de la preparación para que vaya ablandándose.

El ghee es magnífico como sustituto de la mantequilla en casi todas las recetas: para untar sobre una tostada, como aceite para cocinar huevos, añadido a los platos de cereales... Posee un sabor y una textura diferentes de la mantequilla, de modo que no se integra bien en las recetas de horno delicadas, ¡pero, desde luego, sí lo encontrarás en mis recetas de horneados!

CAPÍTULO 5

Recetas primaverales

Los ríos corren caudalosos transportando las aguas del deshielo y la savia comienza a fluir por los árboles. La humedad producida por las gélidas temperaturas empieza a despejar el estancamiento invernal. La primavera es la estación óptima para aligerar y limpiar el organismo; las cualidades pesadas y densas acumuladas durante el invierno deben descomponerse y quemarse. La necesidad del cuerpo de alimentos sustanciosos de la estación anterior se torna en un deseo de alimentos ligeros, secos y sencillos que se digieran con facilidad. En esta época del año, atiza el fuego digestivo y potencia la depuración natural del organismo con sabores acres, amargos y astringentes presentes en las verduras de hoja verde de temporada, los frutos del bosque, el jengibre fresco, la cúrcuma y las sopas picantes.

Visión de conjunto de la alimentación y el estilo de vida primaverales

Elementos: tierra y agua.

Propiedades: pesada, fría, húmeda, lenta, turbia, pegajosa, estable.

CUALIDADES PARA INTRODUCIR	CUALIDADES PARA REDUCIR
Caliente	Pesada
Ligera	Oleosa
Seca	Estática (permanecer inactivo)
Móvil (ponerse en marcha)	Apagada
Aguda	Lenta
Penetrante	
Fría	

SEÑALES Y SÍNTOMAS POTENCIALES DE DESEQUILIBRIO	SABORES ACONSEJADOS
Pérdida de apetito	Amargo
Congestión de los senos nasales o del pecho	Astringente
Alergias primaverales	Acre
Sensación de aletargamiento o apagamiento	

Guía de alimentos primaverales

Primar los alimentos servidos calientes, ligeros y bien especiados.

ALIMENTOS QUE DEBEN FAVORECERSE

- Especias acres, como el jengibre, la pimienta negra, el limón y la cúrcuma.
- Cereales secos como la cebada, el centeno, el maíz, el mijo y el trigo sarraceno.
- Frutas astringentes como las manzanas, las peras, los frutos del bosque, las cerezas secas, las uvas y las ciruelas pasas. En climas fríos, puede disponerse sobre todo de frutas secas.
- Proteínas magras como las judías, las lentejas y las claras de huevo; carne blanca para los no vegetarianos.
- Verduras amargas como la rúcula, las coles de Bruselas, el repollo, el brécol, el diente de león y el espárrago.
- Miel cruda con moderación.

ALIMENTOS QUE DEBEN REDUCIRSE

- Cualquier alimento o bebida fríos.
- Productos lácteos.
- Frutas dulces y pesadas, como los dátiles, los higos y los plátanos.
- El trigo.
- Edulcorantes (excepto la miel cruda).
- Carnes grasas.
- Frutos secos tostados.
- La sal.

PAUTAS SOBRE EL ESTILO DE VIDA PRIMAVERAL

- Emplea un aceite ligero para masaje (almendras, pepitas de uva) y practica el cepillado en seco una cuantas veces a la semana, o bien diariamente, por la mañana antes de ducharte. Podrías añadirle aromas naturales energizantes, como los aceites esenciales de limón, pomelo, bergamota, pino o tulsi.
- Practica neti (lavado nasal) con un irrigador nasal durante la ducha matutina al comienzo de la estación, o bien como prevención de la congestión nasal.
- Realiza ejercicio diario, preferiblemente a primera hora de la mañana y al aire libre, procurando sudar un poco.
- Toma saunas.
- Reduce la siesta y despiértate coincidiendo con la salida del sol.
- No comas sin hambre y toma un desayuno más ligero del que hacías en invierno.
- Bebe tulsi, jengibre o una infusión digestiva de primavera diariamente.

LISTA DE LA COMPRA PRIMAVERAL

VERDURAS	FRUTAS	CEREALES		
Alcachofas frescas	Manzanas	Amaranto	Tofu (servido caliente)	Semillas de mostaza
Alcachofas marinadas	Frutos del bosque frescos	Cebada	Judías blancas	Sambar en polvo
Rúcula	Cerezas secas	Trigo sarraceno		Anís estrellado
Espárragos	Zumo de arándanos rojos secos	Harina de maíz (tortillas mexicanas)	GRASAS	
Brécol			Queso de cabra	EXTRAS
Repollo	Pomelos	Mijo	Aceite de pepitas de uva	Vinagre de manzana
Coliflor	Peras	Centeno	Leche de cáñamo	Vinagre balsámico
Nabo daikon	Zumo de granada		Leche de arroz	Vinagre de arroz
Endivia	Ciruelas secas	LEGUMBRES	Leche de soja	Miel cruda
Brotes de helecho	Uvas pasas	Judías negras		Cepillado en seco con cerdas naturales
Puerros		Garbanzos	ESPECIAS	
Achicoria roja		Lentejas verdes	Semillas de alholva	
Espinacas		Lentejas rojas	Guindilla roja seca	
Brotes				

Trigo sarraceno con frutos del bosque

Salen 2 raciones

Me encanta llegar a casa después de la clase de yoga y degustar este cereal. Técnicamente, el trigo sarraceno no es un grano, sino una semilla y es seco, ligeramente diurético y de energía caliente. Junto con el fulgor de los frutos del bosque, esta receta te ayudará a levantar el ánimo y prepararte para la jornada. Es probable que encuentres trigo sarraceno en su forma tostada, bajo el nombre de kashi, que aporta un sabor tostado de frutos secos a este rápido desayuno. El trigo sarraceno no contiene gluten ni altera los niveles de azúcar. Constituye una buena elección en caso de mucosidad, pérdida de peso, y en un tiempo húmedo y fresco. Para darle un toque especial, añade una crema dulce de frutos del bosque por encima (véase la pág. 142).

2 tazas de agua

½ taza de trigo sarraceno seco, tostado o crudo

1-2 cucharaditas de mezcla de especias dulces diaria

½ cucharadita de extracto de vainilla

1 taza de fresas cortadas

2 cucharaditas de aceite de coco

¼ de taza de coco rallado

Lleva a ebullición 2 tazas de agua en una cacerola mediana. Lava el trigo sarraceno con un colador y añádelo al agua hirviendo junto con la mezcla de especias y el extracto de vainilla. Baja el fuego, tapa y cocina durante 15 minutos. Pasado ese tiempo, retira del fuego, agrega las fresas y el aceite de coco, y separa los granos con un tenedor. Tapa de nuevo y déjalo reposar durante 5 minutos.

Mientras reposa, tuesta el coco rallado en una sartén pequeña a fuego lento durante unos pocos minutos, removiendo constantemente, hasta que comience a tostarse.

Para servir, distribuye la mezcla en dos cuencos y esparce coco tostado por encima.

CONSEJO: si pones en remojo el trigo sarraceno por la noche, se cocinará en 10 minutos. También puedes hacer esto mismo con el coco rallado para suavizar su textura y aportar cremosidad. Si escoges esta opción, entonces no lo tuestes.

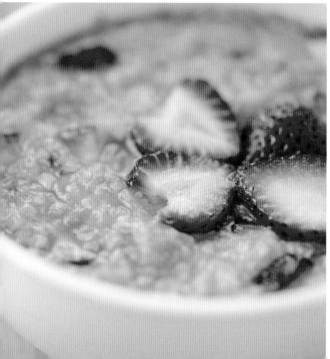

Pasteles de cereza y mijo

Salen 6 unidades

El mijo es un cereal seco y ligero, una buena elección para un tiempo húmedo. Estos pasteles incorporan la astringencia de las cerezas y las ciruelas pasas, así como la calidez del jengibre fresco, para ayudar al organismo a deshacerse del exceso de propiedades húmedas y frescas. Esta receta es un buen sustituto de la repostería hecha a base de harina y azúcar refinados, la cual puede paralizar el trabajo de eliminación del estancamiento invernal. Si crees que va apetecerte tomarte un pastel más tarde, llévate contigo una o dos de estas delicias.

⅓ de taza de ciruelas secas

1 taza de mijo cocinado

1 cucharada de semillas de lino molido

½ cucharadita de jengibre en polvo

1 cucharadita de zumo de limón

¼ de taza de cerezas secas

1 cucharada de mijo sin cocinar

Precalienta el horno a 200 °C (400 °F). Forra las cavidades de un molde de *muffins* con 6 cápsulas de papel. Remoja las ciruelas pasas junto con ⅓ de taza de agua caliente en un cuenco mediano durante 15 minutos. Pasado ese tiempo, procésalas junto con el agua de remojo y ¼ del mijo cocinado con una batidora de mano. Añade el lino molido, el jengibre en polvo y el zumo de limón. Agrega ¾ de la taza de mijo cocido y las cerezas secas removiendo para mezclarlos. Deja reposar durante 5 minutos.

Distribuye la mezcla entre las cápsulas, rocía el mijo sin cocinar por encima y presiona suavemente cada dulce con el dorso de una cuchara para igualar la parte superior. Hornea durante 20-25 minutos hasta que los pasteles estén firmes y tostados por arriba.

SOLO MIEL CRUDA

La miel cruda constituye el edulcorante preferido por sus cualidades calientes y depurativas. Sin embargo, los textos ayurvédicos desaconsejan calentarla durante la preparación de los alimentos. La miel convencional ha sido sometida a un proceso de calentamiento, lo cual la convierte en una sustancia indigerible y pegajosa que acaba convirtiéndose en ama o toxicidad en el organismo. Si necesitas un sabor más dulzón del que te ofrecen las recetas de primavera, unta una cucharadita de miel cruda en los dulces antes de servirlos, pero no la hornees. Si la añades a una infusión, asegúrate de que el agua no esté hirviendo: deja pasar un minuto antes de agregarle miel.

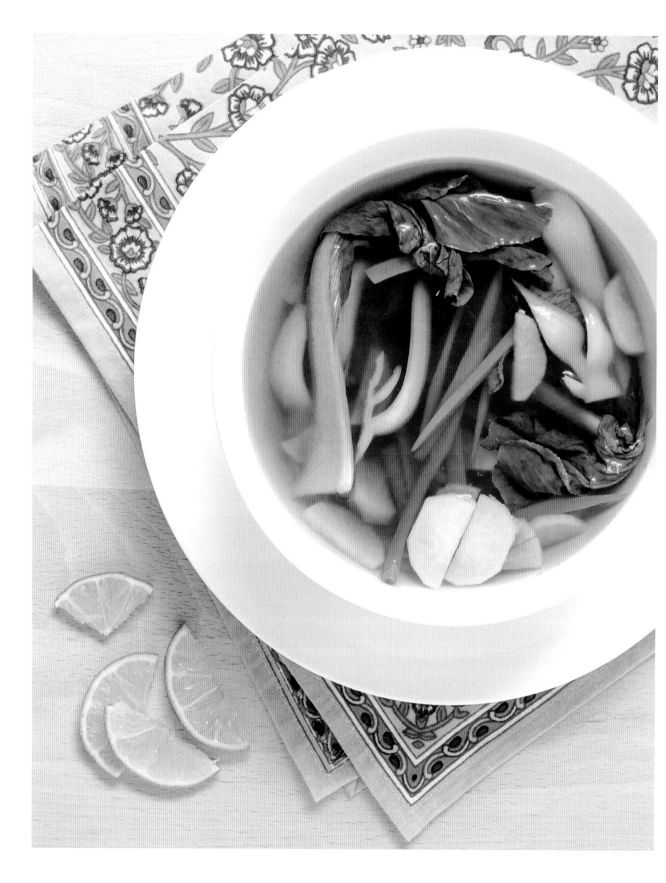

Sopa de desayuno *pho*

Salen 2 raciones

Esta receta es una adaptación del desayuno tradicional del sur de Vietnam. La acritud de los sabores salados y ligeramente picantes para desayunar (en lugar del dulce y fresco que aportan los cereales que se toman fríos) atizará el fuego digestivo durante la estación húmeda, cuando tiende a debilitarse. En armonía con los principios ayurvédicos, en el cálido sur de Vietnam la sopa de desayuno *pho* contiene un caldo dulce y está sazonada con hierbas aromáticas de efecto refrescante; en cambio, en las frías regiones del norte, la sopa suele llevar vinagre y guindilla, que poseen propiedades calientes. Si bien esta versión resulta más suave que las originales, la adición de jengibre fresco le aporta un toque de intensidad.

4 tazas de agua

1 zanahoria mediana

2 tallos de bok choy o una cabeza de bok choy baby

1 nabo daikon de 15 cm (6 in)

2 cucharaditas de jengibre fresco rallado

pimienta negra al gusto

1 cucharada de tamari

zumo de 1 lima pequeña

rodajas de lima, como decoración

ADICIONES OPCIONALES

1 manojo grande de fideos de calabacín (véase la pág. 176) o de arroz; sustituye 1 taza de agua por 1 taza de leche de coco

Hierve el agua en una cacerola grande. Corta las verduras en trozos grandes y añádelas a la olla. Agrega el jengibre rallado y pimienta negra al gusto, y cocina a fuego lento, con la tapa puesta, durante 5 minutos. Si usas fideos de calabacín o de arroz, añádelos en el último minuto de cocción y tapa de nuevo. Cocina hasta que las verduras y los fideos estén al dente. Apaga el fuego y añade el zumo de lima y el tamari.

Para servir, vierte la sopa en 2 cuencos amplios. Acompaña la sopa con rodajas de lima fresca.

Sambar del sur de la India

Salen 4 raciones

El sambar, una sopa de tomate, dal y tamarindo servida con arroz, constituye un plato básico de la cocina del sur de la India. En mi primer viaje, me llevó algún tiempo acostumbrarme a tomar sambar picante para desayunar. Este plato estaba presente en todas partes, todo el tiempo, y nunca estaba segura de poder identificar las verduras que flotaban por encima. Años después, no me siento en el sur hasta que no me tomo un cuenco de sambar auténtico, y suelo preparármelo en casa en invierno y primavera. Para simplificarlo, me he apartado ligeramente de la tradición usando sambar en polvo, que puede adquirirse en las tiendas indias, así como ingredientes fáciles de encontrar. Se trata de una receta formidable para la primavera debido a sus cualidades calientes, ligeras, acres y ácidas. Si tu estómago se agrava por la comida picante, reduce la dosis de sambar en polvo para suavizarlo y la dosis de tomate para disminuir la acidez.

4 tazas de agua

½ taza de judías mungo amarillas partidas, lavadas dos veces

1 cucharadita de cúrcuma

2 tomates pequeños, cortados en trozos grandes

½ taza de zanahoria, cortada en trozos grandes

½ taza de judías verdes, cortadas en trozos grandes

½ taza de nabo daikon, cortado en trozos grandes

1 cucharada de aceite de coco

1 cebolla pequeña, cortada en dados (opcional)

1 cucharadita de semillas de mostaza

2 ramitas de hojas de curry fresca (opcional)

un poco de asafétida

¼ de taza de coco rallado (véase el recuadro)

1-2 cucharaditas de sambar en polvo

sal al gusto

cilantro fresco como decoración (opcional)

Lleva el agua a ebullición en una cacerola grande. Añade las judías y la cúrcuma en polvo y lleva a ebullición de nuevo. Agrega las verduras troceadas, excepto la cebolla si la usaras. Baja el fuego y cocina, tapando la cacerola parcialmente, durante 30 minutos.

Mientras tanto, calienta el aceite de coco en una sartén y sofríe los dados de cebolla a fuego medio, durante alrededor de 5 minutos, hasta que queden traslúcidos. Añade las semillas de mostaza, tapando previamente por el chisporroteo que producen y fríelas durante 1 minuto. Agrega las hojas de curry sin dejar de remover y, a continuación, la asafétida, hasta que todas las especias estén cubiertas de aceite. Cuando las especias desprendan su aroma, apaga el fuego. Incorpora el coco rallado a la humeante mezcla y deja reposar durante 1-2 minutos.

Añade el aceite especiado y el sambar en polvo al dal que has preparado en la cacerola. Cocina a fuego lento durante 5 minutos, agregando agua caliente si el sambar se espesara demasiado (debería quedar un poco caldoso). Sazona al gusto.

Sírvelo en 4 cuencos junto con dosas diarios, o bien viértelo sobre un lecho de arroz basmati. Decora con cilantro fresco si lo deseas. Una nota para *chefs* osados: para obtener un sabor más ácido y auténtico, puedes añadir 2-3 cucharaditas de pasta de tamarindo cuando incorpores los tomates.

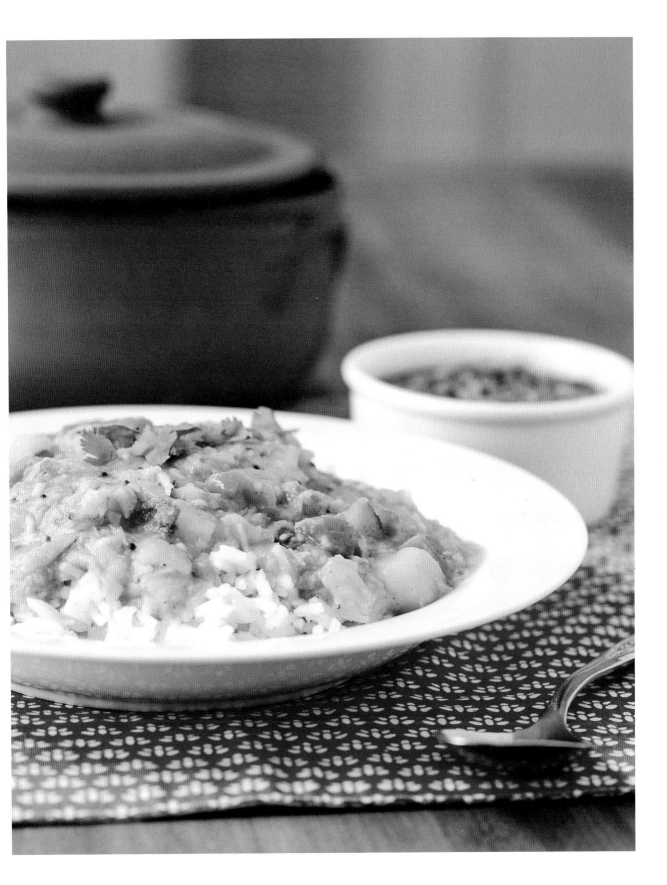

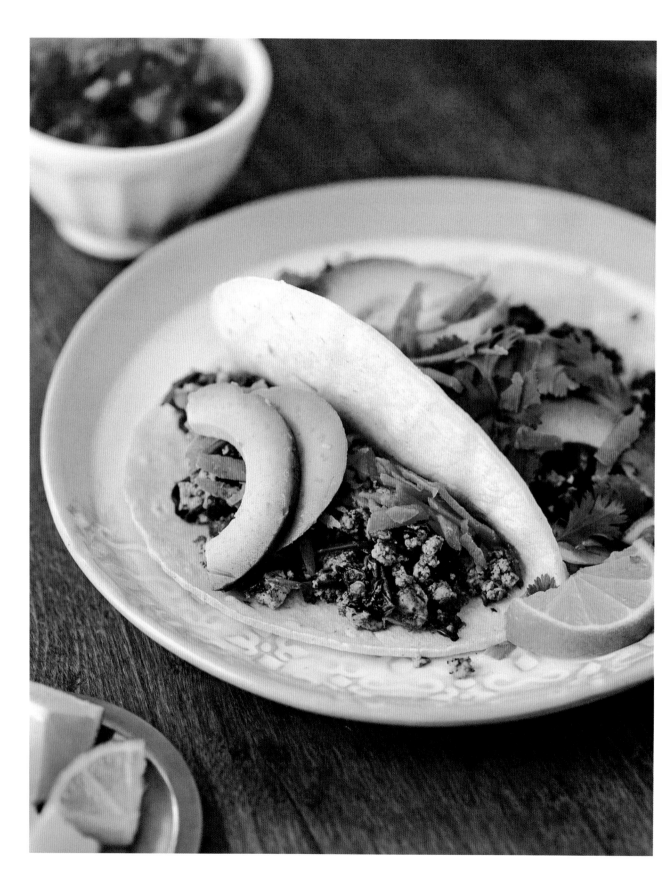

Tacos de tofu con verduras de hoja verde

Salen 2 raciones

Un día primaveral frío y seco podría estimularte el apetito más de lo habitual. Esta receta constituye una comida fácil y saciante que te mantiene en sintonía con las propiedades más ligeras de la primavera. Resulta un plato equilibrado por la cualidad seca del maíz, el sabor amargo de las verduras de hoja verde y una pizca de picante para ayudar al organismo a digerir las proteínas del tofu, de modo que te sentirás lleno pero no pesado. La ensalada de remolacha con limón y menta (véase la pág. 212) resulta un acompañamiento magnífico para estos tacos; simplemente omite la menta y las semillas de girasol para mantener la simplicidad de los sabores.

1 cucharadita de chile en polvo
½ cdta. de comino en polvo
½ cdta. de cilantro en polvo
½ cdta. de cúrcuma en polvo
una pizca de pimienta negra o de cayena
¼ de cucharadita de sal
½ bloque de 400 g (14 oz) de tofu extra firme
2 cucharaditas de aceite de girasol o de ghee
1 taza de espinacas baby cortadas en trozos grandes o de acelgas
4 tortillas de maíz
½ lima, cortada en rodajas

TOPPINGS, EN CUALQUIER COMBINACIÓN:

salsa mexicana fresca
rodajas de aguacate
cilantro troceado
zanahoria rallada
lechuga picada

Combina todas las especias y la sal en un cuenco pequeño. Lava bien el tofu y escúrrelo entre las palmas para eliminar parte del agua. Esto acelerará su preparación. Tritura el tofu en un cuenco pequeño con un tenedor y añádelo a la mezcla de especias.

Calienta el aceite o el ghee en una sartén mediana a fuego lento. Cuando la sartén esté caliente, añade el tofu y sofríelo, removiéndolo bien con una espátula cada pocos minutos. Al cabo de 5 minutos, añade los trozos de hoja verde y mézclalos con la espátula. Continúa cocinando y removiendo durante 5 minutos más. Cuando el tofu comience a dorarse, retíralo del fuego y tápalo para mantenerlo caliente.

Humedece las tortillas con las manos para que se ablanden. Extiéndelas en una sola capa en otra sartén grande y caliéntalas a fuego lento durante 2-3 minutos. Si los bordes comienzan a doblarse, retíralas del fuego de inmediato.

Para servir, coloca 2 tortillas a cada lado en 2 platos y rellénalas con la mezcla de tofu. Corona con los *toppings* en cualquier combinación. Acompaña el plato con rodajas de lima fresca para rociar por encima. Dobla en dos las tortillas para comerlas a modo de tacos suaves.

NOTA: Si tu organismo no digiere bien el tofu, sustitúyelo por 4-6 huevos, ligeramente revueltos.

Si eres forofo del ajo y la cebolla, la primavera es una buena época para consumirlos con moderación. La mayoría de la gente que no padece acidez puede disfrutar de una pequeña cantidad de ambos, bien cocinados, alrededor de dos veces por semana. Sofríe 2 cucharadas de cebolla roja troceada y ½ diente de ajo pelado y cortado durante 5 minutos; a continuación, agrega el tofu y prosigue el sofrito. Usa la salsa mexicana fresca con moderación, ya que suele contener cebolla y ajo crudos.

Crema de espárragos y judías blancas

Salen 2 raciones

Creé esta receta con una crema de verduras diaria (véase la pág. 86) como base a la que añadí sal de primavera al limón. Se trata de una forma tan simple y deliciosa de tomar espárragos, que se ha convertido en una de mis recetas principales de primavera. Consumir espárragos en primavera, cuando los tallos son pequeños y tiernos, es un auténtico disfrute; además, esta verdura purifica el elemento agua del organismo. La receta contiene una reducida cantidad de aceite, a fin de ayudar a tu cuerpo a gestionar la cualidad húmeda de la primavera.

ALMUERZO

1 manojo de tallos de espárragos

2 tazas de agua

1 cucharadita de aceite de oliva

½ taza de judías blancas cocinadas

1 cucharadita de sal de primavera

zumo de ¼ de limón

¼ de limón cortado en 2 rodajas

pimienta negra recién molida al gusto

Corta la parte inferior de los tallos de espárrago entre 2,5 y 5 cm (1-2 in) para desechar la parte leñosa. Corta los tallos en trozos de 2,5 cm (1 in). Hierve los espárragos troceados junto con una taza de agua en una cacerola mediana durante 7 minutos, hasta que estén tiernos. Vierte el contenido en una batidora de vaso junto con otra taza de agua, aceite de oliva, las judías y la sal de primavera; procesa a velocidad media hasta obtener una textura homogénea. (O introduce los ingredientes adicionales directamente en la olla, apaga el fuego y procesa con una batidora de mano). Vuelve a colocar la crema en la cacerola y calienta a fuego lento hasta que esté lo suficientemente caliente para servirse. Retira del fuego y añade el zumo de ¼ de limón.

Sírvela en 2 cuencos con rodajas de limón y pimienta negra recién molida.

NOTA: El brécol es un agradable sustituto de los espárragos y ofrece las mismas propiedades ligeras del sabor amargo. Si eres principiante en la alimentación ayurvédica, posiblemente te reconfortará la familiaridad de una crema típica como la de brécol.

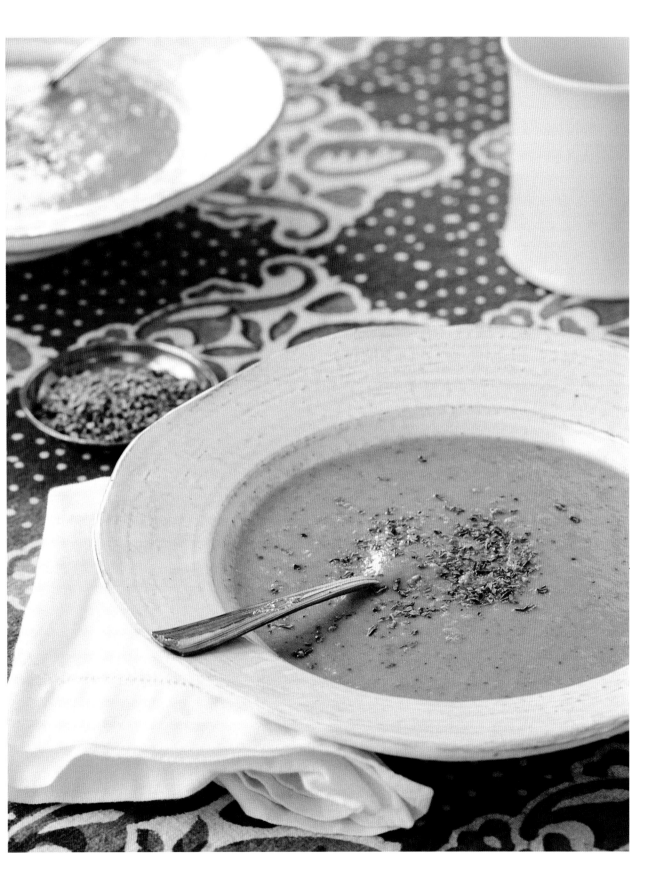

Dal picante estilo Andhra

Salen 4 raciones

La primavera es la mejor época del año para disfrutar del sabor acre, como el que se encuentra en las semillas de mostaza, las guindillas y el ajo. Este dal refleja la cocina del estado Andhra Pradesh del sur de la India, cuna del apreciado *thali* (comida) y principal productor de guindilla roja del país. La naturaleza fuerte y picante del plato, las propiedades ligeras y secas de las judías mungo, y la fibra añadida de la piel de las judías, componen una comida depurativa ideal para un tiempo fresco y húmedo.

1 taza de judías mungo verdes enteras

1 cucharada de ghee

1 guindilla roja grande o 3 pequeñas

1 trozo de 2,5 cm (1 in) de jengibre fresco pelado y rallado

½ cucharada de mezcla de especias de primavera

2 cucharaditas de semillas de mostaza

2 cucharaditas de semillas de comino

4 tazas de agua

zumo de 1 limón

½ cucharadita de sal

Deja en remojo las judías mungo durante toda la noche, o bien utiliza el método de remojo rápido (véase la pág. 289). Pasado ese tiempo, escurre y enjuaga las lentejas con un escurridor.

Calienta el ghee a fuego medio en una olla grande. Añade las guindillas, el jengibre rallado, la mezcla de especias, y las semillas de mostaza y comino. Remueve durante unos minutos hasta que las semillas de mostaza comiencen a saltar. Agrega las judías a la olla y remueve hasta que el ghee y las especias estén distribuidas por igual. Vierte el agua, tapa parcialmente y cocina durante 30 minutos, o hasta que las judías comiencen a romperse. Presta atención al nivel del agua, ya que podría ser necesario añadir un poco de agua caliente si el dal se secara. Cuando las judías estén completamente suaves, retira la olla del fuego y añade el zumo de limón y la sal.

Sirve el dal en una fuente sobre arroz basmati.

LAS SEMILLAS DE MOSTAZA TIENEN VIDA PROPIA

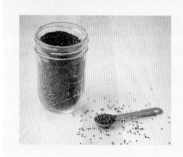

Creo que debería advertirte acerca de las semillas de mostaza. Si bien me ha llevado algún tiempo entenderlo, siempre tengo una tapa cerca de la sartén. Las semillas de mostaza saltan cuando comienzan a calentarse como las palomitas. Para conseguir que se tuesten durante 1 minuto mientras se sublevan, tápalas sin cerrar del todo. Después, has de ser rápido a la hora de destapar y añadir los siguientes ingredientes. Las semillas de mostaza se asentarán de inmediato.

Tofu simple

Salen 2-3 raciones

Cualquiera que viva en un hogar vegetariano conoce la versatilidad de este alimento rico en proteínas. Esta receta es muy apreciada en las fiestas culinarias de yoga y resulta fácil de doblar o triplicar. Cubierta por levadura nutricional, que le aporta un sabor a queso, esta receta es desde hace tiempo una de mis cenas preferidas y por ello no podía faltar en este libro. Resulta excelente servida encima de un lecho de col crespa al vapor.

· · · · · ●●◆●● · · · · ·

1 bloque de 340 g (12 oz) de tofu extra firme
2 cucharadas de ghee
2 cucharadas de levadura nutricional
2 cucharadas de tamari

Escurre y enjuaga el tofu. Presiónalo suavemente para eliminar el exceso de agua. Córtalo en dados de 2,5 cm (1 in).

Derrite el ghee en una sartén grande a fuego medio. Coloca los dados de tofu en una sola capa en la sartén y sofríelos durante 7 minutos o hasta que estén ligeramente dorados. Tal vez tengas que remover la sartén cada pocos minutos para evitar que se peguen. Después, dales la vuelta con una espátula.

Cuando se hayan hecho todos los lados y se haya evaporado el líquido, retira del fuego, al cabo de unos 7 minutos. Mientras el tofu sigue en la sartén, esparce levadura nutricional y tamari por encima. Remueve con la espátula para cubrir los dados, añadiendo más levadura o tamari si fuera necesario para obtener el sabor a queso deseado. Sirve por encima de una ensalada al vapor diaria o de un lecho de hojas verdes.

¿QUÉ ES LA LEVADURA NUTRICIONAL?

La levadura nutricional puede encontrarse en la sección de suplementos de las tiendas de alimentación natural. Si bien no es un ingrediente tradicional en el Ayurveda, posee propiedades ligeras y secas, según la clasificación ayurvédica. Este suplemento alimenticio (no contiene ingredientes químicos ni sintéticos) aporta proteínas y un sabor y textura semejantes a las del queso sin las cualidades pesadas y oleosas de este. Es una levadura inactiva, a diferencia de la de panadería y, por tanto, no se expande en el vientre. Tampoco se parece a la levadura de cerveza, la cual es un subproducto de la fabricación de cerveza. Se cultiva principalmente para usarse como suplemento. La levadura viva predigiere las vitaminas del grupo B y permite su asimilación por el organismo; el calentamiento reduce la eficacia de las vitaminas. La levadura nutricional constituye una buena fuente de proteínas y aminoácidos, de los que a veces son deficitarias las dietas vegetarianas. También sirve para espesar las sopas y darles sabor a queso.

A menos que desees comprar solo un poco para probar, es mejor no comprarla a granel, pues lo más probable es que se haya oxidado. Fresca es de color amarillo brillante que va apagándose a medida que envejece. Lo más recomendable es adquirirla en botes herméticos, pues son el mejor modo de conservarla.

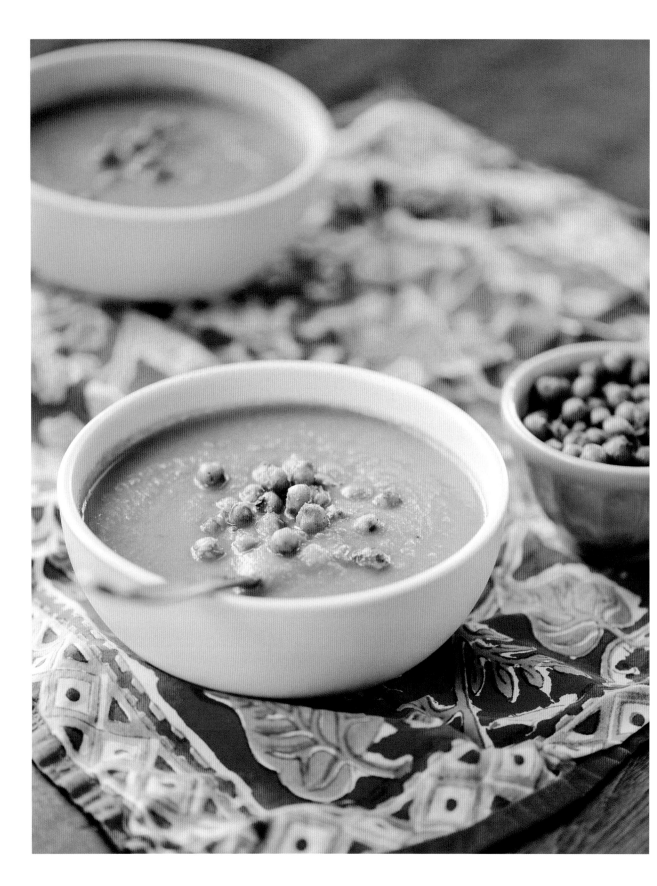

Crema de zanahoria y jengibre con garbanzos tostados

Salen 4 raciones

Dulce y especiada: no puedes equivocarte con esta crema, que resulta benéfica para todo el mundo en cualquier momento, y constituye una forma sencilla de incrementar el consumo de jengibre en primavera. Una vez aprendas a prepararla, empezarás a tomarla a menudo. La zanahoria ejerce un efecto relajante y refrescante en los ojos, de modo que considera incluirla en tu dieta cuando pases mucho tiempo frente al ordenador. Un aderezo de garbanzos tostados le aporta una textura crujiente así como la saludable propiedad seca de las legumbres.

4 tazas de agua

2 cucharaditas de cilantro en polvo

450 g (1 lb) de zanahorias

5-7,5 cm (2-3 in) de jengibre fresco

2 cucharaditas de ghee, aceite de oliva o de girasol
+ 2 cucharaditas más para rociar

una pizca de sal y pimienta respectivamente

garbanzos tostados

Cuece 4 tazas de agua, junto con el cilantro en polvo, en una cacerola mediana. Corta las zanahorias en trozos grandes y añádelos a la olla. Pela el jengibre, córtalo en dados y agrégalos a la olla. Cocina durante 15-20 minutos, con la tapa puesta, hasta que las zanahorias estén tiernas. Añade ghee o aceite de oliva, sal y pimienta. Procesa con una batidora de mano hasta obtener una consistencia homogénea, o bien traslada el contenido a una batidora de vaso y deja enfriar 2-3 minutos antes de procesar, primero a una velocidad baja y después a máxima, hasta conseguir una textura uniforme.

Sirve en cuatro cuencos de sopa, añadiendo por encima ¼ de taza de garbanzos tostados y ½ cucharadita de ghee o aceite.

GARBANZOS TOSTADOS

Salen 6-8 raciones

¡He aquí el garbanzo! Rico en proteínas y sabor, y bajo en grasas. Los garbanzos son populares en todas las regiones de la India, y en los puestos callejeros se venden tostados en cucuruchos de periódico, como los cacahuetes envueltos en bolsas de papel que suelen verse en los partidos de béisbol de Estados Unidos. Se trata de un gran aderezo para los platos de primavera, a los que les aporta un toque seco y picante. Pruébalos por encima de una crema o de la ensalada al vapor diaria. Es mejor no consumirlos solos si estás muy hambriento, porque un exceso de alimentos secos ralentizará la digestión. Al igual que con todos los alimentos secos y crujientes, ha de tomarse con moderación.

2 tazas de garbanzos cocinados (2 latas de 450 g [16 oz])

2 cucharadas de vinagre de manzana

2 cucharaditas de mezcla de especias de primavera

1 cucharadita de comino en polvo

una pizca de sal

2 cucharaditas de aceite de girasol

Precalienta el horno a 200 °C (400 °F).

Lava y filtra bien los garbanzos. Envuélvelos en un paño limpio y sacúdelos para sacar el agua; después, colócalos en un cuenco grande. Esparce por encima el vinagre, las especias, la sal y el aceite. Mézclalos con las manos, para que se impregnen bien de los condimentos.

Esparce los garbanzos en una bandeja de horno y ásalos durante 40 minutos, removiendo cada 15 minutos. Cuando estén ligeramente tostados, sácalos del horno. (Si los prefieres crujientes, hornéalos hasta 50 minutos, sin olvidarte de remover y asegurándote de que no se quemen). Deja que se enfríen antes de guardarlos en un recipiente hermético a temperatura ambiente.

Los garbanzos tostados también son maravillosos recién sacados del horno, como guarnición. Tras aderezar esta receta, te sobrará una taza de garbanzos que puedes guardar para otro momento.

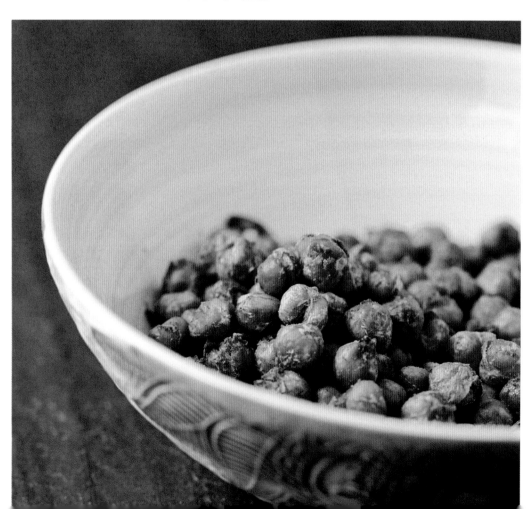

Crema de puerro y coliflor

Salen 2 raciones

La coliflor sustituye a las patatas de la típica crema de puerros con patatas para crear una sopa estacional ligera y cremosa. En esta época del año, ni tu paladar echará en falta las patatas ni tu organismo los hidratos de carbono simples. Adereza con garbanzos tostados (véase la pág. 133), o bien sirve con chana dosa fácil (véase la pág. 170) para obtener más proteínas.

2 cucharaditas de aceite de girasol o de cártamo
1 cabeza pequeña de coliflor
1 puerro
4 tazas de caldo
1 cucharadita de sal de primavera

Calienta el aceite en una cacerola grande a fuego medio. Mientras tanto, corta la parte blanca de los puerros en tiras de 2,5 cm (1 in) y la coliflor en trozos del mismo tamaño. Saltea el puerro durante 5 minutos hasta que esté tierno. Añade la coliflor, el caldo y la sal a la cacerola y cocina con la tapa puesta, durante 20 minutos, hasta que la coliflor se ablande. Retira del fuego y procesa con una batidora de mano hasta obtener una consistencia homogénea. Si deseas usar una batidora de vaso, vierte el contenido en el recipiente de mezcla y deja enfriar 2-3 minutos. Procesa primero a velocidad baja y ve incrementando la velocidad hasta conseguir una textura uniforme. Sirve en dos cuencos de sopa.

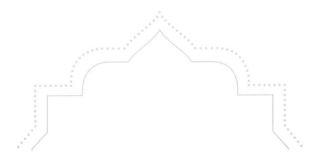

Hamburguesas de judías blancas y alcachofas

Salen 6 raciones

Estas hamburguesas alimonadas y ligeras se complementan bien con mostaza molida gruesa, un ingrediente útil en primavera debido a su sabor acre de efecto calorífico. Sirve 2 piezas sobre un lecho de cereales de primavera o bien, junto con una ensalada al vapor diaria. Son una buena opción para llevar al trabajo, ya que soportan bien el movimiento.

CENA

1 taza de judías cannellini blancas cocinadas

un manojo de espinacas baby

2 corazones de alcachofa marinados y escurridos, o bien cocidos al vapor + 1 cucharadita de aceite de oliva

1 cucharada de semillas de lino molidas

1 cucharadita de sal de primavera

¼ de cucharadita de corteza de limón (opcional)

Precalienta el horno a 180 °C (350 °F). Forra una bandeja de horno con papel vegetal. Aplasta las judías con un tenedor en un cuenco grande. Pica las espinacas, corta en dados las alcachofas, y combina las verduras y las judías con el tenedor. Agrega las semillas de lino, la sal de primavera, la corteza de limón y el aceite de oliva si usaras alcachofas al vapor, dado que las marinadas ya contienen aceite. Remueve hasta que la mezcla adquiera una consistencia uniformemente gruesa.

Forma 6 hamburguesas, distribúyelas a lo largo del papel vegetal y hornea durante 10 minutos en cada lado. Otra opción consiste en derretir 1 cucharadita de ghee en una sartén cerámica antiadherente y sofreírlas despacio a fuego medio durante 5 minutos en cada lado hasta que estén doradas.

Sirve con crema de mostaza gruesa.

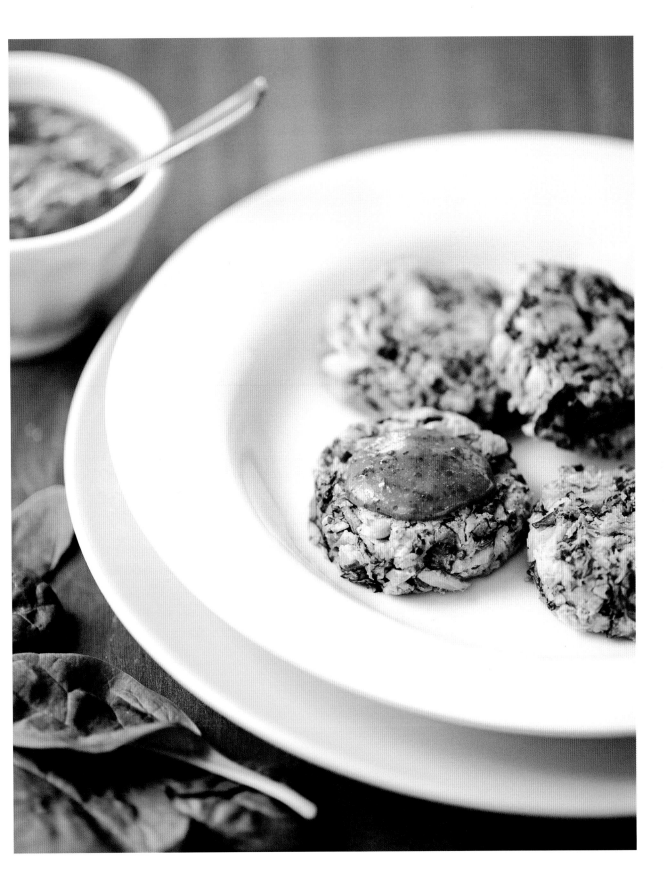

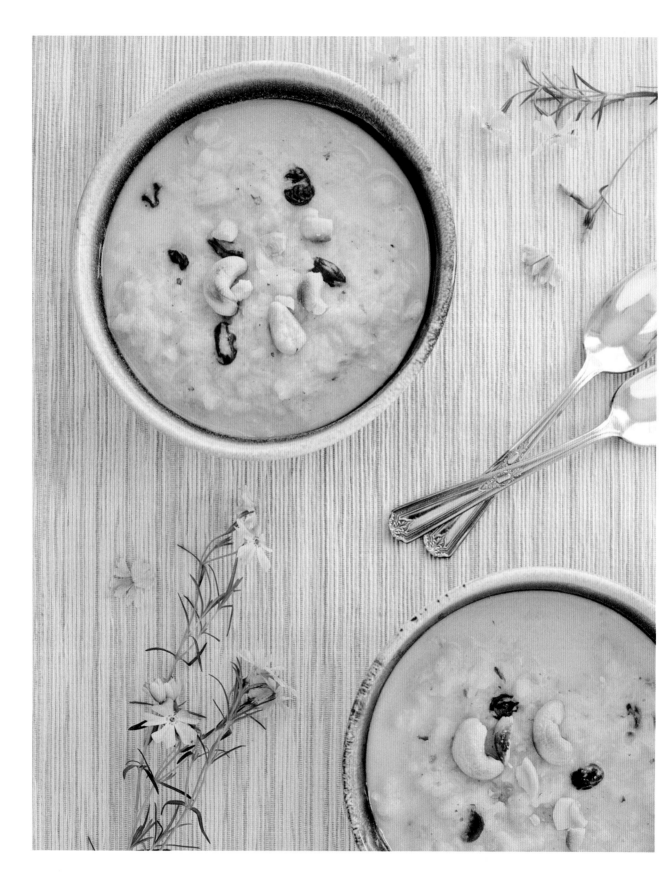

Kheer ligero

Salen 2 raciones

Este arroz con leche es una gran forma de utilizar los restos de arroz de la cena para elaborar un postre. Aunque la textura de un kheer tradicional es sustanciosa y saciante, la cantidad de leche y azúcar que contiene aportan más cualidades constructoras de las que necesitas en primavera. Esta versión solo lleva 20 minutos de preparación y contiene propiedades calientes y ligeras que resultan equilibradoras en primavera.

1 taza de arroz basmati blanco cocinado

1 taza y ¾ de leche de almendras diaria (véase la pág. 108)

1 cucharadita de extracto puro de vainilla

2 cucharadas de uvas pasas

10 almendras remojadas, molidas en molinillo o batidora, o bien 1 cucharada de harina de almendra

¼ de cucharadita de cardamomo en polvo

1 cucharadita de jengibre recién rallado

una pizca de hebras de azafrán (opcional)

1 cucharadita de miel cruda (opcional)

Calienta el arroz, la leche de almendras y el extracto de vainilla en un cazo a fuego medio. Añade las pasas, las almendras molidas o la harina de almendra, el cardamomo, el jengibre rallado y las hebras de azafrán, si las usaras. Si prefieres simplificar, emplea la mezcla de especias dulces diaria en lugar de las especias por separado. Cocina a fuego lento con la tapa ligeramente entreabierta durante 15 minutos.

Para servir, distribúyelo en 2 cuencos. Añade ½ cucharadita de miel en cada uno de ellos, si lo deseas.

NOTA: Para hacerlo más sustancioso, utiliza arroz sin cocinar. Muele media taza de arroz basmati crudo en un molinillo o batidora hasta obtener una consistencia gruesa y, a continuación, cocínalo a fuego lento en 1 ½ taza de leche de almendras, junto con los otros ingredientes, durante alrededor de 1 hora. Si estás tratando de impresionar a un invitado, tuesta 6 anacardos con 1 cucharadita de ghee en una sartén pequeña y adorna cada cuenco con 3 anacardos dorados.

SOBRE LA MODERACIÓN

Las comidas ayurvédicas suelen utilizar pequeñas cantidades de alimentos que podrían resultar agravantes en mayores cantidades. En lugar de omitir estos ingredientes, los platos contienen, por ejemplo, un poquito de frutos secos tostados, guindilla picada o patata: lo suficiente para complacer a tus sentidos sin desequilibrar el organismo.

Era un día festivo. Me encontraba en una clínica ayurvédica haciendo una dieta depurativa, cuando llegó un individuo procedente de la calle repartiendo dulces; al ponerme en la mano una de aquellas golosinas que «no debía» comer, me entraron ganas de llorar. Al ver mi reacción, el doctor partió un pedazo y me dijo: «Disfruta de este pedacito y sé feliz». Este desafío a mi enfoque de «todo o nada» fue el primer paso de un camino ininterrumpido hacia la moderación y un disfrute verdadero y consciente de los alimentos.

Crema de avellanas Notella

Salen 450 g (16 oz)

La adición de almendras y leche de coco aligera esta versión de la típica crema de chocolate, oleosa y de efecto calorífico, al evitar las grasas procesadas y la leche entera en polvo. Remojar las almendras y pelarlas previamente la hace más digestiva y fácil de metabolizar. ¡La tarea intensiva que supone quitarles la piel hará que no te la acabes demasiado pronto! Esta crema de untar te sacia enormemente sobre una tostada de pan germinado cuando tienes un antojo; tómala con moderación especialmente en primavera: una ración equivale a 1 cucharada.

¾ de taza de almendras crudas
¾ de taza de avellanas crudas
½ taza de cacao en polvo
½ taza de leche de coco
½ taza de azúcar de coco
1 cucharadita de extracto de vainilla
una pizca de sal

Deja en remojo las almendras crudas durante 6-8 horas.

Precalienta el horno a 180 °C (350 °F). Esparce las almendras remojadas y las avellanas crudas en una fuente de horno grande y tuéstalas durante 10 minutos, removiendo la fuente unas cuantas veces. Cuando estén todavía calientes, envuélvelas en un paño de cocina ligeramente humedecido. Frótalas entre las palmas de la mano para retirarles la piel. (Si queda un poco de piel pegada no pasa nada).

Procésalas en un robot de cocina hasta obtener un polvo uniforme. Agrega el resto de ingredientes y procesa de nuevo hasta conseguir una textura homogénea y cremosa.

Traslada la crema a un tarro de cristal de 475 ml (16 oz) y consérvalo en el frigorífico.

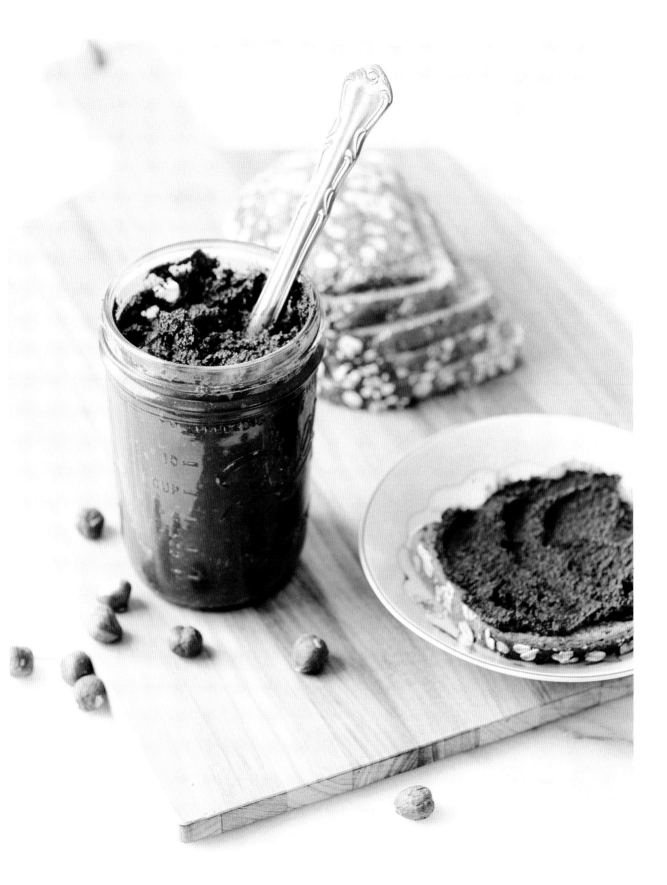

Crema dulce de frutos del bosque

Salen 2 raciones

La primavera no es el momento adecuado para permitirse una golosina. Por suerte, la dulzura de los frutos del bosque tempranos está equilibrada por sus cualidades agudas y astringentes, que ejercen un efecto limpiador en el cuerpo. Dado que la fruta se digiere antes que otros alimentos, la forma óptima de tomar esta mezcla es como crema de untar junto con otras frutas. Prepara esta receta si necesitas un extra de dulzor, en lugar de consumir productos azucarados procesados.

2 cucharadas de uvas pasas amarillas

2 cucharadas de zumo de manzana o cereza

1 taza de frambuesas o arándanos

1 cucharadita de mezcla de especias dulces

un chorrito de limón al gusto

Remoja las uvas pasas con el zumo durante 10 minutos en un cuenco pequeño. Vierte las pasas junto con el zumo en una batidora de vaso, o bien en un cuenco mediano (en caso de usar una batidora de mano). Añade los frutos del bosque, la mezcla de especias y el chorrito de limón, y procesa hasta obtener una consistencia homogénea.

Sirve esta crema en un bonito cuenco junto con rodajas de pera o manzana.

COCINA CERRADA

Comer demasiado ralentiza la digestión y el metabolismo, e incluso dificulta la digestión de alimentos que no son problemáticos. Suzanne se pasaba la vida tratando de perder algo de peso; pero tras una larga jornada, le resultaba complicado apartar la mitad de la comida que había preparado para ese día: prefería comérselo todo a dejar esa mitad para el día siguiente. Se había acostumbrado a comer demasiado rápido, con la televisión encendida. Le sugerí que probara a hacerlo escuchando música relajante en lugar de frente a la televisión y que diera un breve paseo justo después de comer. Cuando comenzó a comer más despacio, descubrió que le resultaba más fácil percibir cuándo estaba llena. Si seguía teniendo ganas de comer algo más o de tomarse un postre, se ponía la chaqueta y se daba un paseo de 15 minutos. El cambio de escenario y salir de la cocina alejaban su atención de esos antojos y podía regresar a casa, limpiar y cerrar la cocina hasta la noche.

Lassi de lima y jengibre

Salen 2 raciones

En primavera, conviene tomar los productos lácteos diluidos o evitarlos por completo; pero un lassi con las propiedades ligeras y penetrantes de la miel y el jengibre suministra una pequeña cantidad de yogur de leche entera que resulta sumamente beneficioso como digestivo para después de comer. Asegúrate de usar agua a temperatura ambiente y no fría.

⅟₄ de taza de yogur ecológico de leche entera
1 taza de agua a temperatura ambiente
1 trozo de 2,5 cm (1 in) de jengibre fresco, pelado y cortado en trozos grandes
zumo de ½ lima pequeña
1 cucharadita de miel cruda (opcional)

Mezcla el yogur, el agua, el jengibre, el zumo de lima y la miel, si la usaras, en una batidora de mano a velocidad máxima durante 1-2 minutos.

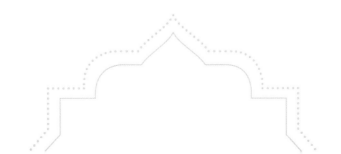

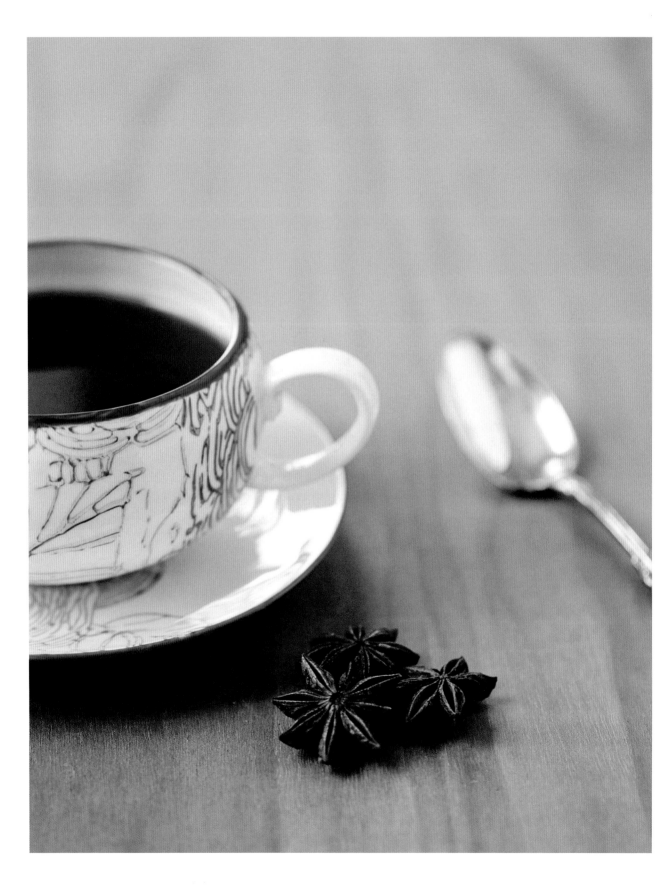

Infusión digestiva de primavera

Salen 2 tazas

Esta infusión calienta el abdomen y pone en marcha la digestión lenta del invierno. Con objeto de ayudarte a reducir los dulces, que no están indicados en esta época del año, la canela ayuda a calmar la necesidad de tomarlos y equilibra el azúcar en sangre.

....•.•.•.•.•..

2 tazas de agua
1 trozo de aproximadamente
   1 cm (½ in) de jengibre
   fresco
½ anís estrellado
2-3 clavos
2-3 granos de pimienta negra
½ cucharadita de canela en
   polvo

Lleva a ebullición dos tazas de agua en un cazo. Corta el jengibre en trozos grandes, con la piel. Añade al agua el jengibre troceado, el anís estrellado, los clavos, los granos de pimienta y la canela. Baja el fuego y cuece durante 10 minutos o más. Filtra y vierte la infusión en 2 tazas altas.

Bebe alrededor de 180 ml (6 oz) con o después de las comidas.

NOTA: No todo el mundo disfruta del sabor del clavo o el anís. Mordisquea un poquito de cada especia para cerciorarte de que el sabor no te desagrada antes de preparar esta infusión por primera vez. Si padeces indigestión ácida en ocasiones, omite la pimienta negra. Si tienes un catarro que esté afectándote al pecho o la cabeza, añade ½ cucharadita de semillas de comino a la receta.

Refresh-O-Rama

Salen 2 vasos

La cualidad penetrante de esta bebida brillante despeja la cabeza y te activa sin necesidad de cafeína. Quienes padecen congestión al levantarse se beneficiarán especialmente de esta receta. Conviene tomarla a primera hora de la mañana con el estómago vacío y esperar al menos 30 minutos antes de desayunar. Si la encuentras demasiado ácida, utiliza lima en lugar de zumo de limón y omite la pimienta de cayena.

zumo de dos naranjas o
　　pomelos (unas 2 tazas)
1 trozo de 4 cm (1 ½ in) de
　　jengibre fresco pelado
1-2 cucharaditas de miel cruda
zumo de 1 limón
una pizca de pimienta de
　　cayena para los osados

Procesa 1 taza de zumo de naranja o de pomelo junto con el jengibre en una batidora hasta que se mezclen bien. Con la batidora en marcha, añade la miel, el resto del zumo de naranja o pomelo, el zumo de limón y la pimienta de cayena, si la usaras. Procesa durante 1 minuto.

Traslada la bebida a 2 vasos y tómatela de inmediato antes de que se asienten la pulpa y las especias.

NOTA: Cuando no me apetece hacer zumos, pelo y troceo las frutas, les quito las pepitas y proceso todos los ingredientes en la batidora hasta obtener una consistencia uniforme.

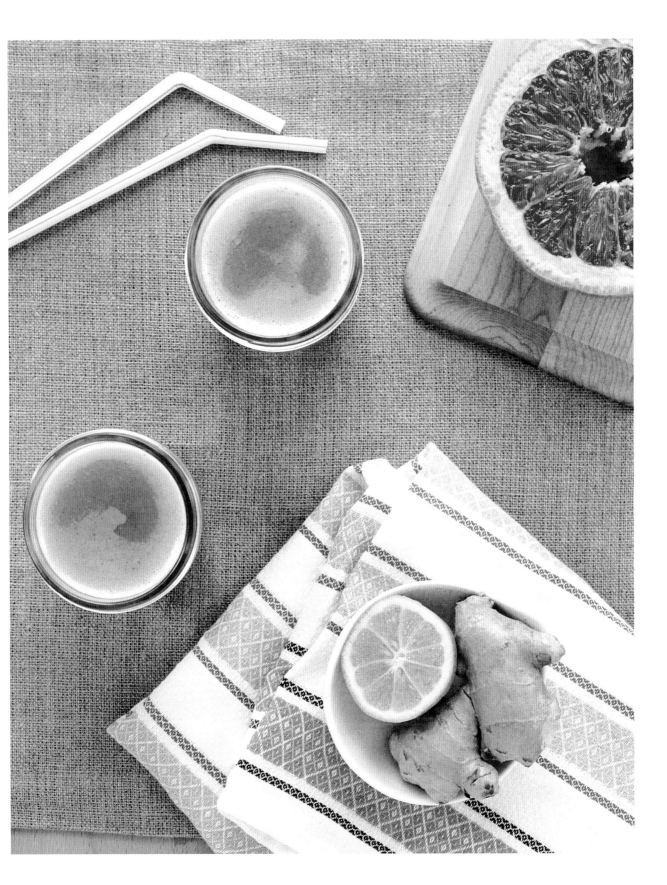

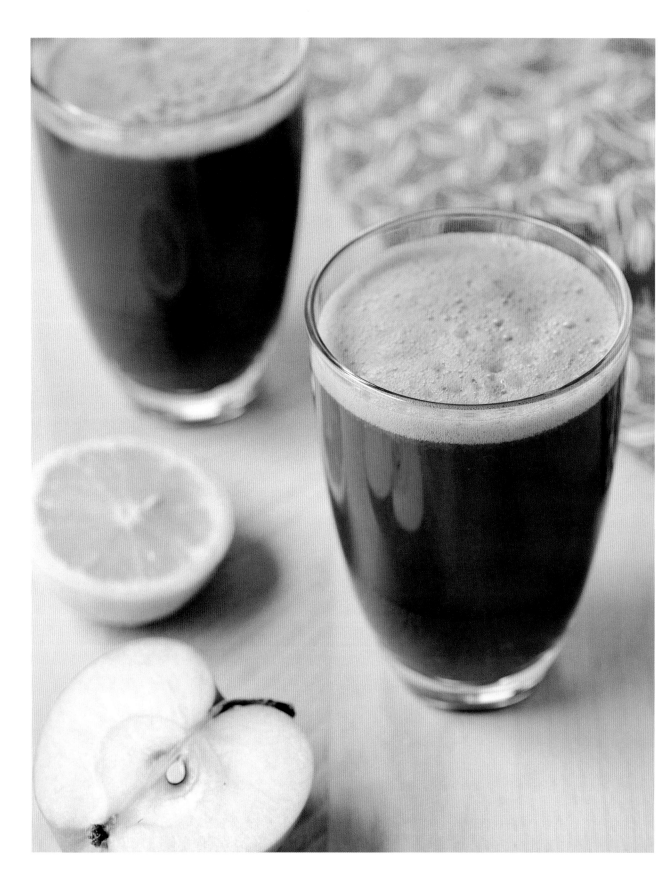

Zumo verde depurativo

Salen 2 vasos

Se trata de una bebida enormemente depurativa que elimina los antojos y constituye un potente tentempié. La combinación de sabores dulces, ligeramente ácidos, amargos y acres produce un zumo equilibrado que puede prepararse con o sin un extractor de zumos.

2 manzanas, sin corazón y
   cortada en 4
4 hojas de col crespa o
   2 manojos de espinaca baby
zumo de 1 limón
1 trozo de 2,5 cm (1 in) de
   jengibre fresco pelado y
   cortado en trozos grandes

Combina todos los ingredientes en una batidora de vaso junto con 1 ½ taza de agua. Procesa hasta obtener una consistencia homogénea (más acuosa que en un *smoothie*), añadiendo más agua si se necesita o desea.

    Filtra el zumo con un colador grande y sírvelo en 2 vasos, presionando el colador con el dorso de una cuchara para facilitar la operación.

Mezcla ayurvédica primaveral de especias y sal

La mayor parte de las recetas de primavera requieren especias de efecto calorífico, un poco menos de sal de lo normal y tal vez una pizca de picante. En tus experimentos culinarios ayurvédicos puedes elegir entre el sabor a curry del masala denominado «mezcla de especias de primavera» y el sabor luminoso de la albahaca y el limón de la sal de primavera. Ambos condimentos contienen sabores que equilibran las propiedades pesadas, húmedas y refrescantes de la primavera. Con cualquiera de ellas, tendrás hierbas y especias energizantes que apoyarán la depuración del hígado en preparación para el tiempo más cálido del verano.

MEZCLA DE ESPECIAS DE PRIMAVERA

Sale alrededor de ¼ de taza

1 cucharada de semillas de cilantro enteras
1 cucharadita de semillas de alholva
1 cucharada de semillas de comino enteras
1 cucharada de cúrcuma en polvo
1 cucharada de jengibre en polvo
1 cucharadita de pimienta negra
⅛ de cucharadita de pimienta de cayena
una pizca de clavo en polvo

Tuesta en seco las semillas de cilantro, alholva y comino en una sartén de fondo grueso durante unos minutos hasta que desprendan su aroma. Déjalas enfriar completamente. Mézclalas con el resto de especias y muélelas en un molinillo, o bien a mano con un mortero, hasta obtener una textura uniforme.

Traslada la mezcla a un bote de especias de tapa hermética con ayuda de un embudo o una cucharita.

SAL DE PRIMAVERA

Sale ½ taza

1 cucharada de sal rosa gruesa
¼ de corteza de limón seca
2 cucharadas de albahaca seca
1 ½ cucharadita de pimienta negra recién molida
¼ de cucharadita de pimienta de cayena

Combina los ingredientes en un cuenco (muélelos primero con un mortero hasta obtener una textura uniforme si es necesario). Traslada la mezcla a un bote de especias. Si bien algunas de las recetas primaverales requerirán el uso de esta sal, también puedes dejarla en la mesa como condimento.

NOTA: En primavera e invierno es buena idea disponer de un molinillo de pimienta con granos de pimienta tricolores en la mesa. Puedes usar la dosis de pimienta necesaria para esta receta usando el molinillo de mesa.

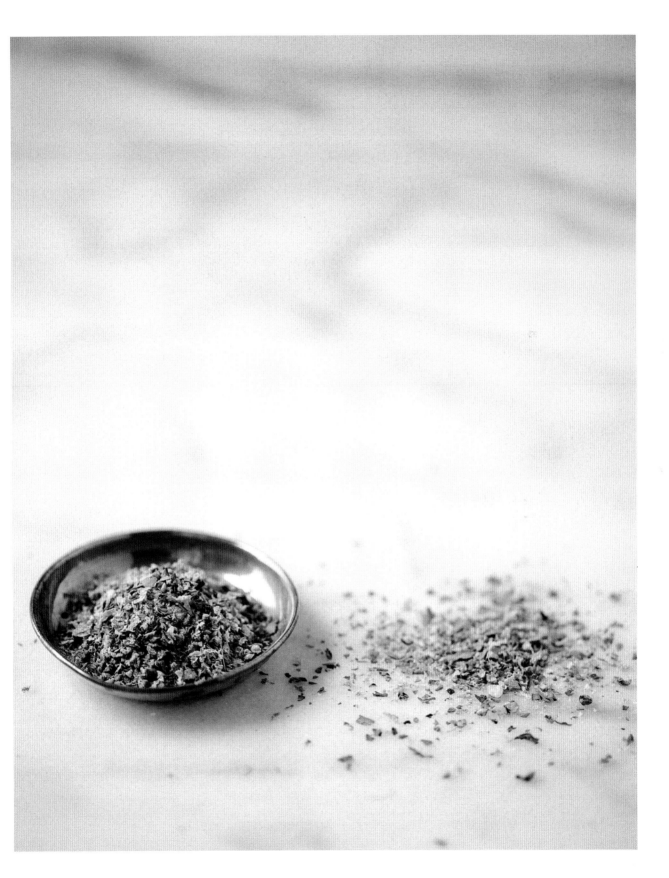

Hummus picante de judías negras

Salen 4 raciones

Evidentemente, esta crema de untar es magnífica con patatas fritas y *crackers*, pero ¿qué tal si la servimos con rodajas de boniato o palitos de zanahoria cocidos parcialmente?, ¿y envuelta en hojas de lechuga? Conviene tener preparados algunos acompañamientos para no abusar de las cualidades secas y ásperas de los típicos tentempiés.

· ● ● ● ● ·

EXTRAS

1 taza de judías negras cocinadas

2 cucharadas de salsa mexicana o tomates cortados

¼ de cucharadita de zumo de limón recién exprimido

1 cucharadita de vinagre de manzana

1 cucharadita de aceite de oliva

una pizca de sal

Combina todos los ingredientes en un cuenco amplio con una batidora de mano hasta obtener una consistencia homogénea o alcanzar la textura deseada. Sírvelo en un cuenco decorativo con algún acompañamiento, o bien como aderezo de la ensalada al vapor diaria.

PRESENTACIÓN OPCIONAL: aparta 1 cucharadita de la salsa mexicana o de los trozos de tomate para colocar por encima, junto con una ramita de perejil fresco.

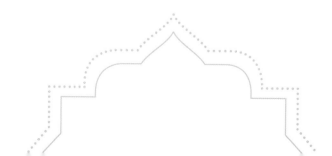

Crema caliente de alcachofas, espinacas y queso de cabra

Salen 2 raciones

Esta receta constituye una crema de untar caliente de sabor a queso sin las propiedades pesadas y oleosas del queso de vaca, que pueden ser difíciles de digerir en primavera. Aunque contiene más verduras que queso, si mantienes el secreto nadie se dará cuenta.

5 corazones de alcachofa enteros

1 bolsa de espinacas baby (4 manojos grandes)

½ cucharadita de sal de primavera

30 g (1 oz) de queso de cabra desmenuzado

Precalienta el horno a 180 °C (350 °F). Procesa las alcachofas, las espinacas y la sal de primavera en un robot de cocina hasta que adquieran una consistencia gruesa. Coloca las verduras en un molde pequeño de 450 g (16 oz), esparce el queso por encima y hornea durante 25 minutos o hasta que la parte superior comience a tostarse.

Sirve con palitos de verdura, ensalada al vapor diaria, o bien *crackers* de centeno o tortas de arroz.

NOTA: Si no tienes un robot de cocina, corta las espinacas y las alcachofas primero y luego procesa con una batidora de mano hasta obtener una consistencia gruesa.

EL QUESO EN PRIMAVERA

Al margen de cuánto te guste el queso de vaca, el Ayurveda no lo recomienda durante la estación lluviosa, especialmente durante la cena, ya que permanecerá en el intestino mientras duermes. El queso de cabra aligera y calienta, mientras que el de vaca intensifica las cualidades densas y pesadas.

Chutney de granada y uvas pasas

Salen alrededor de 355 ml (12 oz)

La naturaleza pesada y acuosa del sabor dulce debe equilibrarse con cualidades ligeras, secas y calientes en primavera. Gracias a la piel de la uva roja, las pasas son ligeramente astringentes y secas, lo cual las convierte en una buena forma de añadir dulzor sin aumentar el elemento agua. Ten presente que la ración individual de esta receta equivale a una cucharada para condimentar la cena. La idea es contrarrestar las ganas de tomarse un postre añadiendo un poco de dulzor en la comida principal.

EXTRAS

1 taza de uvas pasas
1 trozo de aproximadamente 1 cm (½ in) de jengibre fresco pelado y cortado en dados
½ taza de zumo de granada
zumo de medio limón
1 cucharada de miel cruda
¼ de cucharadita de cardamomo en polvo

Procesa todos los ingredientes en un robot de cocina hasta obtener una consistencia gruesa parecida a la mermelada. Traslada el *chutney* a un recipiente de ½ l con tapa y deja que los sabores se mezclen durante al menos 30 minutos antes de servir.

Guárdalo en un recipiente de cristal en el frigorífico durante 3 días como máximo.

LA DANZA DE LA COMBINACIÓN DE LOS ALIMENTOS

La mezcla de frutas con otros alimentos no suele digerirse bien. Sin embargo, el Ayurveda considera aceptables ciertas combinaciones cocinadas y especiadas. Las frutas secas que se han remojado, cocinado y condimentado para formar una compota o *chutney* se digieren con facilidad siempre que se consuman con moderación. El cardamomo y el jengibre, así como el proceso de remojo, armonizan los otros ingredientes del *chutney*. No superes la dosis recomendada para no alterar la digestión, sino mejorarla.

RECETAS Y RUTINAS ESTACIONALES

Vinagreta balsámica de mostaza

Salen 2-3 raciones

Este aliño consiste en una salsa aceitosa ligera que equilibra las cualidades pesadas de la primavera. Debido a la acción calorífica de la miel y el vinagre balsámico, este aderezo aporta cualidades agudas y penetrantes para reforzar la digestión y asimilar la comida. Consulta la sección de deepana y pachana (véase la pág. 41) para descubrir más formas de aumentar el fuego digestivo, ya que puede necesitar un impulso con un tiempo húmedo.

....●●●●●...

2 cucharadas de aceite de girasol o de pepitas de uva

¼ de taza de vinagre balsámico de buena calidad

1 cucharadita de mostaza de Dijon

1 cucharada de miel cruda disuelta en 1 cucharada de agua templada

1 cucharadita de tamari

Agita todos los ingredientes en un tarro de 235 ml (8 oz), o utiliza una batidora para procesar el doble de esta vinagreta.

Viértela sobre un plato de verduras de temporada, o bien sobre la ensalada al vapor diaria. Guárdala en un recipiente hermético que permita agitarla enérgicamente antes de servir. Consérvala en el frigorífico.

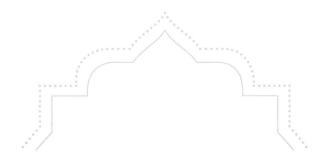

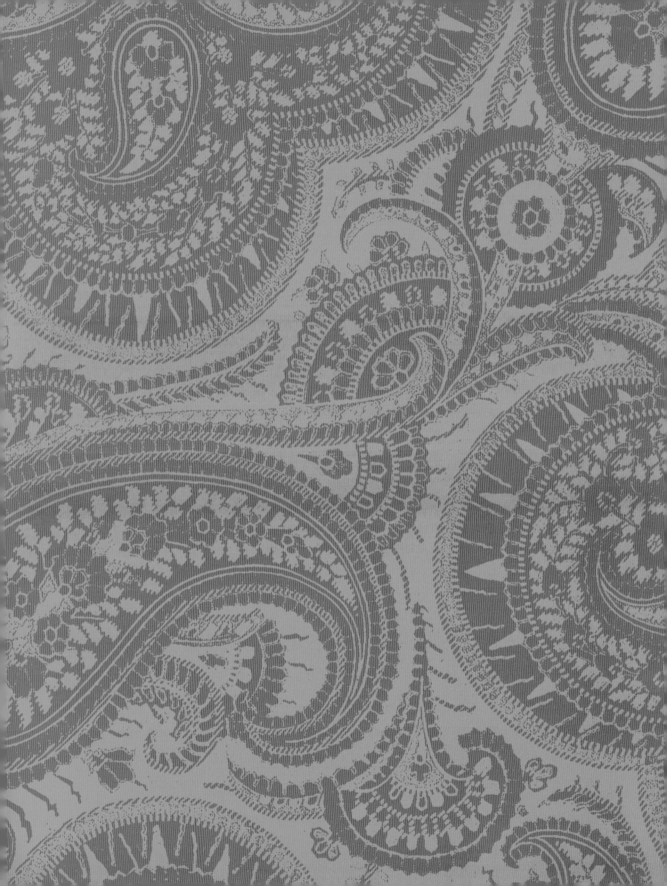

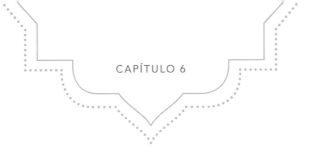

CAPÍTULO 6

Recetas estivales

El jardín está exuberante y el mercado de productores locales rebosante de frutas y verduras de la zona. La apetencia de grasas y proteínas densas del invierno y la acritud de la primavera van disminuyendo de forma natural. Los alimentos refrescantes que aligeran el cuerpo y lo mantienen fresco, como el cilantro, el pepino, el melón y el calabacín, aliviarán el malestar producido por las cualidades calientes, agudas y oleosas del calor y la humedad. Las recetas veraniegas utilizan el sabor amargo de las verduras de hoja verde para enfriar la sangre, la astringencia de las frutas de temporada para tonificar los tejidos, y los alimentos ligeramente dulces como el hinojo y el coco para equilibrar el fuego en el tracto digestivo.

Visión de conjunto de la alimentación y el estilo de vida estivales

Elementos: fuego y agua.
Propiedades: caliente, húmeda, brillante.

CUALIDADES PARA INTRODUCIR	CUALIDADES PARA REDUCIR
Refrescante	Caliente
Neutralizadora	Aguda, ácida
Lenta (relajante)	Aguda/rápida (acelerada, intensa)
Seca	Oleosa

SEÑALES Y SÍNTOMAS POTENCIALES DE DESEQUILIBRIO	SABORES ACONSEJADOS
Indigestión ácida	Amargo
Hinchazón	Astringente
Inflamación cutánea	Dulce
Irritabilidad	

Guía de alimentos estivales

Primar los alimentos refrescantes, calmantes y ligeramente secos.

ALIMENTOS QUE DEBEN FAVORECERSE

- Verduras amargas y astringentes, como los calabacines, el brécol, las verduras de hoja verde, el apio, las judías verdes y el hinojo.
- Productos lácteos dulces, pero no ácidos, como la leche y el ghee.
- Cereales ligeros y neutrales como la quinoa, el arroz basmati blanco y la cebada.
- Frutas dulces y neutrales como las uvas, las granadas, las frutas con hueso, los melones y las limas.
- Proteínas refrescantes y ligeras como las judías mungo, el tofu y (para los no vegetarianos) las carnes y pescados blancos y magros.
- Cocos y productos de coco: agua, leche, pulpa y azúcar.
- Especias y hierbas aromáticas refrescantes como las semillas de hinojo, el cilantro, el cardamomo, la menta y la cúrcuma; el zumo de aloe vera.

ALIMENTOS QUE DEBEN REDUCIRSE

- Alimentos picantes.
- El café.

- Vinagre y otros productos fermentados (usa el vinagre balsámico con moderación).
- Alcohol (los licores y el vino tinto son los más agravantes).
- Alimentos salados.
- Tomates crudos.
- La cebolla cruda.
- La carne roja y las yemas de huevo.
- El zumo de naranja.
- Productos lácteos ácidos, como el yogur industrializado y los quesos curados.
- Alimentos de efecto calorífico como las guindillas, los tomates ácidos y la miel.
- Los fritos o los alimentos excesivamente grasientos.

PAUTAS SOBRE EL ESTILO DE VIDA ESTIVAL

- Utiliza aceite de coco para el masaje de abhyanga (a menos que tu cuerpo siga frío incluso en contacto con el agua caliente). Podrías añadir aceites esenciales relajantes como el de jazmín, rosa o lavanda. Puedes practicar el masaje de aceite por la mañana o por la tarde para refrescarte.
- Practica la moderación al escoger tus actividades y evita saturarte de ellas.
- Practica un ejercicio no competitivo, como nadar, yoga suave o caminar.
- Toma baños y duchas con agua fresca.
- Evita la exposición solar al mediodía, pero disfruta de la naturaleza. Permanece en el exterior cuando el sol esté más bajo y prueba el baño lunar en lugar del solar.
- Bebe agua fresca o a temperatura ambiente, pero evita la fría o la congelada.

LISTA DE LA COMPRA ESTIVAL

VERDURAS	albahaca, menta, eneldo)	CEREALES	Aceite de coco	EXTRAS
Remolacha		Cebada	Queso de cabra	Harina de
Maíz		Quinoa	Yogur casero o	garbanzo
Pepinos	FRUTAS		artesanal	Agua de coco
Hinojo	Manzanas	LEGUMBRES		Proteína de
Lechuga	Frutos del bosque	Garbanzos	ESPECIAS	cáñamo
Calabaza de	Dátiles	Judías blancas	Cardamomo	Agua de rosas
verano	Melones		Cilantro	
Calabacín	Melocotones	GRASAS	Hinojo	
Hierbas aromáticas	Ciruelas	Aguacates	Cúrcuma	
(perejil, cilantro,		Coco rallado		
tomillo,		Leche de coco		

La reina remolacha

Salen 2 vasos

¡Dulce y brillante! Esta receta produce una bebida sumamente potente; puedes escoger entre compartirla o llevarte la mitad al trabajo. Resulta excelente tras el ejercicio matutino, o bien para calmar el hambre mientras cocinas. Es conocida por su efecto limpiador en un intestino perezoso. Utiliza una manzana Granny Smith cuando sea la temporada.

1 cucharada de semillas de chía (opcional)

1 manzana, sin corazón y cortada en cuatro

½ remolacha, pelada y cortada en trozos grandes

2-3 hojas de col crespa o acelgas, o bien un manojo de espinacas baby

zumo de ¼ de limón

1 taza de agua o agua de coco

un manojo de hojas de perejil (sin tallos)

Remoja las semillas de chía, si las usaras, en un pequeño cuenco de agua durante 5 minutos. Coloca los trozos de manzana en una batidora de vaso, seguidos de la remolacha, el zumo de limón, las hojas verdes (excepto el perejil) y las semillas de chía opcionales. Agrega el agua o el agua de coco. Procesa todos los ingredientes durante 30 segundos; sigue procesando a velocidad máxima y añade el perejil con la batidora en marcha. Es posible que tengas que pararla unas pocas veces para mezclar bien los pedacitos con el líquido. Procesa hasta obtener una textura uniforme.

Las semillas de chía actúan como espesante, de modo que si deseas que esta bebida tenga una consistencia de zumo, añade más agua u omite la chía.

Sírvela en dos vasos, o bien guarda la mitad en un tarro de cristal.

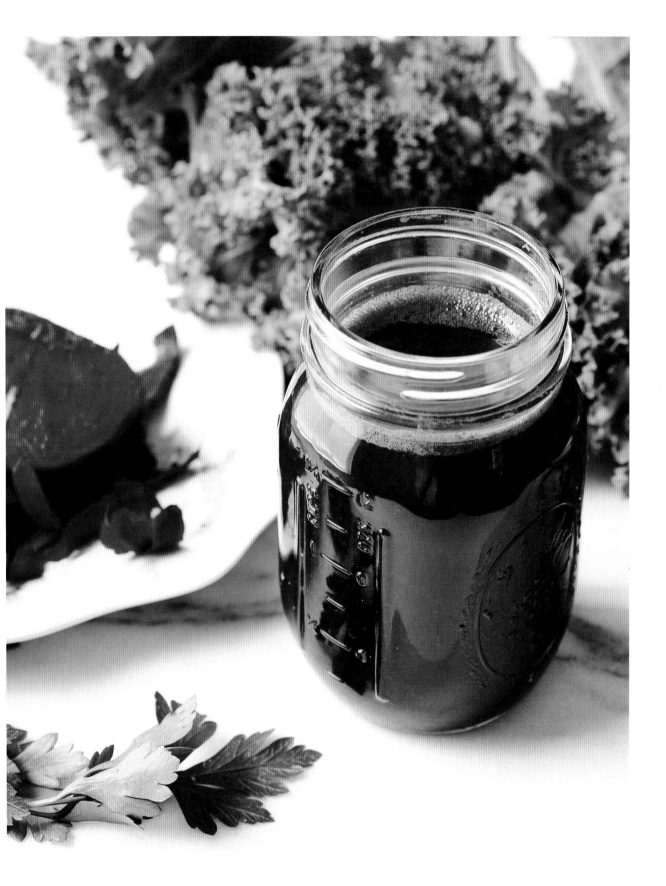

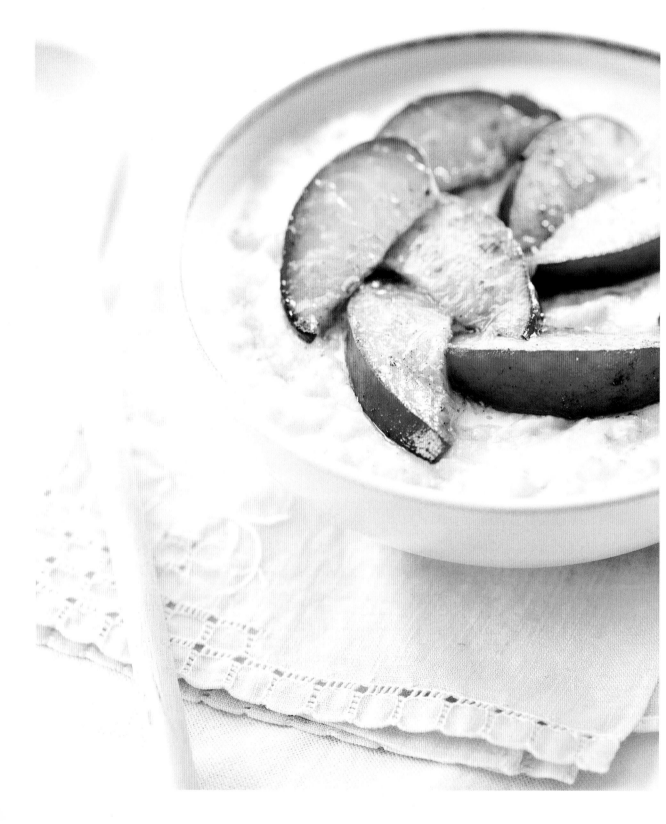

Desayuno cremoso de cebada
y coco con melocotón

Salen 2 raciones

Este dulce y saciante desayuno de textura gomosa te aporta nutrientes para toda la mañana. La cebada elimina el exceso de agua del organismo y resulta una buena opción si la humedad del verano hace que te sientas hinchado.

½ taza de cebada perlada

2 ½ tazas de agua

1 melocotón, sin hueso y cortado en rodajas

2 cucharaditas de aceite de coco

un poco de cardamomo

½ taza de leche de coco

1 cucharada de azúcar de coco (opcional)

Enjuaga la cebada en un colador de malla fina. Agrégala a un cazo junto con el agua y cocina, con la tapa entreabierta, durante 25 minutos o hasta que el agua se haya evaporado y la cebada esté tierna.

Mientras tanto, calienta el aceite de coco en una sartén pequeña de fondo grueso a fuego lento. Introduce las rodajas de melocotón, esparce por encima un poco de cardamomo y saltea hasta que los bordes comiencen a dorarse ligeramente.

Agrega a la cebada la leche de coco, el azúcar de coco si lo usaras, y suficiente agua como para poder procesar la mezcla con una batidora de mano (si emplearas una batidora de vaso, mantén la tapa ligeramente entreabierta para que salga el vapor mientras esté en funcionamiento). Procesa hasta obtener una consistencia homogénea y cremosa.

Sirve en 2 cuencos y coloca por encima las rodajas de melocotón salteadas.

RECETAS PARA LA ESTACIÓN DE LOS MELOCOTONES

La estación de los melocotones es bastante breve, de modo que, ¡aprovecha cuando esté en su apogeo!

Crema de melocotón
Si tienes melocotones dañados o harinosos, úsalos en lugar de manzanas en la receta de crema de manzana y jengibre (pág. 230) ¡y no deseches nada! Sirve esta crema por encima del desayuno cremoso de cebada y coco en lugar de las rodajas de melocotón.

Melocotones sofritos en ghee con arándanos
Sigue la receta de las manzanas sofritas en ghee (pág. 239) sustituyendo las manzanas por melocotones, y añade unos pocos arándanos para concederte un delicioso y veraniego capricho.

Cuadrados de cáñamo

Salen 6 unidades

El cáñamo es una fuente vegetariana de proteínas con grasas fáciles de digerir y sabor a frutos secos. La proteína vegetal es importante para quienes están físicamente activos en esta época del año. Esta receta no horneada te ayuda a mantenerte fresco aportándote coco, cardamomo y un sabor dulce sin tener siquiera que encender el fuego. No les conviene la exposición al calor, de modo que mantenlos frescos en el frigorífico, o bien en una bolsa térmica con la idea de consumirlos lo antes posible. Envuélvelos en papel vegetal antes de meterlos en una bolsa para tomarlos como tentempié.

DESAYUNO

- ¼ de taza de proteína de cáñamo en polvo
- ½ taza de crema de almendra o de semillas de girasol
- ¼ de taza de coco rallado sin edulcorar
- 1 cucharada + 1 cucharadita de aceite de coco
- ¼ de taza de dátiles medjool sin hueso (4-5)
- ¼ de taza de orejones (unos 6)
- ⅛ de cucharadita de cardamomo en polvo

Mezcla todos los ingredientes, excepto la cucharadita de aceite de coco, en un robot de cocina. Procesa hasta que la mezcla forme una pelota. Si no lo hace, añade el aceite de coco restante y continúa procesando hasta que lo haga. Presiona la mezcla en una fuente de horno poco honda de 20 x 20 cm (8 x 8 in), o bien en un recipiente cuadrado sin tapa, y refrigera hasta que se endurezca.

Para servir, corta el bloque en 6 cuadrados.

NOTA: ¿No dispones de un robot de cocina? Combina la proteína de cáñamo, el cardamomo, la crema de almendra, 1 cucharadita de aceite de coco derretido y 1 cucharada de sirope de arce con un tenedor en un cuenco grande y mezcla bien. A continuación refrigera la masa.

LA PROTEÍNA DE CÁÑAMO

La proteína de cáñamo es una semilla molida que retiene su fibra y ácidos grasos omega. A diferencia de algunas proteínas en polvo, en las que se ha descompuesto un alimento en diferentes partes, la de cáñamo constituye un alimento completo. El organismo reconoce, metaboliza y asimila mejor los alimentos completos que sus componentes por separado.

RECETAS Y RUTINAS ESTACIONALES

Picnic de arroz al limón con palya de remolacha y raita de pepino

Si bien cada una de estas recetas puede elaborarse de forma independiente, si se te presentara la ocasión de invitar a un picnic especial a tus familiares y amigos, los siguientes tres platos componen una comida clásica del sur de la India. Aprendí a cocinarlos observando a los nativos que tuvieron la amabilidad de enseñármelos en sus hogares, así como a cocineros ayurvédicos, a fin de conocer las diferencias entre la cocina cotidiana y la medicinal. En esta receta he fusionado ambas opciones: aun cuando he modificado ligeramente los ingredientes de acuerdo con la sensibilidad ayurvédica, los platos son bastante auténticos y llevan los sabores de las raíces del Ayurveda a tu cocina. Me hace feliz compartir este banquete contigo.

························•••••························

ARROZ AL LIMÓN

Salen 2 raciones

Cuando no desees calentar la cocina en un caluroso día veraniego, prepara este plato usando arroz que te haya sobrado anteriormente y cocínalo durante unos pocos minutos.

1 taza de arroz basmati blanco
1 cucharada de aceite de coco
½ cucharadita de semillas de mostaza
1 cucharada de cacahuetes
1 cucharada de anacardos
¼ de cucharadita de asafétida
½ cucharadita de cúrcuma en polvo
1 trozo de aproximadamente 1cm (½ in) de jengibre fresco rallado
2-3 guindillas rojas, secas
zumo de 1 limón pequeño o ½ limón grande
1 manojo de hojas de cilantro, cortadas en trozos grandes
sal marina al gusto

Combina el arroz basmati con 2 tazas de agua hirviendo en una cacerola grande; tapa y cocina a fuego lento durante 10-15 minutos o hasta que se absorba el agua. Deja que se enfríe, de modo que quede suelto. También sirven los restos de arroz.

Calienta aceite a fuego medio en una sartén de fondo grueso. Añade las semillas de mostaza hasta que comiencen a saltar, y ve agregando los cacahuetes, los anacardos, la cúrcuma en polvo, el jengibre rallado y las guindillas. Saltea durante unos minutos hasta que los cacahuetes y los anacardos comiencen a tostarse. Retira del fuego.

Coloca el arroz ya enfriado en un cuenco grande. Incorpora el zumo de limón, la mezcla de frutos secos especiados y la sal, y mezcla despacio con las manos para no romper los granos.

Sirve a temperatura ambiente junto con la palya de remolacha y una dosis de raita de pepino y menta, o bien guárdalo en tu *tiffin* (el recipiente indio de acero inoxidable de cierre hermético) para llevártelo de picnic.

PALYA DE REMOLACHA

Salen 2 raciones

Palya es el término kannada utilizado en el estado de Maharashtra para las verduras sofritas con especias, aunque cada región del sur de la India tiene un nombre diferente para este plato. Si bien esta versátil receta suele llevar repollo, zanahorias, judías verdes o quimbombó rallados o en dados, así como cebolla y urad dal, esta versión ayurvédica omite esos alimentos y emplea solamente las tradicionales semillas de mostaza y el coco rallado. Una vez le cojas el tranquillo, comienza a experimentar con cualquier verdura que tengas a mano. La cantidad de agua variará según las verduras, de modo que empieza con menos de ½ taza y ve añadiendo más durante la preparación si fuera necesario.

1 cucharada de aceite de coco
1 cucharadita de semillas de mostaza
una pizca de asafétida en polvo (opcional)
2 tazas de remolacha pelada y cortada en daditos
½ taza de coco rallado
¼ de cucharadita de canela
1 cucharadita de sal
½ taza de agua

Calienta el aceite de coco en una sartén grande a fuego medio. Añade las semillas de mostaza y la asafétida en polvo si la usaras, y sofríe durante 2-3 minutos. Tapa para que las semillas no se salgan cuando salten. Añade la remolacha y el coco rallado y sofríe durante unos segundos, removiendo para distribuir bien el aceite y las especias. Incorpora la canela y la sal y, por último, el agua. Remueve, baja el fuego y cocina, con la tapa puesta, durante 10 minutos.

Sirve junto con el arroz al limón.

RAITA DE PEPINO Y MENTA

Salen 4 raciones

A menudo, la raita que sirven en los restaurantes indios lleva cebolla cruda, un alimento que ha de consumirse con moderación en verano. Esta versión es más suave para el organismo y actúa como un digestivo. Enumero unas cuantas especias opcionales por si desearas sabores más excitantes. Es mejor tomarla recién hecha para que el pepino esté crujiente.

1 pepino grande o 2 pequeños
¼ de cucharadita de sal
¼ de cucharadita de pimienta
1 taza de yogur ecológico de leche entera
¼ de cucharadita de cilantro, hinojo o comino en polvo (opcional)
ramitas de menta como decoración (opcional)

Pela el pepino con un pelador de verduras dejando unas pocas tiras de piel para aportar color. Córtalo en 2 longitudinalmente. Saca las semillas y retíralas. Ralla cada mitad con un rallador grande de 4 lados. Combina el pepino rallado, la especia si la usaras, la sal y la pimienta con el yogur hasta mezclarlos bien. Si lo deseas, decora con ramitas de menta por encima.

Sirve junto con un plato de cereales y verduras, o bien viértela en un recipiente como componente del picnic de arroz al limón.

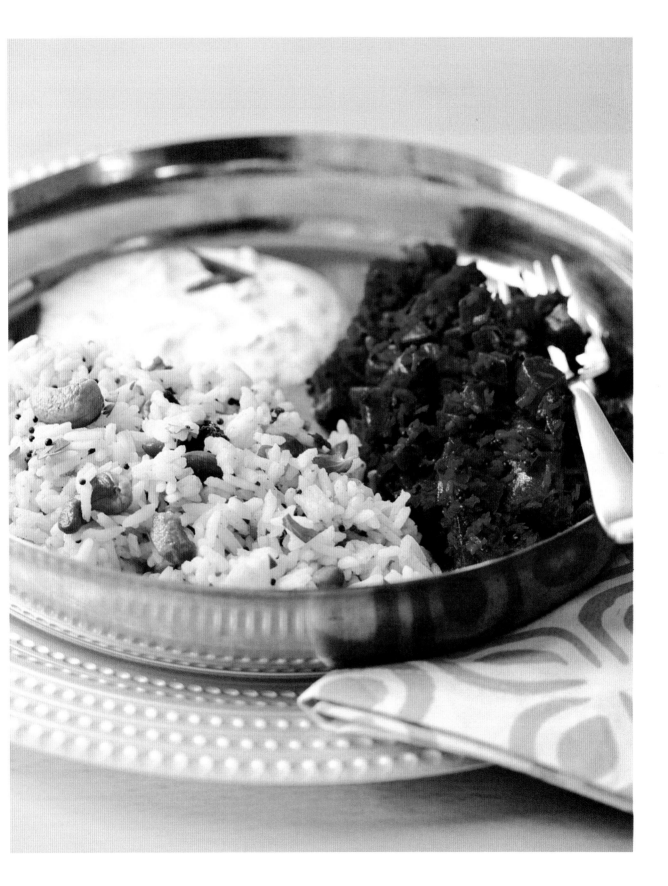

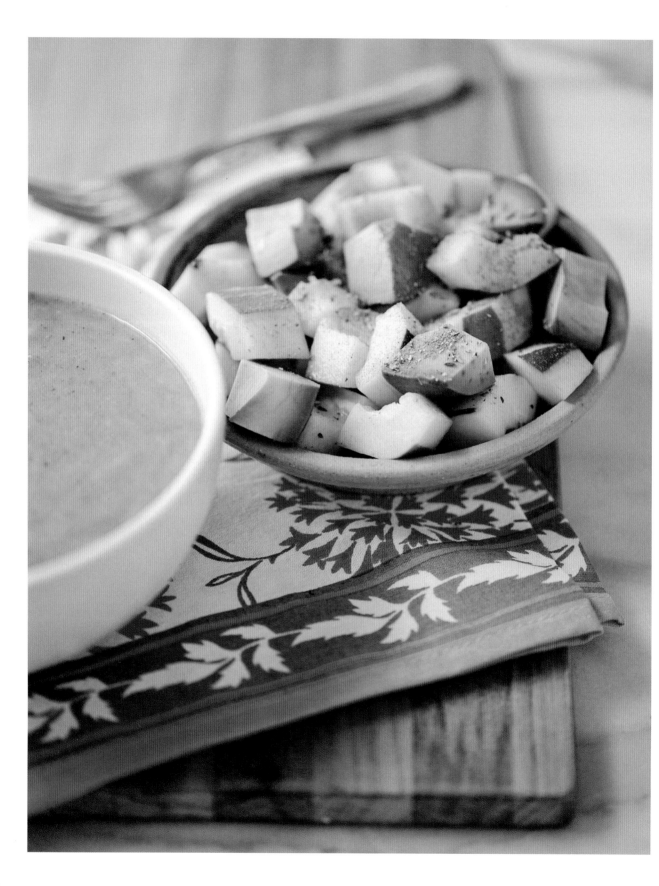

Crema de calabacín con ensalada de aguacate y pepino

Salen 2 raciones

Esta receta te sorprenderá por su cremosidad. El calabacín posee cualidades amargas y astringentes que beneficiarán enormemente al organismo en verano. Este conjunto de crema y ensalada se complementa estupendamente y te brinda una gran cantidad de verduras frescas.

....●•●•●•●..

CREMA DE CALABACÍN

2 calabacines medianos o una calabaza de verano
1 cucharadita de ghee
1 taza de agua
¼ de cucharadita de sal

Corta los calabacines o la calabaza por la mitad longitudinalmente y luego en medias lunas con un espesor de aproximadamente 1 cm (½ in). Sofríe los pedazos con ghee en una cacerola mediana durante 5-7 minutos hasta que estén tiernos. Añade agua y sal. Cocina a fuego medio justo para calentar la mezcla. Retira del fuego. Procesa con una batidora de mano hasta obtener una textura homogénea.

ENSALADA DE AGUACATE Y PEPINO

1 pepino mediano
1 aguacate
½ cucharadita de mezcla de especias de verano
una pizca de sal
¼ de lima

Pela el pepino dejando unas pocas tiras de piel para aportar textura y color. Córtalo por la mitad longitudinalmente; saca las semillas con una cucharita y córtalo en dados.

De igual forma, corta en dos el aguacate longitudinalmente y separa las dos mitades. Refrigera la mitad que contiene el hueso en un recipiente hermético. Corta la otra mitad en dados y sepáralos de la piel con una cuchara grande.

Combina el pepino y el aguacate en un cuenco pequeño. Esparce la mezcla de especias y la sal por encima; exprime la lima y mézclalo todo.

Sirve de inmediato junto con la crema de calabacín.

Guiso de maíz ayurvédico con chana dosa fácil

Salen 2 raciones

A diferencia del típico guiso de pescado, normalmente hecho a base de leche y harina, este plato es dulce y ligero, con el fin de equilibrar la sensación oleosa del tiempo húmedo. Redondea la comida con chana dosa fácil para untar. Omite el pimiento rojo si eres propenso a un ambiente interno cálido.

GUISO DE MAÍZ AYURVÉDICO

1-3 mazorcas de maíz
½ taza de calabaza de verano amarilla
2 tazas de leche de arroz sin edulcorar
1 cucharadita de ghee
½ cucharadita de mezcla de especias de verano
2 cucharaditas de pimiento rojo cortado en daditos (opcional)
sal y pimienta al gusto
cilantro picado como decoración

Cocina 2-3 mazorcas de maíz en una cesta de cocción al vapor dentro de una olla grande, con la tapa puesta, durante 10 minutos. Retira del fuego, deja que se enfríen un poco y, a continuación, extrae los granos deslizando un cuchillo por los lados de cada mazorca. Obtendrás alrededor de una taza, dependiendo del tamaño de las mazorcas.

Utiliza la olla grande para hervir la calabaza en la leche de arroz durante 10 minutos.

Pasado ese tiempo, añade además el ghee, media taza de maíz y la mezcla de especias. Procesa con una batidora de mano hasta obtener una consistencia homogénea. Agrega la otra media taza de maíz y el pimiento rojo, si lo usaras, y calienta durante 10 minutos más.

Salpimienta al gusto y sirve en 2 cuencos decorados con cilantro picado.

CHANA DOSA FÁCIL

Salen 4-5 unidades

Chana significa «garbanzo» y estos dosas se elaboran con la harina —sin gluten y sumamente densa— que se obtiene de la molienda del garbanzo. En una estación húmeda, el garbanzo resulta equilibrador debido a sus cualidades secas, además de ser fácil de usar. Dado que estos dosas proporcionan una gran cantidad de proteínas, posiblemente uno sea suficiente para una comida. Van bien con el *chutney* de menta y cilantro (véase la pág. 192) en cualquier plato e incluso en el desayuno. Para simplificar, omite el calabacín rallado, pues de este modo se harán antes.

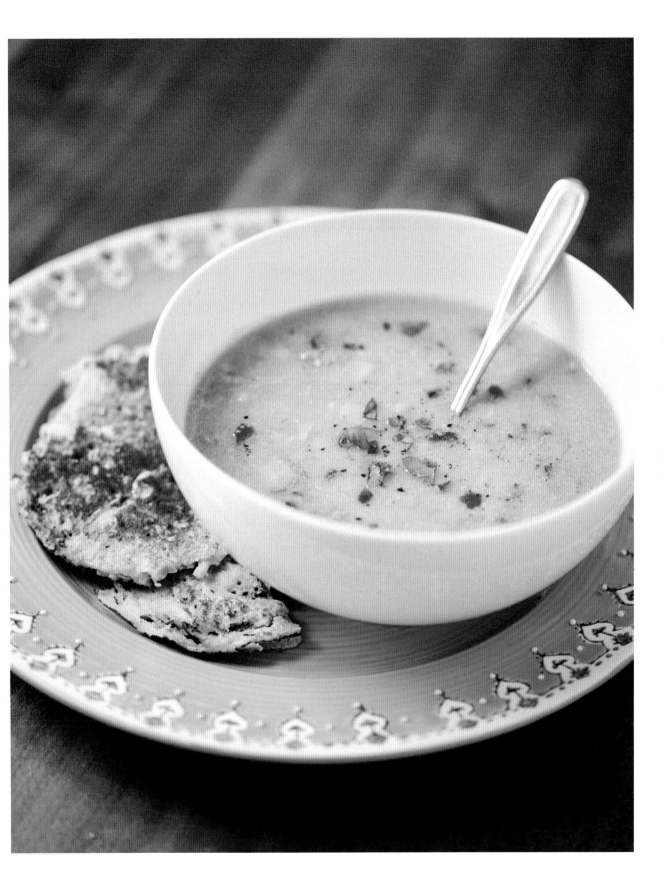

½ cucharadita de sal

1 taza de harina de garbanzo

¾ de taza de agua

1 taza de calabacines rallados

4-5 cucharadas de cilantro
fresco picado

ghee para cocinar

Combina la sal y la harina en un cuenco pequeño. Ve mezclando poco a poco el agua con la harina hasta obtener la consistencia de la masa de tortitas. Añade el calabacín rallado.

Calienta una sartén grande de cerámica antiadherente a fuego medio. Echa unas gotas en la sartén: cuando chisporroteen, estará lista. Vierte ⅓ de taza de masa en la sartén, ladea esta última ligeramente y extiende la masa en círculo con el dorso de una cuchara grande hasta que el dosa sea delgado, con un perímetro de alrededor de 15 cm (7 in). Esparce 1 cucharada de cilantro fresco por toda la masa. Cuando comience a secarse por encima, rocía ½ cucharadita de ghee y examina si la parte de abajo está tostándose. Dale la vuelta unas cuantas veces y cocina ambos lados hasta que se doren. Se necesitan unos 5 minutos para preparar cada dosa.

NOTA: Esta técnica culinaria es parecida a la utilizada en la receta de dosa diario, pero requiere un poco de práctica. Si bien una sartén de cerámica antiadherente facilita su preparación, puede que el primer dosa se te estropee antes de descubrir la temperatura ideal. Una vez que te familiarices bien con la sartén y el fogón, irás adquiriendo dominio en la elaboración de estos dosas.

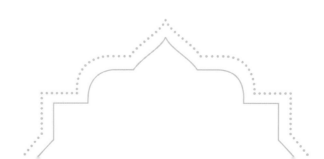

Ensalada maha de quinoa

Salen 3-4 raciones

Es posible que acabes disfrutando felizmente de esta ensalada como tu comida principal del verano y de ahí el término *maha*, que significa «magnífico». La quinoa es rica en proteína vegetal y posee cualidades secas y ligeras. Si dispones de hierbas frescas, puedes añadirlas al final, antes de servir. El perejil y el cilantro son mis preferidas en este plato.

PARA LA QUINOA

2 tazas de agua

1 taza de quinoa blanca (o blanca mezclada con un poco de roja para aportar color)

2 tazas de verduras variadas (calabacín, zanahorias, bok choy, judías verdes y/o tirabeques) cortados en trozos grandes

perejil fresco picado como decoración

PARA EL ALIÑO

1 limón grande o 2 pequeños

3 cucharadas de aceite de oliva o de cáñamo

1 cucharadita de sal

1 cucharadita de mezcla de especias de verano

MODO DE PREPARACIÓN DE LA QUINOA:

Lleva a ebullición 2 tazas de agua en una cacerola mediana. Añade la quinoa. Tapa y cocina a fuego lento durante 10 minutos; a continuación, agrega los trozos de verduras por encima. Tapa y cocina durante 10 minutos más. Retira del fuego, separa la quinoa y las verduras con un tenedor y déjalas descubiertas para que se enfríen.

MODO DE PREPARACIÓN DEL ALIÑO:

Exprime los limones en un cuenco pequeño. Bate el aceite de oliva o de cáñamo, la sal y la mezcla de especias hasta que estén bien combinados, o bien agítalos en un tarro de 235 ml (8 oz).

Vierte el aliño sobre la quinoa cuando se haya enfriado por completo y mezcla bien con un tenedor.

Sirve como plato único, adornado con perejil fresco picado, o bien junto a hummus con hierbas aromáticas (pág. 190).

VARIACIÓN: TABULÉ DE QUINOA

Cocina la quinoa como en la receta anterior, pero omite las verduras y la mezcla de especias; una vez que se haya enfriado, añade entre ½ y 1 taza de perejil fresco picado y 6 tomates cherry partidos por la mitad, y obtendrás un tabulé de quinoa.

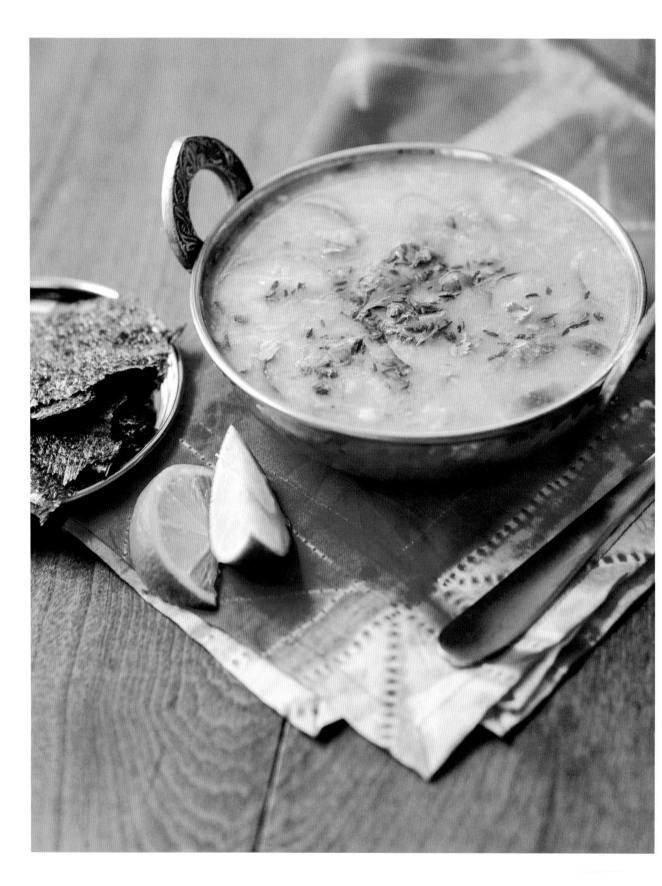

Dal depurativo

Salen entre 4 y 6 raciones

Este dal resulta más ligero que su versión invernal, el dal de tomate caliente; contiene especias refrescantes, verduras veraniegas y un buen aporte de lima que componen una comida que te sacia y refresca. Se prepara rápidamente, con objeto de minimizar el tiempo de cocción en un día caluroso. Esta receta ayuda al organismo a eliminar ama, las toxinas indeseadas. Si deseas tomarla en otras estaciones, cambia la mezcla de especias y las verduras por otras apropiadas para la época del año.

1 taza de judías mungo amarillas partidas

6 tazas de agua

1 cucharadita de cúrcuma en polvo

1 cucharadita de cilantro en polvo

1 cucharadita de mezcla de especias de verano

2 calabacines pequeños

½ cucharadita de sal (opcional)

2 cucharaditas de aceite de coco

1 cucharadita de semillas de comino

un manojo pequeño de hojas de curry frescas

zumo de ½ lima

2 cucharadas de cilantro picado como decoración (opcional)

Calienta 4 tazas de agua a fuego alto en una cacerola grande hasta que rompa a hervir. Mientras tanto, lava las judías hasta que el agua salga clara. Añade a la cacerola las judías, la cúrcuma, el cilantro en polvo y la mezcla de especias. Baja el fuego, tapa parcialmente y cocina durante 20 minutos.

Corta los calabacines longitudinalmente y después en medias lunas. Agrégalos a la olla y lleva a ebullición de nuevo. Añade las otras 2 tazas de agua y la sal y tapa parcialmente. No es necesario remover. Cocina durante otros 10 minutos.

Calienta el aceite de coco a fuego medio en una sartén pequeña; añade las semillas de comino y las hojas de curry, y saltea durante 2-3 minutos hasta que desprendan su aroma. Incorpora estas especias a la olla durante los 5 últimos minutos de preparación. Retira del fuego y vierte el zumo de limón.

Sirve en cuencos con cilantro fresco por encima o bien con una rodaja de lima y tal vez un acompañamiento de alga nori tostada (pág. 251).

NOTA: Si el dal no ha salido tan cremoso como quisieras, ablanda las judías procesando con una batidora de mano, o bien con un batidor de huevos, durante 5-10 minutos antes de incorporar las verduras.

LA HOJA DE CURRY

La hoja de curry es un ingrediente básico en numerosos platos del sur de la India. Se sabe que resulta beneficiosa para el hígado, equilibra los niveles de azúcar en sangre y ayuda a la limpieza del sistema digestivo. Las tiendas indias suelen disponer de estas hojas, y puedes congelarlas en caso de comprar más de las que vayas a usar de inmediato. Si vives en un clima cálido, te recomiendo que cultives la planta tú mismo.

Fideos de calabacín al vapor con salsa de yogur y eneldo

Salen 2 raciones

Los fideos de calabacín son divertidos y rápidos de preparar si usas un pelador de verduras que podrás encontrar en tiendas de utensilios de cocina. Esta receta te permite aprovechar los abundantes calabacines que produce la huerta en verano y beneficiarte de su naturaleza refrescante. Sustituye el calabacín por zanahoria o calabaza amarilla para embellecer el plato. Estos fideos también van estupendamente con el *chutney* de menta y cilantro, la salsa de tahini, o bien reemplazándolos por los fideos de arroz (véanse las págs. 192, 205, 250).

PARA LOS FIDEOS

1 taza de agua

2 calabacines pequeños o medianos

PARA LA SALSA

¼ de taza de eneldo fresco picado

1 taza de yogur ecológico de leche entera

1 cucharada de zumo de limón recién exprimido

½ cucharadita de cúrcuma en polvo

½ cucharadita de sal

pimienta recién molida al gusto

MODO DE PREPARACIÓN DE LOS FIDEOS:

Vierte el agua en una cacerola mediana con una cesta de vapor. Lleva a ebullición.

Desliza el pelador a lo largo de los calabacines para formar fideos. Colócalos en la cesta de vapor y cocina, con la tapa puesta, durante 3-4 minutos. Los fideos deberían sacarse al dente. Escúrrelos de inmediato.

MODO DE PREPARACIÓN DE LA SALSA:

Bate todos los ingredientes con un tenedor en un cuenco pequeño hasta que estén bien mezclados.

Para servir, distribuye los fideos calientes entre 2 cuencos y vierte la salsa de yogur por encima de cada ración.

ENCONTRAR YOGUR FRESCO

Es importante comprar yogur fresco cuando esté disponible —los mercados de productores locales suelen tener yogur artesano a la venta—, o bien aprender a hacerlo tú mismo. Cuanto más tiempo tenga el yogur, más fermenta y se acidifica. El sabor ácido es de naturaleza aguda y resulta caliente para el organismo, algo nada deseable en verano. El yogur industrial nunca resulta tan equilibrador como el recién hecho elaborado con leche entera, que presenta un sabor más dulce.

Sopa de hinojo y eneldo frescos

Resultan 2 raciones

El hinojo posee propiedades refrescantes y suavizantes que equilibran las cualidades del verano, tan intensas a veces. Improvisa esta sencilla sopa de verduras para una cena fácil que te ayudará a relajarte.

· ●·●·●·●·● ·

1 bulbo de hinojo
1 cucharadita de ghee
2 hojas de col crespa o acelgas
3 tazas de agua
1 cucharadita de sal
½ taza de alubias blancas,
  garbanzos o germinados
  crudos de judías mungo
1 cucharada de eneldo fresco
  picado fino (o bien seco)

Corta en rodajas el hinojo como si fuera una cebolla. Saltea las rodajas con ghee en una cacerola mediana durante 5 minutos. Corta en tiras finas las hojas de col crespa o acelgas y añádelas. Agrega el agua, la sal y las legumbres (si usaras eneldo seco, incorpóralo igualmente). Tapa y cocina a fuego lento durante 20 minutos. Retira del fuego y añade el eneldo fresco.

Toma esta sopa como plato único en la cena, o bien acompañada de chana dosa fácil si te sintieras hambriento.

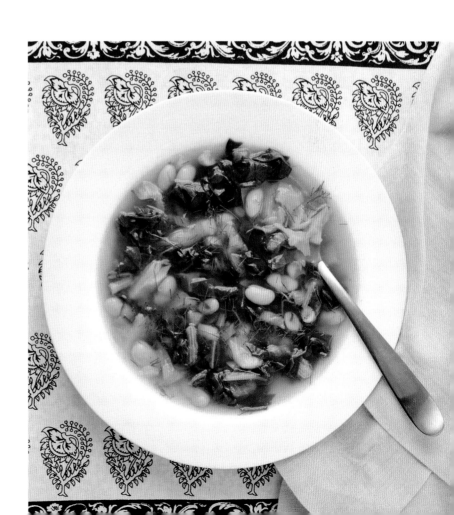

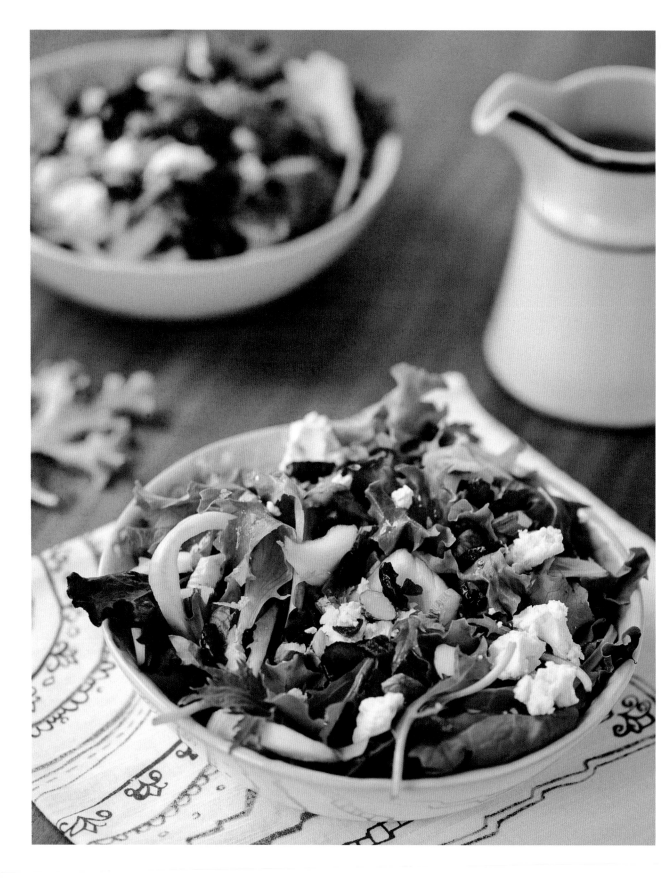

Ensalada única de Kate

Salen 2 raciones

Ya no suelo tomar ensaladas crudas. Cuando descubrí que mi cuerpo digiere mejor los alimentos cocinados servidos calientes, las ensaladas dejaron de atraerme. Con el calor del verano, sin embargo, esta ensalada a base de queso chèvre y finas tiras de hinojo sigue siendo mi favorita: es colorida, dulce y refrescante. Estas características equilibran la irritabilidad que el calor puede causar en el organismo. Las cualidades astringentes y amargas de los arándanos equilibran la humedad al reducir el agua en el organismo, mientras que el hinojo equilibra el calor con el efecto refrescante de su dulce sabor a regaliz.

1 bulbo de hinojo

1 cabeza de lechuga romana u hoja de roble cortada, o bien 225 g (½ lb) de una mezcla de hojas de ensalada

2 cucharadas de aceite de oliva, girasol o pepitas de uva

2 cucharadas de vinagre balsámico de buena calidad

¼ de taza de queso chèvre

¼ de taza de almendras picadas o semillas de girasol tostadas

¼ de taza de arándanos rojos secos

Retira la parte superior leñosa del hinojo (puedes guardarla para dar sabor a sopas y caldos). Corta el bulbo en tiras finas con un cuchillo afilado y mezcla las tiras junto con las hojas verdes en una ensaladera. Distribuye la ensalada en 2 cuencos. Rocía 1 cucharada de aceite y 1 cucharada de vinagre por encima de cada ensalada. Desmenuza 2 cucharadas de queso con un tenedor en cada cuenco; si el queso está demasiado blando como para desmigarlo, métalo en el congelador durante unos minutos.

Esparce las almendras o semillas de girasol por encima, así como los arándanos.

OTRAS SUGERENCIAS DE PRESENTACIÓN: corona con remolacha rallada para aportarle color. Cuando hay disponibles hojas de remolacha, las cocino al vapor y me las tomo con queso chèvre, almendras y arándanos rojos.

EL VINAGRE BALSÁMICO

El vinagre balsámico de baja calidad puede identificarse fácilmente porque suele comercializarse en botellas grandes a un precio mucho menor que el bueno; pero además tiene mayor acidez, lo cual no es aconsejable para casi nadie durante los meses de calor. El vinagre balsámico de buena calidad ha sido rebajado mediante un proceso de cocción lento parecido a la caramelización de la cebolla, que convierte la acidez en dulzor. Este vinagre ofrece un sabor dulzón ligeramente ácido con propiedades más suaves que las ásperas propias del vinagre ácido.

Macedonia de tres frutas

Sale 1 ración

La mayor parte de los viajeros que llegan a la India, donde las frutas resultan más fáciles de encontrar que las verduras, disfrutarán de una macedonia para desayunar. Esta receta constituye un desayuno ligero para el tiempo caluroso, cuando el apetito disminuye, y también puede servir como cena. Es preferible mezclar frutas con cualidades semejantes, como cítricos (ácidos y de efecto caliente para iluminar el abatimiento invernal), frutos del bosque (astringentes y depurativos cuando son de temporada), o bien frutas dulces (refrescantes para finales del verano y principios de otoño).

Deléitate con cada una de estas macedonias con frutas de temporada como plato único para obtener el máximo beneficio. Con la excepción de la combinación de leche y dátiles, la mayor parte de las frutas crudas puede generar un efecto acidificante en el estómago si se mezclan con otros alimentos, de modo que es mejor tomarlas solas.

NOTA: Cenar macedonia es un remedio ayurvédico para un tránsito intestinal deficiente. Si tienes este problema, pruébalo para facilitar el movimiento intestinal a la mañana siguiente.

••••••

MACEDONIA DE CÍTRICOS

1 naranja cortada en gajos y troceada

½ pomelo cortado en gajos y troceado

2 rodajas de piña seca cortada en dados

2 cucharadas de agua de coco

1 chorrito de zumo de lima recién exprimido por encima

MACEDONIA DE FRUTOS DEL BOSQUE

½ taza de arándanos azules

½ taza de frambuesas

½ taza de fresas troceadas

1 cucharada de arándanos rojos secos

2 cucharadas de zumo de granada

MACEDONIA DULCE

½ manzana deshuesada y troceada

1 pera deshuesada y troceada

½ taza de uvas rojas cortadas por la mitad

2 dátiles sin hueso cortados en dados

2 cucharadas de zumo de manzana

hojas de menta como decoración

Mezcla las frutas con el líquido en un cuenco pequeño y déjalas reposar durante 20-30 minutos.

Sirve como plato único.

EL PLÁTANO VA POR LIBRE

El plátano maduro es denso y húmedo; por esta razón, ni estas macedonias ni ninguna de las recetas aquí presentadas lo contienen. Esta fruta se digiere mejor sola y comprobarás que sacia bastante de este modo.

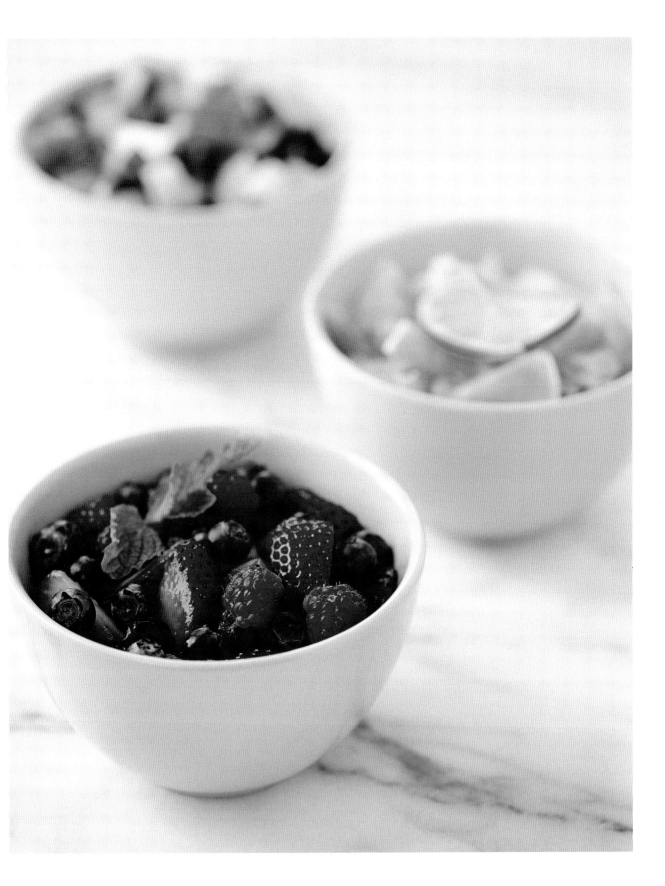

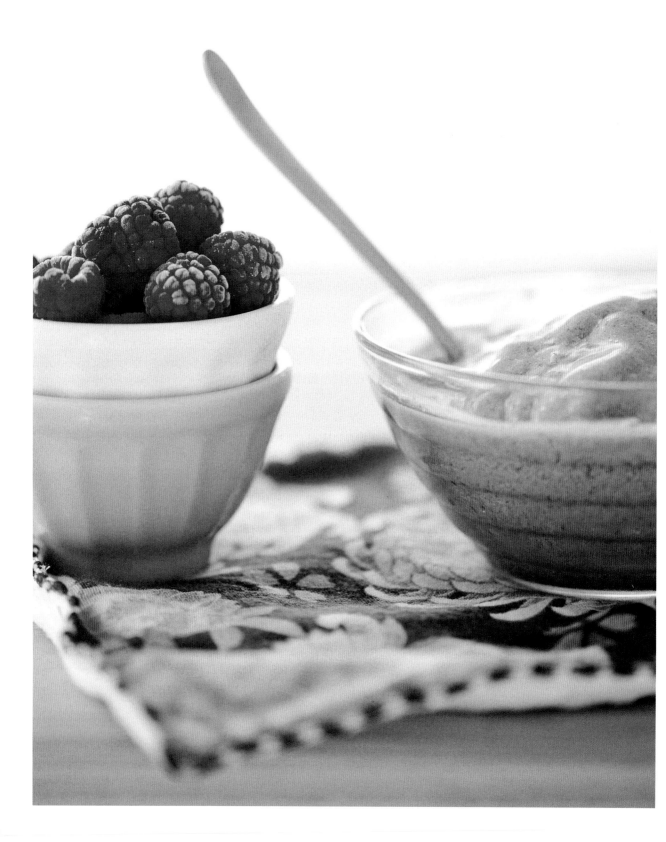

Ananda-coco

Salen 2 raciones

Conoce tu nuevo capricho helado veraniego: ananda-coco o el helado de leche de coco. Si bien el Ayurveda desaconseja el consumo de helados, esta receta equilibra el frío al contener jengibre y resulta más saludable que la mayor parte de los postres helados. Es mejor tomarlo muy de vez en cuando como un dulce especial cuando haga mucho calor. *Ananda* significa «dicha» en sánscrito, y aunque la filosofía del yoga nos enseña que la felicidad no procede de ningún objeto externo, como lo es un helado, tal vez llegues a creerlo con esta delicia. Pero estate prevenido: tomar este helado demasiado a menudo te producirá frío en el abdomen y no una dicha duradera. Prepara justo lo que vayas a tomar, ya que no se conserva tan bien como el helado convencional.

1 taza de leche de coco

1 trozo de aproximadamente 1 cm (½ in) de jengibre fresco pelado y cortado en trozos grandes, o bien ½ cucharadita de jengibre en polvo

1 taza de frutos del bosque congelados (fresas, frambuesas, arándanos…)

2 cucharadas de sirope de arce o azúcar de coco

1 cucharadita de extracto puro de vainilla

2-3 cubitos de hielo para espesar (opcional)

Procesa la leche de coco y el jengibre en una batidora hasta mezclarlos bien. Añade los frutos del bosque, el sirope de arce o azúcar de coco y el extracto de vainilla y procesa hasta obtener una consistencia homogénea. Agrega el hielo con la batidora en marcha, si lo deseas, hasta que la mezcla adquiera una textura similar a un sorbete o helado suave.

Con el tiempo, procura reducir el número de cubitos de hielo para permitir que el estómago digiera más fácilmente este postre tan especial. Aunque te lleve un poco de tiempo acostumbrarte, al final descubrirás que completamente helado no resulta tan atrayente como placenteramente fresco.

CONGELA TUS PROPIOS FRUTOS DEL BOSQUE

Los alimentos frescos son mucho mejores que los congelados; pero si vives en una zona donde se cultivan los frutos del bosque, sabrás lo poco que dura su temporada y estarás habituado a recogerlos y congelarlos. Si bien el esmero que pongas en conservar tu abundante cosecha puede ampliar la temporada durante otro mes —además de infundirle prana—, no conviene consumir frutas que hayan permanecido congeladas durante mucho más tiempo.

Pudin de arroz y coco

Salen 2 raciones

El pudin de arroz, conocido como *kheer*, suele estar presente durante las festividades sagradas, cuando los dioses y diosas son honrados en los templos, así como en las celebraciones de los hogares. Se ofrecen raciones de este sustancioso dulce a las deidades y a los peregrinos en platitos como parte de un festín servido en hojas de plátano, o bien guardado en cubos y vasijas de arcilla y distribuido directamente en las manos de la gente. La versión ayurvédica es mucho más ligera que la característica de los festejos y puede consumirse más a menudo como un nutritivo postre.

1 taza de arroz jazmín blanco cocinado

1 taza de leche de coco

2 dátiles deshuesados y troceados

2 cucharaditas de azúcar de coco o sirope de arce

10 almendras remojadas y picadas o molidas

¼ de cucharadita de cardamomo en polvo

hojas de menta fresca como decoración

Calienta la leche de coco, junto con el arroz, a fuego medio en una cacerola mediana hasta que rompa a hervir. Añade los dátiles, el azúcar de coco o sirope de arce, las almendras y el cardamomo en polvo. Tapa y cocina a fuego lento durante 15 minutos.

Sírvelo con un cucharón en la palma de la mano de tu invitado, o bien distribúyelo en dos cuencos decorativos adornados con menta fresca.

«Limanada» de cardamomo

Salen 2 vasos

La combinación del cardamomo y el zumo de lima crea una bebida excepcionalmente refrescante. Esta bebida resulta eficaz para calmar el ánimo acalorado e irritable.

....●●●●●●●..

3 tazas de agua
¼ de taza de zumo de lima (el zumo de 2-3 limas)
¼ de cucharadita de cardamomo en polvo
1 cucharada de azúcar de coco disuelta en 1 cucharada de agua caliente

Mezcla todos los ingredientes en una jarrita, o bien en un tarro de cristal de 950 ml (32 oz).

Sirve en 2 vasos altos con 2 cubitos de hielo por persona.

UNA BEBIDA EQUILIBRADORA TE SALVA EL DÍA

Rachel vino a verme debido a que estaba baja de energía y le resultaba complicado aguantar la jornada laboral sin consumir comida basura. Se había acostumbrado a tomarse un café y una galleta cuando le llegaba el bajón a media tarde. Disfrutaba de tener la oportunidad de dejar la mesa de trabajo durante unos minutos, coger el café y regresar con una golosina que le ayudaba a continuar hasta la hora de salida. Hablamos de la posibilidad de gestionar los altibajos energéticos mediante un horario regular de comidas y fuera del escritorio y, al cabo de unos pocos meses, Rachel hacía una pausa para comer y aguantaba hasta la cena sin caer en la tentación de comprarse una galleta. Cuando comenzó a tener acidez de estomago durante la cena o después de esta, detectamos que esto ocurría los días en que se tomaba un café. Le sugerí que lo sustituyera por una «limanada» de cardamomo cada vez que sintiera la necesidad de una bebida estimulante por la tarde; de este modo, se acostumbró a preparar por la mañana esta bebida tan refrescante y neutralizadora, y llevarla al trabajo en un tarro. Desde entonces, ha dejado de experimentar acidez de estómago a la hora de la cena.

Cukamint mocktail

Salen 2 vasos altos o 4 de tamaño normal

Podría decirse que el alcohol aumenta las propiedades agudas, calientes y penetrantes que experimentamos en verano más que ningún otro alimento, de modo que aquí tienes un cóctel no alcohólico para calmar la sed. Adoptar nuevos hábitos resulta más fácil cuando tienes alguna delicia para disfrutar. Esta bebida queda mejor en un vaso de tamaño normal; añádele la cantidad de hielo justa —2 cubitos por vaso— para escuchar un sonido cantarín al servirlo sin que te congele el abdomen.

BEBIDAS

2 pepinos pelados, cortados en rodajas longitudinalmente y sin semillas
unas pocas ramitas de menta fresca
2 tazas de agua de coco
zumo de 1 lima
rodajas de limón como decoración

Combina los pepinos y las ramitas de menta con 1 taza de agua de coco en una batidora durante 1 minuto, hasta licuarlos.

Agrega el resto del agua de coco y el zumo de lima, y procesa para mezclarlos.

Sírvelo frío en 2 vasos altos o 4 normales sobre 2 cubitos de hielo por vaso, adornado con una rodaja de lima.

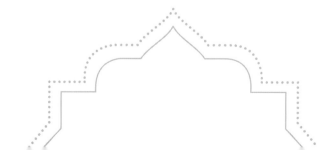

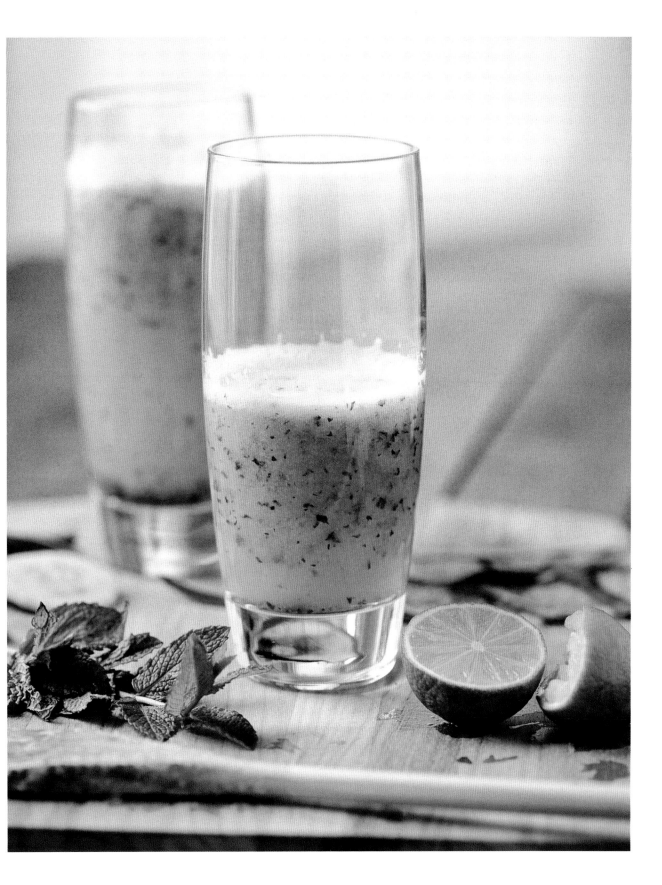

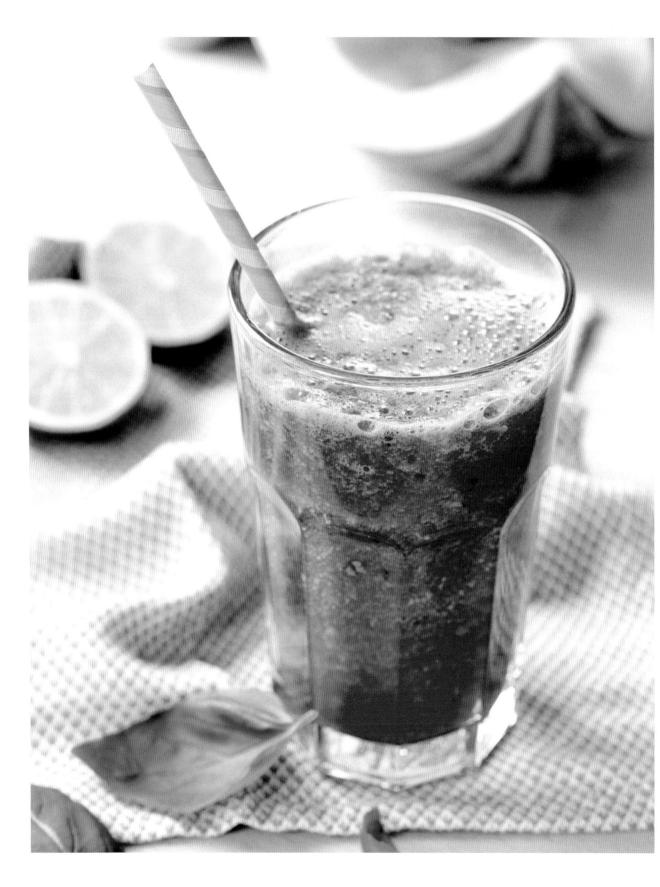

Refresco de melón y albahaca

Salen 4 vasos

El melón o la sandía son deliciosos, hidratantes y refrescantes; sin embargo, no se digieren bien junto con otros alimentos, de modo que conviene tomar esta bebida al menos una hora antes de una comida. Resulta un gran tónico estimulante para antes de la cena. Prueba a sustituir las hojas de menta por albahaca fresca.

4 tazas de sandía, melón verde o melón cantalupo troceados y sin pepitas
4 hojas de albahaca grandes
¼ de cucharadita de jengibre en polvo
zumo de 1 lima
¼-½ taza de agua
3-4 cubitos de hielo (opcional)
hojas de albahaca y rodajas de lima como decoración

Introduce el melón o sandía, las hojas de albahaca, el jengibre en polvo y el zumo de lima en una batidora junto con ¼ de taza de agua. Procesa a velocidad máxima hasta que la albahaca quede convertida en motitas verdes. Para obtener una consistencia de *smoothie*, añade cubitos de hielo; si lo prefieres más líquido, omite el hielo y agrega hasta ¼ de taza de agua. Procesa de nuevo hasta obtener una consistencia homogénea.

Sirve en 4 vasos y adorna cada uno de ellos con 1 hoja de albahaca fresca y 1 rodaja de limón.

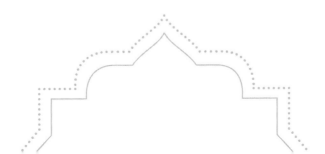

Hummus con hierbas aromáticas

Salen alrededor de 950 ml (32 oz)

El hummus comercializado contiene grandes cantidades de aceite de canola; pero si te tomas la molestia de hacerlo casero, tu hummus estará repleto de ingredientes saludables: aceite de oliva puro y tahini, junto con hierbas frescas y vitales que le aporten sabor. Si no digieres bien las grasas, puedes reducir la cantidad de tahini y aceite de oliva a la mitad y agregar ¼ de taza de caldo de garbanzos para rebajar el hummus. Con esta receta se prepara una tanda de esta delicia; constituye una magnífica crema para servir a los invitados o llevar a fiestas culinarias, acompañada de palitos de verduras, *crackers* de centeno y tortas de arroz.

2 tazas de garbanzos

8 tazas de agua

¼ de taza de aceite de oliva

¼ de taza de zumo de limón recién exprimido (el zumo de 1-2 limones)

¼ de taza de tahini

2 cucharaditas de sal marina, o al gusto

½ taza de hierbas frescas cortadas en trozos grandes (cilantro, perejil, albahaca, romero, etc.)

Deja en remojo los garbanzos durante toda la noche. Después lávalos y cocina a fuego lento en una olla grande junto con 8 tazas de agua durante alrededor de 2 horas (puedes ausentarte). Cuando la piel comience a desprenderse y puedas aplastarlos entre los dedos es señal de que están hechos. Introdúcelos en un robot de cocina o una batidora y reserva el exceso de caldo. Añade el aceite de oliva, el zumo de limón, el tahini y la sal marina. Si es necesario, agrega unas pocas cucharadas del agua de cocción que has apartado para procesar los garbanzos, lo suficiente como para obtener una consistencia homogénea. Incorpora las hierbas frescas y procesa hasta que estén bien mezcladas. (Si usas una batidora pequeña, tal vez tengas que prepararlo en 2 tandas y juntarlo al final). Sírvelo en un cuenco amplio rociado con aceite de oliva, o refrigéralo en un táper durante 5 días como máximo.

NOTA: ¿Has probado alguna vez el hummus caliente? ¡Está riquísimo! Caliéntalo en una cacerola y sírvelo acompañado de *crackers* de centeno o tortas de arroz sobre una ensalada al vapor diaria, como relleno de un rollito o con palitos de pepino.

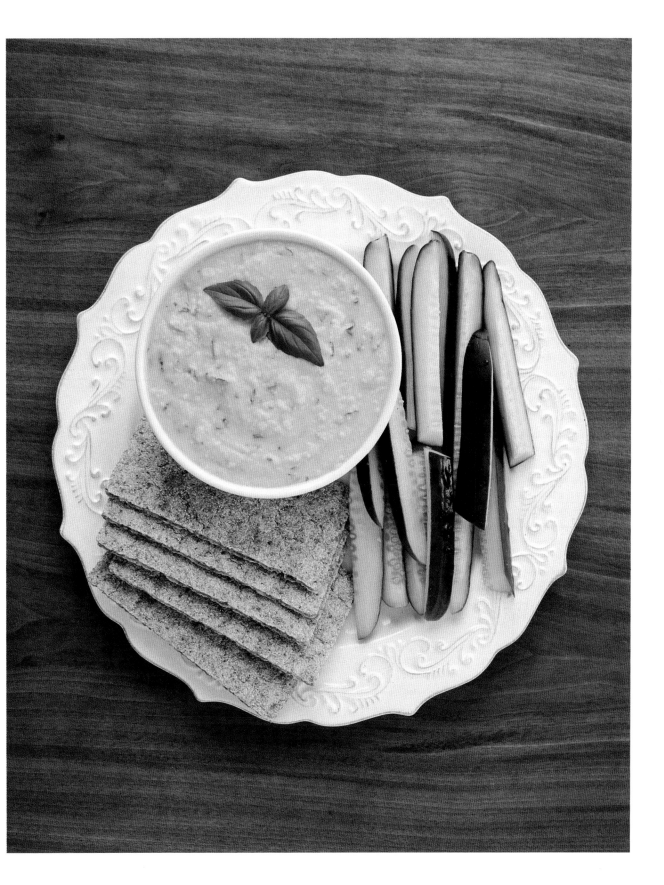

Chutney de menta y cilantro

Salen alrededor de 2 tazas

Este *chutney* aporta un toque de frescura a cualquier comida. Va bien con dals, kichari, platos de arroz y verduras. La receta es simple —básicamente, hierbas aromáticas y coco—, de modo que combina bien con casi todos los platos. En verano siempre es recomendable servirse una cucharada abundante como acompañamiento.

· ● ● ● ● ● ·

EXTRAS

½ taza de zumo de limón fresco

¼ de taza de agua purificada

1 manojo de cilantro fresco

1 manojo de menta fresca

½ taza de coco seco sin edulcorar

½ taza de jengibre fresco pelado y cortado en trozos grandes

2 cucharaditas de miel cruda (opcional)

1 cucharadita de sal marina

½ cucharadita de pimienta negra recién molida

Procesa el zumo de limón, el agua, el cilantro y la menta en un robot de cocina o batidora de vaso hasta que el cilantro quede cortado en trozos grandes. Añade el resto de ingredientes y procesa hasta obtener una textura uniforme. Guárdalo tapado en el frigorífico durante 1 semana como máximo.

NOTA: También puedes elaborar *chutney* de menta o cilantro puros y disfrutar de sus sabores por separado.

LAS CEBOLLAS CRUDAS Y *RAJAS*

La propiedad cinética del universo o *rajas* siempre está en movimiento. Los alimentos que resultan estimulantes para los sentidos aumentan rajas, la cualidad móvil de la mente y el cuerpo. Cada vez que como cebolla cruda, el fuerte regusto que me deja en la boca me distrae durante el resto del día o incluso más, y en la práctica de yoga del día siguiente, el sudor desprende aroma a cebolla. La persistencia del olor de un alimento ingerido el día anterior refleja el gran alcance de los efectos de rajas. Los alimentos que son frescos, integrales y energéticos pero no estimulantes, se denominan *sátvicos*. Sus suaves sabores aumentan los sentimientos de quietud, confort y bienestar, y nutren el cuerpo sin excitar la mente o los sentidos. Este *chutney* de menta y cilantro es un claro ejemplo de ello.

RECETAS Y RUTINAS ESTACIONALES

Mezcla ayurvédica veraniega de especias

Aunque los capítulos dedicados a otras estaciones presentan una receta de sal, aquí la he descartado debido a que la humedad del verano requiere una ingesta más baja de esta sustancia. Regocíjate con el sabor de las hierbas frescas como sustituto de la sal (véase un consejo práctico en el recuadro de abajo), y reducirás la retención de agua y la sensación de hinchazón que experimentan algunas personas con el calor estival. El cardamomo y la cúrcuma contrarrestan la acidez de estómago, de modo que integrar esta mezcla de especias en tus comidas equilibrará un potencial aumento de las propiedades calientes y agudas.

MEZCLA DE ESPECIAS DE VERANO

1 cucharada de semillas de cilantro

1 cucharada de semillas de comino

1 cucharada de semillas de hinojo

1 cucharada de cúrcuma en polvo

½ cucharadita de cardamomo en polvo

Tuesta en seco las semillas de cilantro, comino e hinojo en una sartén de fondo grueso a fuego medio durante unos minutos, hasta que desprendan su aroma. Deja que se enfríen por completo. Muélelas en un molinillo o un mortero hasta obtener una textura uniforme. Traslada la mezcla a un cuenco pequeño y añade la cúrcuma y el cardamomo en polvo hasta combinarlos bien. Consérvala en un tarro hermético o bien en un bote de especias.

LAS HIERBAS FRESCAS

En lugar de una receta de sal, he aquí un consejo para tener disponibles hierbas frescas en la cocina, de forma que puedas usarlas de inmediato en cualquiera de tus sopas y cremas de untar veraniegas y otoñales.

Cubitos de hielo herbales

Compra uno o dos manojos de perejil, cilantro o albahaca frescos, o mejor aún, ¡cultívalos tú mismo! Deja en remojo las hierbas para eliminar la suciedad, retira el exceso de agua y presiónalas con un paño para secarlas. Separa las hojas de los tallos con los dedos, o córtalos con un cuchillo y desecha los tallos (la mayor parte resultan demasiado amargos). Aparta un gran manojo de hojas para usar durante el día como decoración de un plato, o bien como ingrediente de una receta estival. A continuación, procesa el resto de hojas en un robot de cocina o batidora de vaso con suficiente agua para formar un puré espeso. Vierte en una cubitera y congela. Ahora dispones de cubitos de hielo herbales que puedes añadir a zumos, sopas, *chutneys* y salsas en cuestión de segundos.

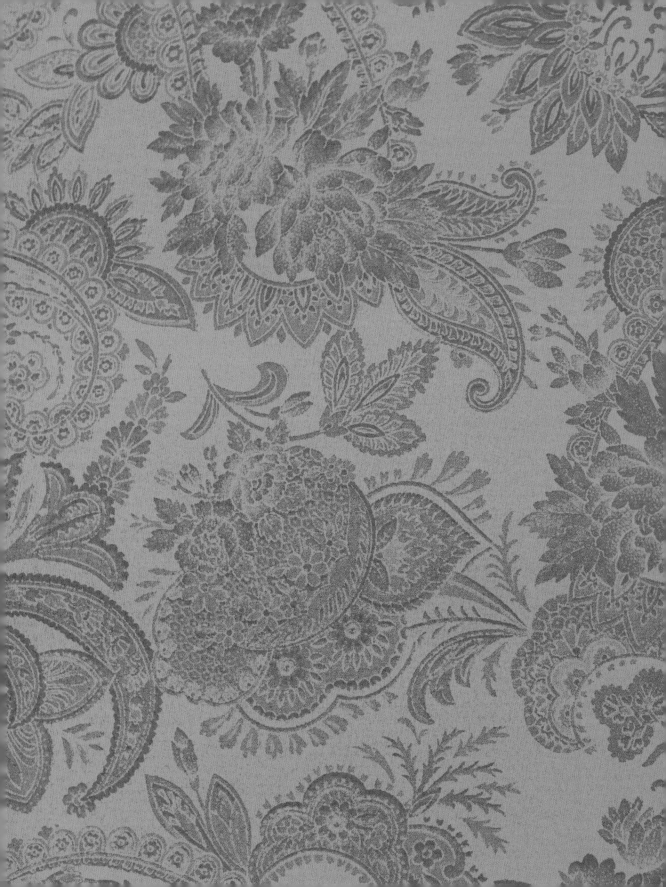

CAPÍTULO 7

Recetas otoñales

Las hojas comienzan a teñirse de nuevos colores y el aire es ligero, fresco y claro. Soplan los vientos del otoño, señalando la llegada del frescor de la estación. Se trata de un momento importante para preparar el cuerpo de cara a los meses fríos, despejando el calor acumulado del verano y almacenando nutrientes en las capas de tejido profundo para mantener la energía durante el invierno. Cocinar con productos amargos y astringentes típicos de principios de otoño, como los arándonos rojos, las hojas verdes oscuras y las calabazas, ayuda a la expulsión del calor sobrante. A medida que aumenta el apetito y bajan las temperaturas, el deseo de alimentos dulces y húmedos se satisface con recetas que contienen ingredientes constructores como el aceite de coco, los higos, las semillas de sésamo y la avena.

Visión de conjunto de la alimentación y el estilo de vida otoñales

Elementos: aire y éter; fuego (principios de otoño).
Propiedades: fresca, seca, áspera, ventosa, ligera.

CUALIDADES PARA INTRODUCIR
Caliente

Estabilizadora

Húmeda

Rítmica, rutinaria

CUALIDADES PARA REDUCIR
Fría

Móvil (hacer demasiado)

Seca

Estilo de vida irregular

SEÑALES Y SÍNTOMAS POTENCIALES DE DESEQUILIBRIO
Gases, hinchazón y estreñimiento

Sequedad de piel y cuero cabelludo

Ansiedad

SABORES ACONSEJADOS
Dulce

Amargo y astringente (principios de invierno)

Salado y ácido (finales de otoño)

Guía de alimentos otoñales

Primar los alimentos húmedos, ligeramente oleosos y constructores servidos calientes.

ALIMENTOS QUE DEBEN FAVORECERSE

- Verduras de raíz como el boniato, la zanahoria, la chirivía, el nabo, la remolacha y la calabaza de invierno.
- Hojas verdes de invierno cocinadas como las algas, la col berza, la col crespa y las acelgas.
- Especias de efecto calorífico como la canela, el jengibre, el comino, el hinojo, y la sal.
- Leche de vaca, almendra o cabra, calientes y especiadas; yogur diluido.
- Semillas y frutos secos crudos o recién tostados.
- Aceites densos prensados en frío como de coco o sésamo; el ghee, los aguacates.
- Cereales caldosos como el trigo, el arroz integral y la avena cocinados con un poco más de agua.
- Frutas dulces o pesadas como los plátanos y los mangos; las manzanas, las peras y los arándanos rojos (principios de otoño).
- Proteínas procedente de legumbres de tamaño pequeño como las lentejas rojas, las judías mungo, los guisantes partidos y las judías azuki; el tofu, los huevos y casi todas las carnes para los no vegetarianos.

ALIMENTOS QUE DEBEN REDUCIRSE

- Los alimentos secos, como las patatas fritas y los *crackers*.
- El café y otras formas de cafeína.
- Bebidas carbonatadas, incluida el agua con gas.
- Legumbres grandes (canellini, riñón, pintas) que puedan causar gases.
- Los alimentos crudos.

PAUTAS SOBRE EL ESTILO DE VIDA OTOÑAL

- Utiliza aceites de consistencia media como el de almendras o semillas de girasol, aplicados templados, para el masaje matutino. Usa aceite de sésamo si sientes frío y sequedad. Podrías añadir aceites esenciales leñosos y estabilizadores como el de salvia o cedro.
- Consume alimentos y bebidas calientes. Evita saltarte las comidas y no ayunes.
- Establece horarios de comidas regulares.
- Cúbrete las orejas para protegerte del viento y el frío.
- Abrígate a medida que baje la temperatura.
- Mantente hidratado bebiendo agua caliente.
- Si padeces alergias o te preocupa contraer la gripe, practica neti y nasya diariamente.
- Procura relajarte, descansar lo suficiente y dormir la siesta si lo necesitas.

LISTA DE LA COMPRA OTOÑAL

VERDURAS	FRUTAS	CEREALES	GRASAS	ESPECIAS
Remolacha	Manzanas	Arroz integral	Aguacate	Cardamomo
Brécol	Plátanos	Avena (en copos	Coco rallado	Clavos
Zanahorias	Arándanos rojos	o irlandesa)	Leche de coco	
Col berza	Dátiles	Arroz rojo	Leche de vaca	EXTRAS
Col crespa	Higos	Trigo integral	Huevos	Cacao en polvo
Chirivías	Peras		Leche de cabra	Azúcar de coco
Calabaza	Uvas pasas	LEGUMBRES	Cremas crudas de	Sirope de arce
Espinacas		Judías negras	frutos secos	Aceite para nasya
Acelgas			Frutos secos	Aceite de sésamo
Nabos			crudos	para masaje
			Tahini	

Avena con higos y cardamomo

Sale 1 ración

Cuando no te quede otro remedio que prepararte un desayuno para llevar, puedes elaborar esta receta con antelación, dejando que la avena y las frutas secas absorban la leche de almendras. La naturaleza estabilizadora de las almendras y la avena equilibra las cualidades móviles y volubles que puedan surgir durante la actividad. Conviene que mantengas el tarro fuera del frigorífico para que esté a temperatura ambiente cuando te lo tomes. En los días fríos, añade un poco de infusión de jengibre para crear un desayuno caliente cuando llegue el momento de sentarte tranquilamente y disfrutarlo.

DESAYUNO

⅓ de taza copos de avena

3 higos secos cortados en
　　4 trozos

1 cucharadita de sirope de arce

⅛ de cucharadita de
　　cardamomo molido

½ de taza de leche de almendras

Combina todos los ingredientes en un tarro de cristal de ½ l (½ pt), añadiendo la leche de almendras al final. Tapa y agita para combinar bien. Deja la mezcla en remojo a temperatura ambiente unas horas antes de consumirla, o bien guárdala en el frigorífico durante la noche y métela en una bolsa para llevar por la mañana.

NOTA: Una variante adecuada para finales de otoño consiste en añadir manzana rallada y sustituir el sirope de arce por melaza y el cardamomo por especias típicas de la tarta de manzana.

DESAYUNAR FUERA

Si de vez en cuando no tuvieras ni diez minutos para sentarte y desayunar, necesitarás nutrirte por el camino. He incluido unas pocas recetas que te ayuden a seguir consumiendo comida casera incluso cuando estás sumamente ocupado. Pero recuerda: no hacer una pausa para comer es una forma de vida insostenible. Encuentra un momento para comer siempre que te sea posible y céntrate en volver a equilibrar una fase de mucho ajetreo, sabiendo que comer bien beneficia tu salud y hace que te sientas mejor.

Una precaución importante: no es recomendable comer en un vehículo en movimiento como un coche, un tren o un avión en ninguna estación del año, ya que la cualidad móvil alterará la digestión, y si se repite de forma habitual, puede originar acidez de estómago, gases, hinchazón o estreñimiento. Si es inevitable hacerlo, vive la situación conscientemente: respira hondo, calma la mente, relaja el abdomen y acoge los alimentos con atención plena. Come especialmente despacio. En estas ocasiones, consumir menos alimentos complejos y escoger una opción fácil de masticar significa sufrir menos eructos o hinchazón. Véase el *smoothie* de leche de almendras y especias como ejemplo de una receta ideal para estos casos (pág. 223).

RECETAS Y RUTINAS ESTACIONALES

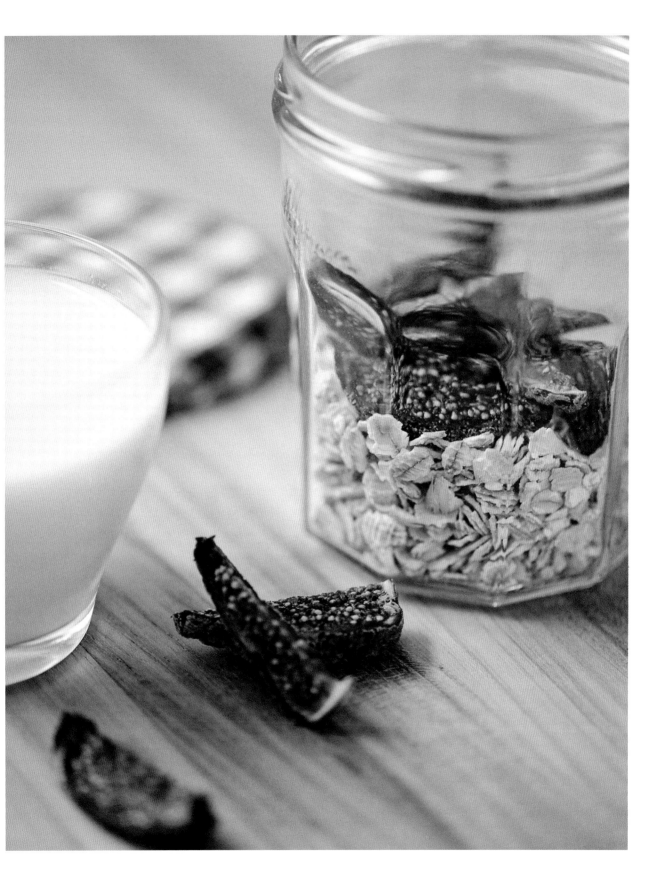

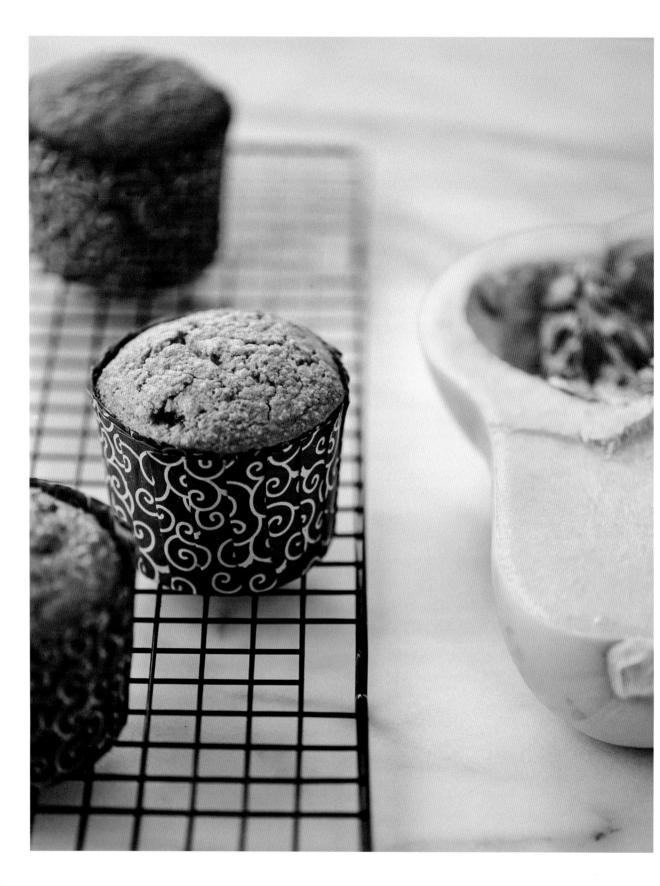

Muffins de calabaza de invierno y arándanos rojos

Resultan 6 unidades

Es posible que los días otoñales secos, ligeros y ventosos te despierten el deseo de alimentos pesados y estabilizadores como la calabaza de invierno y los frutos secos; pues bien, estos *muffins* te aportan una nutrición profunda. Se trata de una receta rica en proteínas y sin cereales que contiene calabaza y harina de almendra como ingredientes principales. La astringencia secante de la calabaza y los arándanos se equilibra con las grasas naturales que aportan humedad y las especias dulces de efecto caliente, componiendo un desayuno completo. (Nota de la autora: estos *muffins* recibieron la aprobación de Evelyn, la hijita de la fotógrafa).

- 2 huevos o bien 2 «huevos» de lino (véase abajo)
- ½ taza de crema de calabaza de invierno
- ¼ de taza de sirope de arce
- 2 cucharadas de aceite de coco derretido
- 1 ½ taza de harina de almendra
- ¼ de cucharadita de sal
- ¼ de cucharadita de bicarbonato de sodio
- ¼ de cucharadita de polvos de hornear
- 1-2 cucharaditas de mezcla de especias dulces diaria
- ¼ de arándanos rojos frescos picados
- 2 cucharadas de coco rallado

Precalienta el horno a 180 °C (350 °F). Forra las cavidades de un molde de *muffins* con cápsulas de papel.

Bate los huevos enérgicamente con un tenedor en un cuenco mediano durante 1-2 minutos. Añade la calabaza y aplástala; a continuación, agrega el sirope de arce y el aceite de coco derretido.

Por otro lado, mezcla la harina de almendra, la sal, el bicarbonato de sodio y la mezcla de especias en un cuenco pequeño. Combina los ingredientes secos con los húmedos y remueve sin mezclar en exceso. Por último, incorpora los arándanos.

Distribuye la masa entre las 6 cápsulas. Espolvorea el coco rallado por encima. Hornea durante 25 minutos o hasta que la parte superior comience a dorarse. Los *muffins* quedarán blanditos e irán endureciéndose al enfriarse. Deja que se enfríen por completo antes de sacarlos de las cavidades.

Para preparar «huevos» de lino: combina 2 cucharadas de semillas de lino molidas y 6 cucharadas de agua en una batidora; procesa a velocidad máxima durante 2 minutos. Sustituye los huevos por esta mezcla en la receta.

Compota de manzana con dátiles

Salen 2 raciones

Cuando no tienes demasiado apetito ni dispones de mucho tiempo, esta compota rápida resulta práctica y curativa. Si bien las manzanas crudas pueden resultar demasiado frescas, duras y ásperas en otoño, cocinarlas equilibra su propiedad fría, lo cual convierte esta compota en un plato ideal para comienzos del otoño. Las manzanas eliminarán el calor residual del verano del organismo al servirse calientes y húmedas junto con dulces dátiles. Son numerosos los beneficios de las propiedades refrescantes y limpiadoras de esta fruta.

DESAYUNO

2 manzanas sin corazón y troceadas
4 dátiles deshuesados y cortados por la mitad
2 tazas de agua
1 cucharada de sirope de arce
1 cucharada de jengibre fresco rallado (opcional)
1 cucharadita de mezcla de especias dulces diaria

Combina los trozos de manzanas y dátiles junto con el agua, el sirope de arce y las especias en un cazo. Lleva a ebullición a fuego alto, redúcelo a medio-bajo y cocina durante 5 minutos. Retira del fuego y procesa con una batidora de mano durante unos pocos segundos, manteniendo una consistencia gruesa, o bien procesa alrededor de ⅓ de la mezcla en una batidora de vaso hasta obtener una textura uniforme y vierte de nuevo en el cazo junto con la mezcla gruesa.

Sirve en 2 cuencos de desayuno.

NOTA: Puedes reemplazar los dátiles por orejones, o bien uvas o ciruelas pasas; al igual que las manzanas, estas frutas también contienen la frescura limpiadora del sabor astringente. En concreto, las uvas y ciruelas pasas son más ligeras que los dátiles y resultan adecuadas para perder peso.

Verduras otoñales asadas y especiadas con salsa de tahini

Salen 4 raciones

Las verduras de raíz son naturalmente dulces y poseen propiedades constructoras y rejuvenecedoras. Si las combinas con ghee o aceite de coco, obtendrás un excelente tónico para preparar el cuerpo de cara al invierno. Corta, mezcla y asa, y del horno saldrá una espléndida fuente de verduras. Puedes asar casi cualquier verdura compacta y mezclarla con hierbas aromáticas como mejorana y tomillo. Esta receta es mi mezcla favorita de las verduras de raíz que requieren un tiempo parecido de preparación. Nota: Cuanto más pequeños sean los trozos, más rápido se cocinarán (¡yo suelo cortarlas en daditos de aproximadamente 1 cm [½ in] con la esperanza de comer en media hora!). Es importante que cortes las verduras en trozos de tamaño uniforme para que se asen por igual.

······························ •••••• ······························

VERDURAS OTOÑALES ASADAS Y ESPECIADAS

2 remolachas medianas peladas

2 zanahorias

2 chirivías

2 ñames medianos o ½ calabaza de invierno, sin piel

2 cucharadas de ghee o aceite de coco

1 cucharada de tamari (opcional)

1 cucharada de romero fresco cortado, semillas de hinojo o mezcla de especias de otoño

Precalienta el horno a 190 °C (375 °F). Corta todas las verduras en dados de aproximadamente 1 cm (½ in).

Introduce el ghee o el aceite de coco en una fuente de horno pequeña y caliéntalo durante 1-2 minutos, lo suficiente como para que la grasa se derrita. Utiliza un guante de horno o un agarrador para retirar el recipiente del fuego.

Combina los trozos de verduras con ghee o aceite, tamari, romero y semillas de hinojo o la mezcla de especias en un cuenco grande, hasta que todos los dados hayan quedado igualmente impregnados. Espárcelos formando una sola capa en una fuente de horno grande de 25 x 35 cm (9 x 13 in). Asa durante 20 minutos. Saca del horno y gira las verduras con una espátula. Hornea durante 10-20 minutos más hasta que las verduras estén blandas; algunos trozos comenzarán a dorarse. Retira del fuego, mézclalos en la propia fuente, y sírvelos de inmediato acompañados de salsa de tahini.

Las verduras asadas también resultan bastante festivas con el *chutney* de arándanos rojos y clavo (pág. 229).

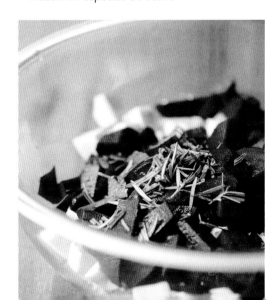

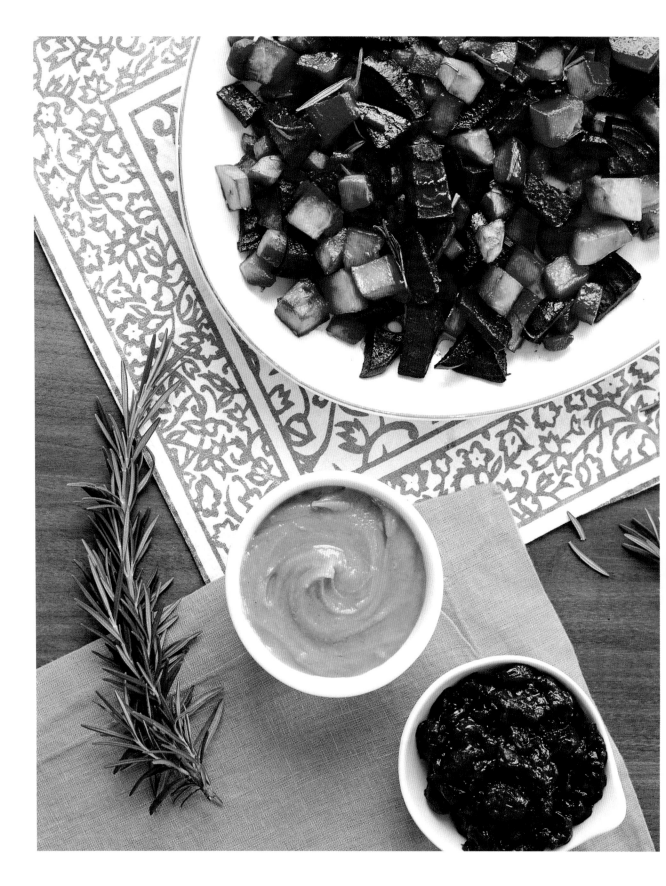

SALSA DE TAHINI

En mi opinión, el tahini o crema de sésamo constituye la forma más deliciosa de obtener los beneficios de las propiedades profundamente nutritivas y humectantes del sésamo. Esta semilla es un tónico constructor de ojas, repleto de hierro y proteínas. Si tienes un organismo ligero y seco, esta salsa puede ser una receta básica durante todo el año. Puedes hacerla en el momento: la bates con un tenedor en la salsera y listo. Obtendrás una salsa espesa para acompañar verduras asadas calentitas. En cualquier momento que necesites una cobertura sustanciosa para los cereales u otras verduras, añade un poco más de agua y procesa en una batidora para conseguir un aliño cremoso.

½ taza de tahini
2 cucharadas de aceite de oliva
zumo de medio limón
½ cucharadita de sal

Introduce el tahini en un cuenco lo suficientemente amplio como para poder batir todos los ingredientes (en lugar de embarrar el vaso medidor con crema de sésamo, haz una estimación de la medida y echa a cucharadas el tahini directamente en el cuenco. Una medida aproximada no arruinará el producto final). Añade aceite, zumo de limón y sal. Bate enérgicamente con un tenedor o un batidor. Llegará un momento en que los aceites comiencen a separarse ¡continúa batiendo! La mezcla se volverá uniforme. Añade más agua, 2 cucharadas cada vez, si prefieres verter la salsa en lugar de servirla con cuchara.

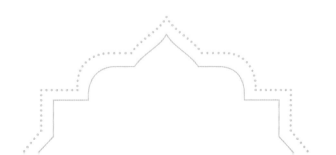

Dal rojo de calabaza

Salen 4 raciones

Las lentejas rojas se cocinan rápidamente, son fáciles de encontrar en la mayor parte de las tiendas y resultan ligeras, secas y ligeramente calientes. Las propiedades dulces y oleosas de la leche de coco equilibran las cualidades secas de las lentejas y la astringencia de la calabaza. Este dal espeso y semejante al *gravy* resulta excelente servido sobre un ligero y esponjoso arroz basmati. Lo preparo a menudo cuando tengo invitados, ya que es rápido, delicioso y saciante.

4 tazas de agua, o bien 3 tazas de agua + 1 lata de 475 ml (16 oz) de leche de coco
1 taza de lentejas rojas
1 cucharadita de mezcla de especias de otoño
1 cucharadita de azúcar de caña deshidratada o bien sirope de arce (opcional)
1 calabaza pequeña kabocha (alrededor de 2 tazas, troceada)
½ cucharadita de sal

TEMPLADO

1 cucharada de aceite de coco
1 cucharadita de jengibre rallado
½ cucharadita de semillas de comino
½ cucharadita de semillas de mostaza
2 cucharadas de coco rallado

Hierve el agua y la leche de coco, si la usaras, en una cacerola grande a fuego alto. Enjuaga las lentejas rojas hasta que el agua salga clara. Añade las lentejas al agua hirviendo junto con la mezcla de especias y el edulcorante. Lleva a ebullición de nuevo, sin tapar y, a continuación, reduce a fuego medio.

Corta la calabaza con piel en dados de aproximadamente 1 cm (½ in). Incorpóralos a la cacerola. Cuando el líquido hierva de nuevo, baja el fuego, tapa parcialmente y cocina durante 30 minutos sin remover.

Calienta el aceite en una sartén pequeña a fuego medio y templa el jengibre junto con las semillas de comino y mostaza durante 2-3 minutos, hasta que desprendan su aroma. Retira del fuego y añade el coco rallado a la sartén caliente. Continúa removiendo durante uno o dos minutos mientras el coco se tuesta.

Agrega las especias a las lentejas y la calabaza, así como la sal. Cocina el dal a fuego lento, sin tapar, durante 5 minutos más. Tómalo como sopa o sírvelo con un cucharón sobre un lecho de arroz.

NOTA: La piel de la calabaza kabocha, a diferencia de la de invierno o la de bellota, se ablanda por completo cuando se cocina y aporta una coloración verdosa al plato. Yo prefiero comérmela, pero no hay problema si deseas pelarla antes de cortarla.

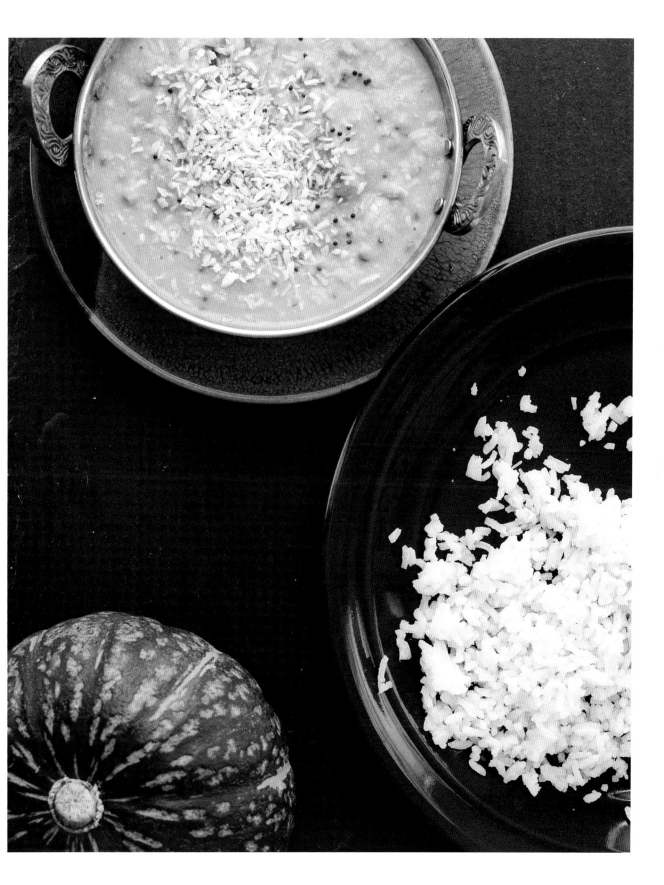

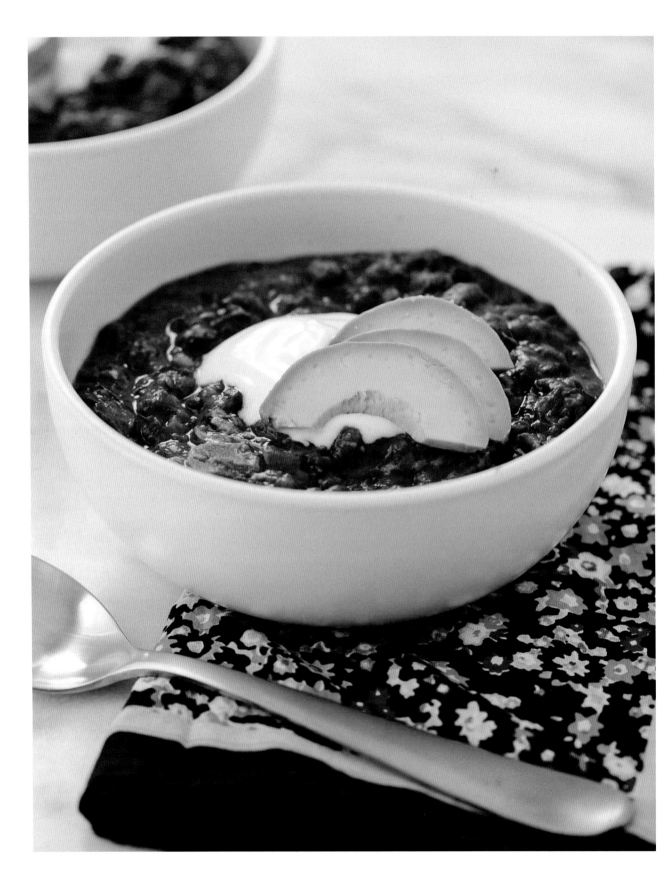

Crema simple de judías negras

Salen 4 raciones

Según el Ayurveda, las judías nutren tanto las capas de tejido profundo como las superficiales, especialmente los tejidos musculares, lo cual las convierte en un ingrediente importante en una dieta vegetariana. El comino y el cilantro atizan el fuego digestivo y, de hecho, en la cocina ayurvédica las judías siempre se preparan con especias digestivas. Sirve esta sopa espesa sobre un cereal cocinado, con una tortilla o un dosa de germinados, o incluso sola.

3 tazas de judías negras cocinadas

1 ½ taza del agua de cocción de las judías, o bien caldo vegetal

2 zanahorias grandes troceadas

2 hojas de acelga grandes troceadas

1 cucharadita de cúrcuma en polvo

1 cucharada de ghee

1 ½ cucharadita de semillas de comino

1 cucharadita de cilantro en polvo

½ cucharadita de sal

DECORACIÓN ADICIONAL
(escoge una de estas opciones):

rodajas de aguacate

cilantro fresco picado

tomate fresco cortado en trozos (con moderación)

una cucharada de yogur

Lleva a ebullición las judías, el agua o caldo, las verduras y la cúrcuma en polvo en una cacerola grande a fuego alto. Tapa y cocina a fuego lento durante 15-20 minutos, hasta que las verduras estén blandas.

Mientras tanto, calienta el ghee en una sartén pequeña a fuego medio. Añade las semillas de comino y saltea durante 2-3 minutos hasta que desprendan su aroma. Retira del fuego de inmediato. Añade el ghee condimentado y el cilantro en polvo a la olla de judías y sigue cocinando a fuego bajo durante 5 minutos o más. Retira del fuego y añade sal.

Utiliza una batidora de mano para procesar la crema hasta obtener la consistencia deseada. Si bates solamente la mitad de las judías y verduras conseguirás un plato sustancioso con una base cremosa.

Sirve en un cuenco con rodajas de aguacate, dados de tomate, o bien una cucharada de yogur fresco de leche entera, y esparce cilantro picado por encima.

NOTA: Si las judías te producen gases, cocínalas durante largo tiempo, hasta que comiencen a romperse. Al tratarse de una crema, en esta receta la piel resulta más fácil de digerir que si las consumieras enteras.

Dal rápido de espinacas

Salen 4 raciones

Superlimpiador, superfácil, supersatisfactorio. La mezcla de especias de esta receta aporta una dosis estabilizadora de sabores dulces y salados a una combinación amarga y astringente. En mis viajes por la India, a menudo el dal de espinacas ha sido el único alimento verde disponible durante meses; por ello, esta receta se ha convertido en un plato muy apreciado para mí. La he simplificado para que pueda ser un alimento básico del día a día, sin necesidad de comprar una larga lista de ingredientes o usar grandes cantidades de ajo y cebolla.

1 taza de judías mungo amarillas partidas

4 tazas de agua o caldo

1 cucharada de mezcla de especias de otoño

1 cucharadita de cúrcuma en polvo

85 g (3 oz) de espinacas baby, cortadas en trozos grandes

½ cucharadita de sal

4 cucharaditas de ghee derretido como decoración

Deja las judías mungo en remojo durante al menos 3 horas, o bien toda la noche. Lávalas hasta que el agua salga clara.

Lleva a ebullición 4 tazas de agua o caldo a fuego alto en una cacerola grande. Añade las judías mungo, la mezcla de especias y la cúrcuma, y lleva a ebullición de nuevo sin tapar.

Reduce a fuego medio, tapa parcialmente y cocina sin remover durante 20 minutos (o 30 minutos como mínimo si no has remojado las judías previamente). Agrega los trozos de espinacas hasta que se ablanden. Sazona.

Sirve en cuatro cuencos sobre un lecho de arroz basmati blanco o integral, o bien con dosa diario (véase la pág. 91). Adorna cada ración con 1 cucharadita de ghee derretido.

NOTA: Si deseas mejorar aún más la receta, templa una cucharadita de semillas de mostaza y comino en 2 cucharaditas de ghee hasta que desprendan su aroma, y agrégalas al dal hacia el final de la cocción. En cuanto a las espinacas, las baby resultan tan fáciles de cocinar y de encontrar que no es necesario comprarlas congeladas. La vitalidad de los alimentos frescos no debe subestimarse... pero si tienen que ser congeladas, la receta requerirá tan solo 3 tazas de agua. ¡Cuidado, de todos modos, con la policía ayurvédica: úsalas bajo tu responsabilidad!

Bomba de ñame

Salen 2 raciones

Esta receta no es para las personas inapetentes. Los ñames no poseen la cualidad seca de la calabaza y son puramente dulces, caloríficos y constructores: una buena elección para el otoño, aunque has de consumirlos con moderación si estás tratando de adelgazar. Prepara una cena rápida metiéndolos en el horno al llegar de trabajar. Concédete un rato para relajarte o vaciar la bolsa del almuerzo mientras se cocinan. Los ñames y los boniatos son aquí intercambiables.

2 ñames de tamaño medio
2 cucharaditas de ghee, aceite de coco, sirope de arce y/o crema de almendra
mezcla de especias dulces diaria o canela al gusto

Precalienta el horno a 180 °C (350 °F). Clava un tenedor en cada ñame unas cuantas veces. Colócalos sobre una bandeja o un recipiente de horno, y ásalos durante alrededor de 30 minutos o más, hasta que estén completamente cocinados, dependiendo de su grosor. Perfora la piel con un tenedor para ver si la carne está blanda y cuando lo esté, retíralos del horno y haz un corte en X en la parte superior. Pela la piel y presiona los lados de cada uno para ahuecarlos.

Para servir, llena cada hueco con una cucharadita de ghee, aceite de coco, sirope de arce y/o crema de almendra. Esparce la mezcla de especias dulces diaria o canela por encima. La salsa de tahini (véase la pág. 203) también resulta deliciosa para aliñar esta sabrosa bomba. Degústala con cuchillo y tenedor.

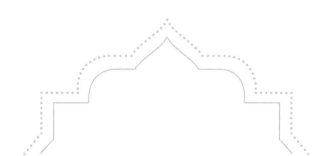

Ensalada de remolacha con limón y menta

Salen 4 raciones

No conviene menospreciar el poder de la remolacha, especialmente en otoño. Las remolachas son amargas, dulces y astringentes. Limpian la sangre y los conductos biliares del calor acumulado del verano y aceleran su expulsión a través de los canales de eliminación. Una ración de esta ensalada unas cuantas veces por semana mantendrá alejado al médico. Si deseas obtener los beneficios depurativos de las remolachas sin complicarte demasiado, simplemente exprime un poco de zumo de limón sobre remolacha rallada y sírvela como acompañamiento.

1 remolacha grande o
2 pequeñas peladas y
ralladas
zumo de ¼ de limón
1 ramita de menta (opcional)
1 cucharada de semillas de
girasol
sal al gusto

Mezcla la remolacha rallada y el zumo de limón en un cuenco pequeño. Si utilizas menta, parte las hojas en trozos pequeños a mano, o bien córtalas con tijeras de cocina y agrégalas a la mezcla.

Tuesta las semillas de girasol a fuego lento durante alrededor de 5 minutos en una sartén pequeña, hasta que estén ligeramente tostadas, meneando levemente la sartén o removiendo las semillas todo lo necesario para que no se quemen.

Añade las semillas de girasol y la sal a la mezcla, y remueve de nuevo.

Sirve media taza de ensalada junto con tacos de tofu o bien dentro de un rollito de col berza. Esta receta también constituye un magnífico acompañamiento para servir junto con la crema verde depurativa diaria o el kichari diario.

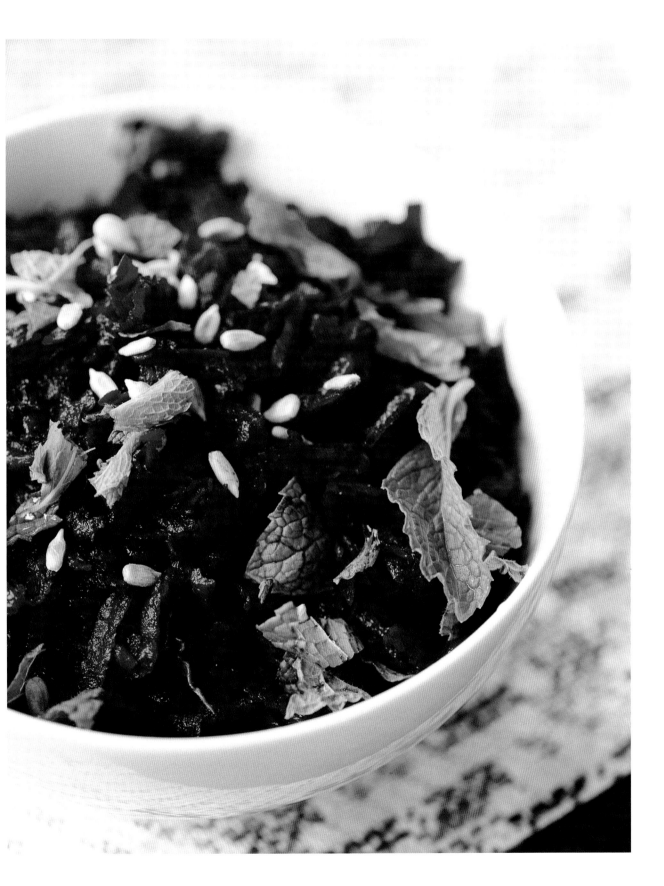

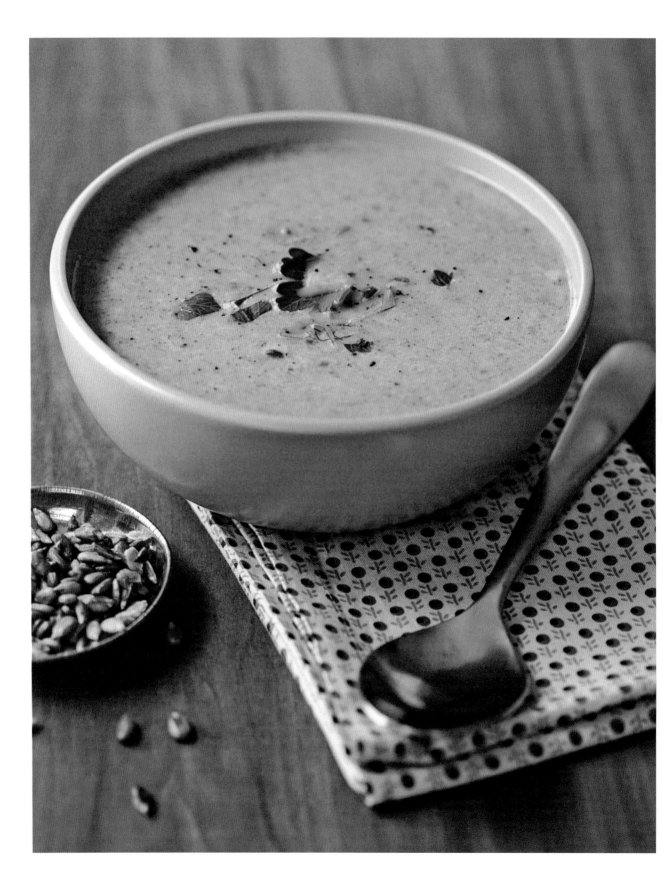

Crema de brécol asombrosa

Salen 2 raciones

¡Sorpresa! ¡El suave amargor del brécol y la dulce cremosidad de la leche de cabra forman una crema increíble! En un día frío, créeme, resulta deliciosa. Topamos con esta inspirada combinación durante el desarrollo de la crema diaria de verduras. La leche de cabra resulta digestiva porque ejerce un efecto calorífico y es más ligera que la leche de vaca gracias a su *vipak* o efecto posdigestivo acre. Esto significa que tu organismo podrá descomponer bien su grasa y que la leche nutrirá tus tejidos profundos.

· ●●●●● ·

2 tazas de ramilletes y tallos de brécol cortados en dados
2 tazas de caldo vegetal
½ taza de leche de cabra
½ taza de perejil fresco picado (opcional)
½ cucharadita de sal
pimienta al gusto

Hierve el brécol junto con el caldo en una cacerola mediana durante alrededor de 10 minutos hasta que esté tierno. Ten presente que cuanto más pequeños cortes los tallos, más rápido se cocinarán y más fácilmente los digerirá tu cuerpo. Retira del fuego y añade la leche, el perejil picado y la sal. Procesa hasta obtener una consistencia homogénea con una batidora de mano. Distribuye la crema en 2 cuencos y esparce pimienta recién molida por encima.

¿POR QUÉ LA LECHE DE CABRA?

El Ayurveda tiene en cuenta los efectos posdigestivos de todos los alimentos o el efecto que la comida ejerce en el organismo, denominado *vipak*. Por ejemplo, el jengibre tiene un sabor acre en la lengua, pero el efecto posdigestivo en el cuerpo posee las cualidades constructoras y refrescantes del sabor dulce, opuestas a las propiedades calientes y ligeras del acre.

Si bien tanto la leche de vaca como la de cabra son pesadas y oleosas, y ambas tienen un gusto dulce en la boca, sus efectos posdigestivos son muy distintos. A diferencia de la leche de vaca, cuyo vipak es dulce y potencia cualidades constructoras y estabilizadoras, la leche de cabra tiene un vipak acre que favorece las propiedades ligeras y calientes; este vipak acre la hace más digestiva que la de vaca. La primavera y el otoño pueden ser estaciones desfavorables para los alimentos densos, y la leche de cabra proporciona grasas y proteínas en una forma fácil de digerir.

Crema de calabaza buttercup, coco y semillas de calabaza con umeboshi

Salen 4 raciones

El Ayurveda utiliza combinaciones armoniosas de alimentos a fin de potenciar el equilibrio en el cuerpo y la mente. No solo los sabores del coco y este tipo de calabaza excepcionalmente dulce se integran de maravilla, sino que además poseen cualidades complementarias; la sequedad y frescura de la calabaza compensan la oleosidad del coco y el calor de las especias respectivamente para crear un plato equilibrado. Siempre que la piel naranja brillante de esta calabaza aparece en el mercado agrícola, aprovecho para elaborar esta crema.

CREMA DE CALABAZA BUTTERCUP Y COCO

1 calabaza buttercup mediana
1 lata de 355 ml (12 oz) de leche de coco (1 ½ taza)
2 tazas de agua
1 cucharadita de canela
¼ de cucharadita de nuez moscada
½ cucharadita de sal

Precalienta el horno a 180 °C (350 °F). Corta la calabaza por la mitad, saca las semillas y coloca cada parte bocabajo en una fuente de cristal para horno de 25 x 35 cm (9 x 13 in) con alrededor de 2,5 cm (1 in) de agua. Hornea durante alrededor de 30 minutos, hasta que la calabaza esté completamente blanda y ceda al insertar un tenedor en la piel. Retira del horno y sitúa ambas mitades en un plato para que se enfríen un poco.

Calienta la leche de coco y el agua en una cacerola grande a fuego medio. Saca la carne de la calabaza con una cuchara grande y añádela a la olla junto con la canela, la nuez moscada y la sal. Lleva a ebullición, baja el fuego y cocina durante 5 minutos. Retira del fuego y procesa la mezcla con una batidora de mano hasta obtener una consistencia cremosa y homogénea. Sirve en 4 cuencos grandes acompañada por semillas de calabaza con umeboshi.

SEMILLAS DE CALABAZA CON UMEBOSHI

El vinagre de umeboshi es un condimento japonés único, al poseer las propiedades de los tres sabores constructores: amargo, dulce y salado. Este vinagre constituye un excitante ingrediente para sazonar los platos cuando hace fresco.

½ taza de semillas de calabaza crudas
½ cucharadita de vinagre de umeboshi

Esparce las semillas de calabaza en una sartén de fondo grueso y tuéstalas 5 minutos a fuego medio-bajo. Remueve las semillas o la sartén cada minuto. Cuando salten, sigue removiendo y tostando un minuto más. Retira del fuego. Pon las semillas en un recipiente amplio y deja que se enfríen. Rocía el vinagre mezclándolo bien. Decora una sopa con ellas o déjalas para un tentempié.

Crujiente de manzana de Kate

Salen 4-6 raciones

Esta receta representa dos de las mejores cosas del otoño: las manzanas locales y los horneados. A veces mis amigos se presentan en casa con un montón de manzanas y una sonrisa esperanzada, y, claro, les invito a pasar y voy encendiendo el horno. Preparar este dulce entre amigos es una actividad estupenda mientras se comparten las novedades. Uno puede encargarse de las manzanas y otro preparar el crujiente.

Esta receta no contiene harina ni azúcar, solamente unos pocos ingredientes saludables y fáciles de digerir. Los efectos refrescantes de las manzanas y el coco, así como la astringencia de los arándanos rojos, componen un excelente capricho otoñal que ayuda a refrescar el organismo. Las manzanas Jonagolds son mis favoritas para esta receta.

4 manzanas medianas troceadas (unas 5 tazas)

zumo de ½ limón pequeño

1 cucharadita de mezcla de especias dulces diaria

2 cucharadas de uvas pasas

2 cucharadas de arándanos rojos secos

¾ de taza de avena

¾ de taza de harina de almendra

3 cucharadas de aceite de coco derretido

3 cucharadas de sirope de arce

¼ de cucharadita de sal

¼ de taza de coco rallado o avellanas troceadas (opcional)

Precalienta el horno a 190 °C (375 °F). Mezcla las manzanas, el zumo de limón, el combinado de especias y las frutas secas en un cuenco grande.

Prepara la cobertura en un cuenco aparte valiéndote de un tenedor para mezclar la avena, la harina de almendra, el aceite de coco, el sirope de arce, la sal y el coco rallado o las avellanas.

Traslada la mezcla de las manzanas a una fuente de cristal para horno de 20 x 20 cm (8 x 8 in). Distribuye la cobertura sobre las manzanas en una sola capa y aplana ligeramente con la mano. Cubre la fuente con papel de plata y hornea durante 40 minutos o hasta que las manzanas borboteen y se hayan ablandado. Saca la fuente del horno, retira el papel de aluminio y vuelve a hornear sin cubrir durante 10 minutos o hasta que la cobertura esté crujiente.

Utiliza una cuchara grande para trasladar el crujiente caliente a los cuencos de postre.

NOTA: ¡Existen tantos crujientes como cocineros! Algunas recetas contienen una cobertura tan gruesa como el relleno, otras combinan frutos del bosque, peras o trocitos de frutos secos con las manzanas. Yo tengo plena confianza en el uso de aceite de coco en lugar de ghee, y la harina de almendra es mi ingrediente secreto. Estas grasas y proteínas fáciles de asimilar transforman el crujiente tradicional en una comida completa. Me encanta servirlo acompañado de una cucharada de yogur.

Manzanas asadas

Salen 4 raciones

Asar estas manzanas hará que tu casa huela a día festivo. El esfuerzo invertido en su preparación merece la pena: las manzanas al horno se vuelven sumamente digestivas y depurativas. El calor lento y constante del horno aumenta la cualidad estabilizadora de esta fruta seca y ligera en crudo. Dado que su elaboración lleva algo de tiempo, conviene hacer una tanda y volver a calentar al día siguiente las que hayan sobrado. Llevarte una al trabajo te evocará esa misma sensación acogedora.

¼ de taza de arándanos secos

½ taza de uvas pasas

4 higos secos cortados en trocitos

2 orejones o dátiles deshuesados cortados en trocitos

3 cucharaditas de mezcla de especias dulces diaria

1 taza de zumo de manzana, sidra o agua

4 manzanas grandes

16 clavos enteros

4 cucharaditas de miel como decoración (opcional)

Precalienta el horno a 180 °C (350 °F).

Combina las frutas secas, la mezcla de especias y el líquido en un cuenco pequeño y déjalas en remojo mientras extraes el corazón de las manzanas (véase el recuadro de abajo). Perfora cada manzana con 4 clavos (para aportar sabor y como decoración). Colócalas en una fuente de horno de 20 x 20 cm (8 x 8 in). Introduce el relleno con una cuchara, dejando que sobresalga un poco en la parte superior. Vierte el líquido sobrante sobre ellas y en la fuente. Hornea durante 25 minutos o hasta que estén bien tiernas. Para realzar el sabor, empapa las manzanas a mitad del proceso cogiendo un poco del líquido del fondo de la fuente con una cuchara y derramándolo por encima. Retira del horno y déjalas reposar durante 5 minutos.

Antes de servirlas, añade 1 cucharadita de miel sobre cada una si lo deseas. Cómelas con cuchillo y tenedor.

NOTA: Si mezclar frutas con otros alimentos te produce gases, resiste la tentación de tomarlas de postre y disfrútalas en el desayuno, con el estómago vacío, o bien solas como una cena ligera.

EXTRAER EL CORAZÓN DE LAS MANZANAS

Si no tienes un descorazonador de manzanas, realiza un corte longitudinal en la manzana paralelo al tronco con un cuchillo de verduras, manteniendo intacta la piel de la base. Haz esto tres veces más, creando un cuadrado alrededor lo suficientemente grande como para rodear las semillas. Saca el fondo del cuadrado con la punta del cuchillo y extrae el corazón desde el rabo. Comprueba que ya no queden semillas.

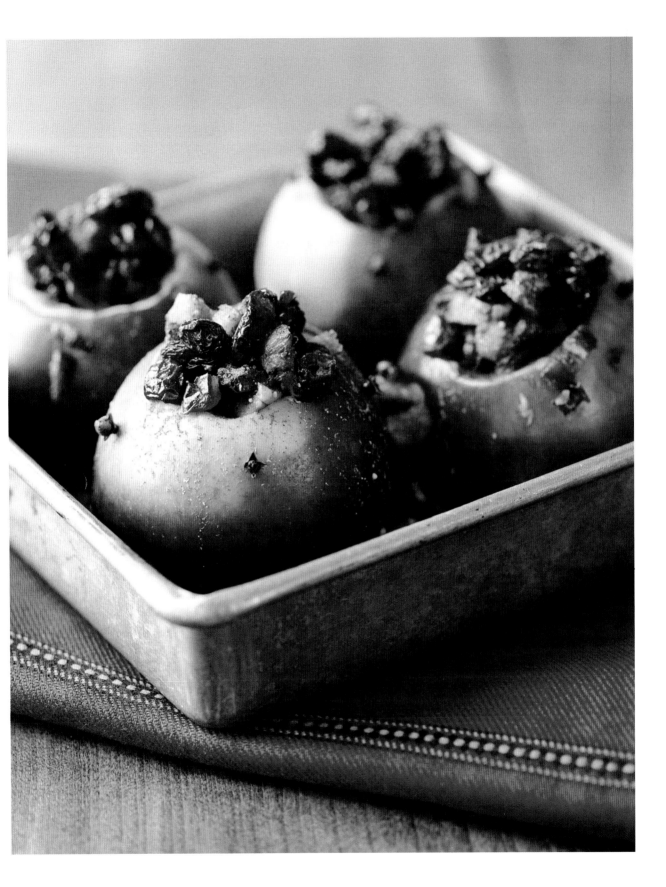

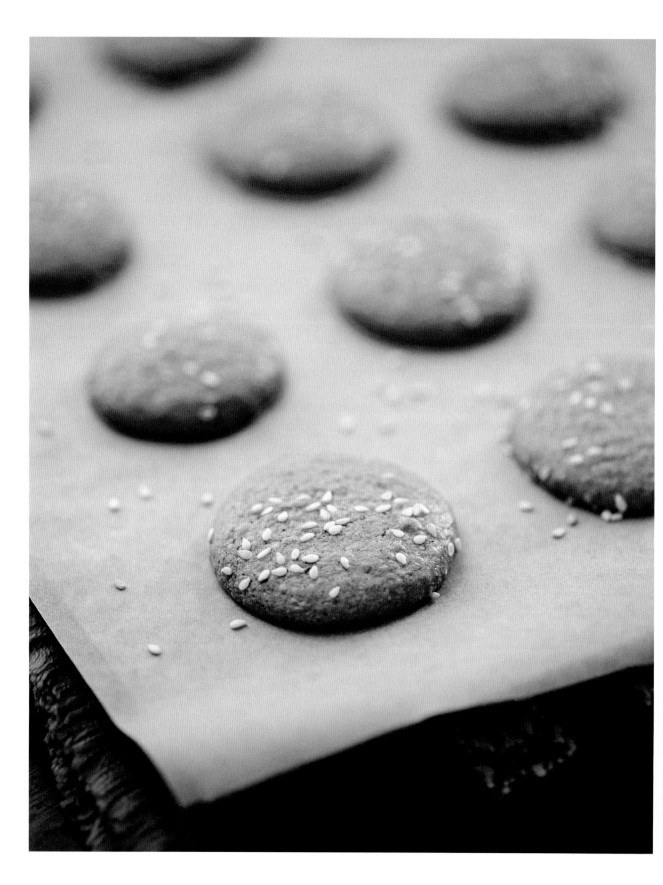

Galletas de sésamo

Salen 2 docenas

El sésamo es una semilla sumamente apreciada en el Ayurveda por ser constructora de ojas; se cosecha en la estación lluviosa y suele utilizarse para la elaboración de dulces invernales o en las fiestas devocionales. Es un alimento especial, al contener un trío de sabores poco común: amargo, acre y dulce. Su equilibrada composición de propiedades calientes, refrescantes y constructoras lo convierten en un tónico para incrementar la fuerza y la inmunidad. Nota: Estas galletas deberían mantener una textura suave por dentro.

1 taza de tahini

¼ de taza de harina de almendra

⅓ taza de sirope de arce

½ cucharadita de extracto puro de vainilla

2 cucharaditas de mezcla de especias dulces diaria

¼ de cucharadita de sal

½ cucharadita de bicarbonato de sodio

1 huevo batido (o 1 «huevo» de lino, véase abajo)

2 cucharaditas de semillas de sésamo + algunas más para decoración

Precalienta el horno a 180 °C (350 °F). Prepara 2 bandejas de horno, engrasándolas ligeramente con ghee o aceite de coco; también puedes forrarlas con papel vegetal.

Mezcla los ingredientes en el orden indicado en un cuenco mediano. Si la masa queda demasiado líquida como para darle forma, refrigérala 5-10 minutos (aunque la masa se cuece muy bien de ese modo). Forma bolas del tamaño de una cucharada, o bien rellena los moldes de galletas de la bandeja. Deja unos pocos centímetros entre cada bola, ya que se inflan al cocinarse. Presiónalas ligeramente con un tenedor y esparce por encima algunas semillas de sésamo. Hornea durante 10-12 minutos hasta que estén lo suficientemente firmes como para tocarlas sin que el dedo se pegue. Deja que se enfríen por completo antes de sacarlas de las bandejas y servirlas. Estarán blanditas cuando las comas.

Para preparar 1 «huevo» de lino: combina 1 cucharada de semillas de lino molidas y 3 cucharadas de agua en una batidora; procesa a velocidad máxima durante 2 minutos.

VARIACIÓN: GALLETAS DE TRUFA DE CACAHUETE

Como excepción navideña, preparo estas galletas con crema de cacahuete en lugar de tahini, omito las especias y la harina de almendra y añado pepitas de chocolate para elaborar galletas de trufa sin harina. Dado que la crema de cacahuete resulta más espesa que el tahini, la masa será lo suficientemente densa como para colocar en los moldes sin necesidad de harina. El resultado constituye una suave delicia que se funde en la boca. ¡Un dulce casi pecaminoso: con una basta!

Pudin de calabaza y chía

Salen 2 raciones de postre y 1 como plato fuerte

Este pudin hará que desees acurrucarte y apretar la taza con las manos. La calabaza es refrescante y astringente por naturaleza, lo que la convierte en uno de esos alimentos que refrescan y tonifican el intestino después de un verano húmedo.

2 cucharadas de semillas de chía
½ taza de leche de almendras
½ taza de puré de calabaza
½ cucharadita de vainilla
1 dátil medjool o 2 dátiles deglet noor, sin hueso
1 cucharadita de sirope de arce o melaza
1 cucharadita de mezcla de especias dulces diaria o de especias de pastel de calabaza
una pizca de nuez moscada recién molida

Pon en remojo las semillas de chía en la leche de almendras durante 5 minutos, batiendo con un tenedor unas cuantas veces para distribuirlas uniformemente.

Introduce la calabaza, la vainilla, los dátiles, el sirope de arce o la melaza y la mezcla de especias en una batidora de vaso. Añade la chía por encima. Procesa a velocidad máxima durante 2 minutos hasta obtener una textura homogénea. Las semillas de chía y los dátiles deberían desaparecer en la crema.

Distribuye el pudin entre dos copas de postre, o bien viértelo en un cuenco grande para tomar como plato único. Añadir una pizca de nuez moscada por encima le aporta un toque muy especial.

HORNEAR CALABAZAS DULCES

Si bien usar calabaza enlatada resulta sencillo, también lo es hornear calabazas pequeñas y dulces, y una vez has probado ambas opciones, la diferencia de sabor es evidente. Cuando este tipo de calabaza empiece a estar disponible en otoño, conviene que compres unas cuantas —cuanto más pequeñas, más dulces—. Pártela en dos, saca las semillas y colócala bocabajo en una fuente de horno junto con 2,5 cm de agua. Hornea a 180 °C (350 °F) alrededor de 30 minutos o hasta que esté blanda. Una vez cocinada, extrae la carne y consérvala en un recipiente de cristal para añadir a los platos de cereales, los horneados y los púdines.

Smoothie de leche de almendras y especias

Sale 1 vaso

Este *smoothie* constituye un magnífico postre, así como un desayuno completo que puedes meter en un tarro. Usa agua caliente, un tarro de boca ancha de ½ l (1 pt) y una batidora de mano. Puedes bebértelo de inmediato o llevártelo allí donde vayas. Al no retirar la pulpa, como harías al elaborar leche de almendras, se obtiene una bebida más espesa y saciante. Si tu organismo es sensible a la fibra y sueles padecer hinchazón, remojar las almendras y quitarles la piel con antelación evitará este problema.

¼ de taza de almendras remojadas (véase «Técnicas de cocina» en la pág. 288)

¾ de taza de agua caliente

1 cucharadita de sirope de arce

¾ de cucharadita de mezcla de especias dulces diaria

½ cucharadita de extracto puro de vainilla (opcional)

una pizca de sal

Coloca las almendras ya remojadas y ¼ de taza de agua caliente en un tarro de boca ancha de ½ l (1 pt). Procesa con una batidora de mano hasta obtener una consistencia homogénea. Agrega la media taza de agua restante, el sirope de arce, la mezcla de especias, el extracto de vainilla, si lo usaras, y la sal. Procesa hasta conseguir una textura uniforme. Bébetelo de inmediato.

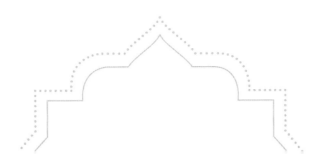

Infusión digestiva de otoño

Salen 2 tazas

La raíz de regaliz contrarresta la propiedad seca del otoño por su cualidad emoliente, la capacidad de ayudar al organismo a retener agua en el intestino. El regaliz, denominado *yashtimadhu* en sánscrito, es ampliamente utilizado para lubricar el intestino, de forma semejante al olmo americano y la raíz de malvavisco. El hinojo reduce la acidez residual del verano, mientras que la canela y el jengibre calientan el intestino.

2 tazas de agua
1 trozo de unos 60 mm (¼ in) de jengibre fresco
½ cucharadita de semillas de hinojo
½ cucharadita de canela
1 cucharadita de regaliz en polvo o 2 cucharaditas de regaliz troceado

Lleva a ebullición 2 tazas de agua en un cazo. Corta el jengibre en trozos grandes, no es necesario que le quites la piel. Añade los trozos de jengibre, las semillas de hinojo, la canela y el regaliz. Baja el fuego, tapa y cocina durante 10-15 minutos.

Sirve la bebida en 2 tazas altas filtrándola con un colador de té. Toma alrededor de 180 ml (6 oz) con las comidas o después de estas.

¿POR QUÉ PRACTICAR ABHYANGA?

Una gran forma de gestionar la cualidad seca del verano es la práctica de abhyanga, un masaje de aceite en el que estimulas la circulación al frotar la piel con aceite siguiendo un patrón y dirección específicos. De acuerdo con el Ashtanga Hridayam, «El abhyanga debería practicarse diariamente: protege contra el envejecimiento y la intensificación y agravamiento de vata; nutre el organismo, proporciona una buena visión, una vida duradera y una piel sana y fuerte»[1]. Se trata de un valioso aspecto de la práctica del Ayurveda, especialmente durante las estaciones frías y secas.

Reducción del estrés

Repasa «Artha: el mal uso de los sentidos» (pág. 24) para entender cómo la piel, los ojos, los oídos, la nariz y la lengua se hallan en línea directa con el sistema nervioso. La piel es el órgano sensorial más amplio y está expuesto a las cualidades y energías del entorno todo el tiempo. Hidratarla con aceite crea una sutil capa protectora alrededor de tu cuerpo y tu campo energético.

La circulación

A fin de que el organismo transporte los nutrientes, las hormonas y la información sensorial a sus lugares de destino y elimine lo que debe expulsarse, la circulación debe ser fuerte y constante. Para obtener mejores resultados, asegúrate de aplicarte el aceite con un masaje firme y estimulante, al tiempo que calmado y rítmico.

La práctica del automasaje estimula la circulación y potencia el flujo del prana. Véase el apéndice 1 (pág. 274) para aprender a practicar el masaje de aceite.

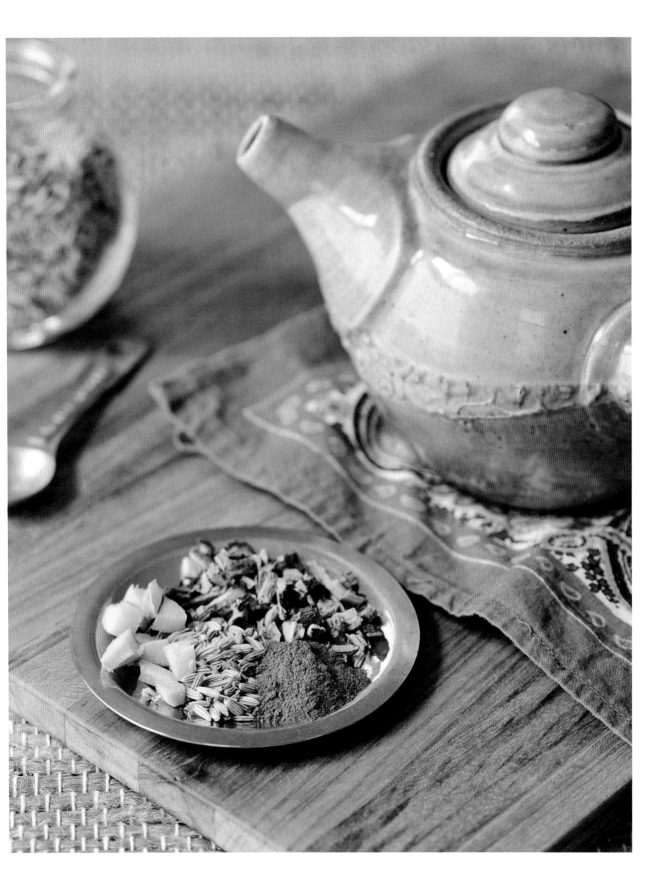

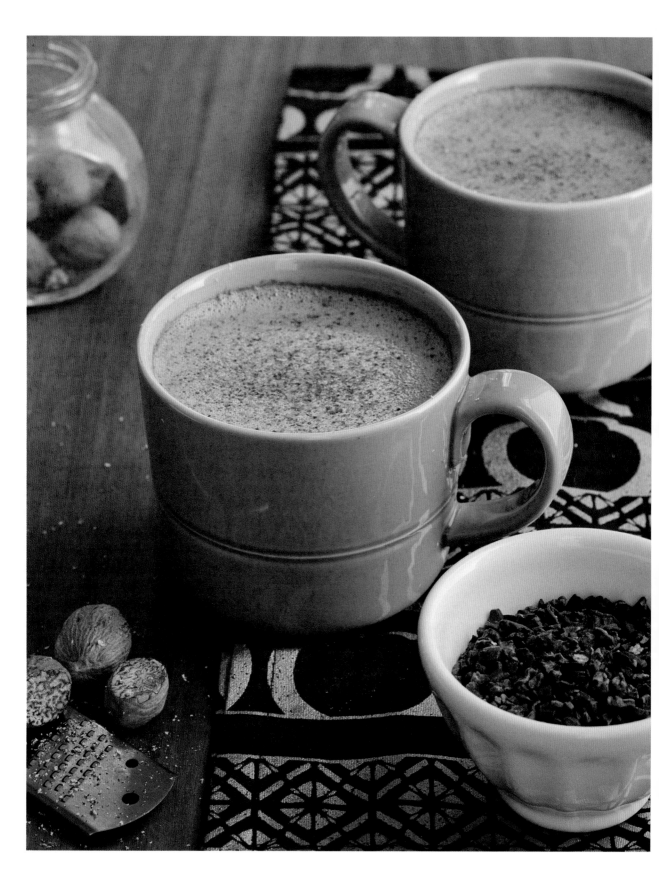

Cacao caliente medicinal

Salen 2 tazas

Este cacao se convierte en medicinal con la adición de ashwagandha. A veces conocida como el ginseng indio, la raíz de esta planta se utiliza debido a sus beneficios restauradores al nutrir las capas óseas, fortalecer el sistema inmunitario y mejorar la potencia sexual. La utilización de esta hierba mantiene el cuerpo fuerte como un caballo y de ahí su nombre (*ashwin* significa «caballo»). Agregar ashwagandha al chocolate caliente lo vuelve más espeso, de sabor malteado y sumamente saludable, pero si no dispones de este ingrediente, puedes preparar igualmente esta receta. A causa de su energía caliente, se recomienda tomar ashwagandha solamente con un tiempo frío.

2 tazas de leche de almendras, semillas de girasol o vaca
1 cucharada de sirope de arce, de azúcar de coco o de caña
¼ de taza de cacao en polvo
1 cucharadita de canela o mezcla de especias dulces diaria
1 cucharadita de ashwagandha
2 trozos de canela en rama o nuez moscada recién rallada como decoración (opcional)

Calienta la leche en una cacerola mediana a fuego medio. Añade el edulcorante y el cacao en polvo y remueve enérgicamente hasta que comience a humear. Apaga el fuego y mezcla la canela y la ashwagandha manualmente, o bien con una batidora de mano. Soy una firme defensora de la textura uniforme y espumosa de tipo capuchino que se consigue al utilizar la batidora de mano durante 30 segundos.

Sirve en 2 tazas altas. ¿Deseas impresionar a tus invitados? Ralla nuez moscada sobre la espumilla o coloca una ramita de canela en cada taza.

EL CACAO

El proceso de transformación del grano de cacao en cacao en polvo convencional lo convierte en un alimento desnaturalizado o, expresado de otro modo, el fruto original ha realizado un largo viaje desde su lugar de origen, se han empleando multitud de recursos para el transporte, y el cacao ha ido absorbiendo diferentes energías en el proceso de manufactura y empaquetado. Para elaborar tu propio cacao integral de bajo impacto ecológico, te recomiendo comprar virutas de cacao crudo y moler en tu día libre el equivalente a un tarro en un molinillo. Dedica el tiempo necesario para que quede un polvo muy fino. Si bien el cacao crudo en polvo es también una buena opción, te saldrá más económico moler esa misma cantidad tú mismo.

Mezcla ayurvédica otoñal de especias y sal

Una pizca de la mezcla de especias de otoño en tus recetas ejercerá un efecto equilibrador que ayudará a la digestión en el tránsito hacia el tiempo frío. Equilibra las propiedades frescas, secas y ligeras de la estación escogiendo platos húmedos y especiados (pero no picantes) servidos calientes. Esta mezcla de especias potencia el fuego digestivo, al tiempo que estimula y calma los órganos digestivos. Cuando no te apetezcan los sabores indios, la sal de otoño aportará a tus platos un toque fresco y estimulante de hierbas aromáticas. Los días otoñales secos requieren un poco más de sal, mientras que los húmedos necesitan menos.

EXTRAS

MEZCLA DE ESPECIAS DE OTOÑO

Sale ¼ de taza

1 cucharada de semillas de cilantro

1 cucharada de semillas de comino

2 cucharaditas de semillas de hinojo

1 cucharada de cúrcuma en polvo

2 cucharaditas de jengibre en polvo

Tuesta en seco las semillas de cilantro, comino e hinojo en una sartén de fondo grueso a fuego medio durante unos minutos hasta que desprendan su aroma. Traslada las semillas a un cuenco amplio y deja que se enfríen por completo. Muélelas en un molinillo o un mortero hasta que adquieran una consistencia uniforme. Vuélvelas a colocar en el cuenco, y añade la cúrcuma y el jengibre en polvo.

Consérvalas en un tarro pequeño de tapa hermética o en un bote de especias. Esta receta te proporciona una cantidad suficiente para un mes.

SAL DE OTOÑO

Sale ¼ de taza

1 cucharada de salvia

1 cucharada de romero

1 cucharada de tomillo

1 cucharada de sal marina

1 ½ cucharadita de pimienta negra

Muele las hierbas aromáticas en un mortero hasta que estén lo suficientemente finas como para pasar por los agujeros del bote de especias.

Mezcla las hierbas, la sal y la pimienta en un bote de especias. Puedes usarla para cocinar y también dejarla en la mesa como condimento. La receta te proporciona una cantidad suficiente para un mes.

RECETAS Y RUTINAS ESTACIONALES

Chutney de arándanos rojos y clavo

Salen alrededor de 475 ml (16 oz)

La fuerza de los arándanos centra la energía, y los frutos del bosque limpian la sangre y los órganos digestivos con la potente combinación de sabores ácidos y astringentes con propiedades agudas y penetrantes, al tiempo que refrescantes. Este *chutney* te mantendrá despierto y energético, y contribuirá a la digestión de los alimentos pesados. Preparar esta receta evitará que consumas la cantidad de azúcar extra presente en la salsa de arándanos procesada.

unos 450 g (1 lb) de arándanos rojos frescos

2 clavos

1 cucharadita de canela

1 rodaja de unos 65 mm (¼ in) de jengibre fresco pelado y cortado en trozos pequeños o rallado

1 taza de zumo de naranja

1 cucharada de corteza de naranja

½ taza de jugo de caña deshidratado

Combina los arándanos, las especias, el jengibre, el zumo y la cáscara de naranja en una cacerola media. Baja el fuego y añade el jugo de caña deshidratado. Cocina todos los ingredientes, sin tapar, durante 20 minutos, hasta que los arándanos comiencen a disolverse y el *chutney* se adhiera a la cuchara; irá espesándose más al enfriarse.

Si bien puedes reducir la cantidad de edulcorante si lo deseas, tendrá que cocinarse durante 5-10 minutos más para espesarse.

Sirve una cucharada junto con col crespa al vapor, verduras asadas o una crema de cereales.

VARIACIÓN PARA FINALES DE OTOÑO: añade 6 granos de pimienta negra a la mezcla para aportarle más calor.

¡EL CLAVO ATACA!

Los clavos pueden permanecer en el *chutney* para impregnar más su sabor, ¡pero ten cuidado al servirlo! A decir verdad, yo suelo extraerlos antes de guardar el *chutney* porque morder un clavo me parece bastante desagradable. Durante mis viajes me he topado con multitud de especias raras entre los dientes y cuando cocino en casa prefiero evitar tales aventuras.

Crema de manzana y jengibre

Salen 6 raciones

Esta versátil crema de untar va bien con calabaza, cocinada junto con copos de avena o untada sobre *muffins*. Añadir jengibre fresco a la receta la convierte en un complemento digestivo de las comidas principales y los horneados. Aunque el Ayurveda suele desaconsejar la mezcla de fruta con otros alimentos (véase «Mezclar frutas con otros alimentos», pág. 45), el proceso de cocción hace que la combinación sea aceptable.

EXTRAS

6 manzanas sin corazón y cortadas en trozos grandes

¼ de taza de sidra o zumo de manzana

1 cucharada de sirope de arce

1 rodaja de unos 65 mm (¼ in) de jengibre fresco pelado y cortado en trozos grandes

1 cucharadita de mezcla de especias dulces diaria

Combina las manzanas con la sidra o el zumo de manzana y el sirope de arce en una cacerola mediana. Calienta a fuego medio-bajo agregando los trozos de jengibre y la mezcla de especias mientras tanto. Deja que cocine durante 30 minutos. Pasado ese tiempo, apaga el fuego y procesa con una batidora de mano o robot de cocina hasta obtener un puré homogéneo. Deja que se enfríe y guárdala en un tarro de ½ (1 pt). Úntala sobre *muffins* o espárcela por encima de una crema de cereales.

Para elaborar crema de pera, sustituye las 3 manzanas por 3 peras sin corazón y troceadas.

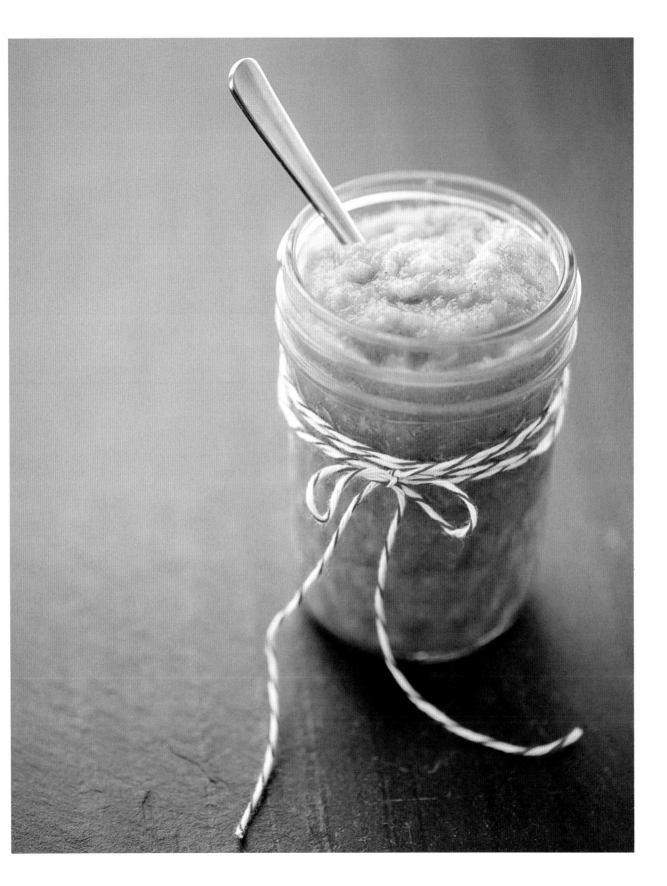

CAPÍTULO 8

Recetas invernales

El aire es seco, frío, claro y ligero. El suave rocío de la mañana se ha convertido en hielo y nieve. Casi toda la vegetación acumula su energía en las raíces, que se hallan resguardadas de los gélidos y fuertes vientos de la estación. Nuestros cuerpos hacen lo mismo y nos protegemos con gorros, guantes y botas para mantener calientes las extremidades. El fuego digestivo se acumula en el núcleo del organismo de forma natural, y el horno del cuerpo está en el mejor momento para digerir y metabolizar las deliciosas recetas invernales compuestas de grasas y proteínas saludables. El Ayurveda sugiere disfrutar de las cualidades sustanciosas, densas y oleosas de alimentos tales como los frutos secos, los boniatos y el ghee. Las siguientes recetas estabilizadoras, calientes y agradablemente especiadas incluyen ingredientes como los dátiles, los germinados de legumbres, las compotas y la canela. Consulta esta sección de recetas invernales para sentirte centrado y luminoso.

Visión de conjunto de la alimentación y el estilo de vida invernales

Elementos: aire y éter.

Propiedades: fría, seca (especialmente en interiores con la calefacción puesta), ligera, ventosa, áspera, dura.

CUALIDADES PARA INTRODUCIR	CUALIDADES PARA REDUCIR
Caliente	Fría
Húmeda	Seca
Estabilizadora	Voluble
Suave	Dura

SEÑALES Y SÍNTOMAS POTENCIALES DE DESEQUILIBRIO	SABORES ACONSEJADOS
Estreñimiento	Dulce
Sequedad y agrietamiento de piel y articulaciones	Ácido
Pies y manos fríos	Salado
Aumento de peso	
Aletargamiento y tristeza	

Guía de alimentos invernales

Primar los platos cocinados ricos en proteínas, incluidos las sopas y los guisos

ALIMENTOS QUE DEBEN FAVORECERSE

- Verduras feculentas como los boniatos, las verduras de raíz y la calabaza; Hojas verdes de invierno como las algas, la col crespa, la col berza y las acelgas; las alcachofas (finales de estación). Asegúrate de consumir el sabor amargo con moderación, ya que ejerce un efecto enfriador, y equilibra las verduras amargas con cereales dulces o verduras de raíz.
- Especias de efecto calorífico, como la canela, el jengibre, el comino, la sal, la pimienta negra, las guindillas y los vinagres (con moderación); edulcorantes no refinados como el sirope de arce, la miel cruda y la melaza.
- Leche de cabra, vaca o almendra calientes y especiadas; yogur diluido.
- Frutos secos y semillas crudos o tostados en casa; cremas de frutos secos.
- Grasas densas como el ghee o el aceite de sésamo.
- Casi todos los cereales, como el trigo, el arroz integral y la avena, cocinados con un poco más de agua.

- Frutas densas o dulces que aporten humedad y cualidades constructoras, como las naranjas, los plátanos, los dátiles, los higos, las papayas, los mangos, los pomelos y los limones (sumamente favorables a finales de invierno).
- Proteínas como las lentejas, las judías de tamaño pequeño, el tofu y los huevos; la mayor parte de las carnes, para los no vegetarianos; el invierno es la estación propicia para consumir carne roja de forma esporádica, si la comieras.

ALIMENTOS QUE DEBEN REDUCIRSE

- Alimentos secos, como las patatas fritas y los *crackers*.
- Los alimentos crudos.
- Los cereales que secan, como el mijo, el centeno y la cebada.
- Los alimentos fríos, especialmente los productos lácteos.
- Las frutas y verduras que no sean de temporada.

PAUTAS SOBRE EL ESTILO DE VIDA INVERNAL

- Utiliza un aceite denso como el de sésamo, aplicado templado, para el masaje matutino. Puedes añadir aceites esenciales dulces y caloríficos como el de naranja dulce y rosa. Asegúrate de masajear el cuero cabelludo al menos una vez por semana y lavarte el pelo al cabo de 1 hora o a la mañana siguiente.
- Lleva gorro y bufanda para evitar que las orejas y el cuello acumulen cualidades frías y duras.
- Practica nasya (administración nasal de aceite) por la mañana o antes de acostarte (pág. 277). Usa un humidificador en la habitación por la noche.
- Practica ejercicio moderado diario, como yoga, bailar y caminar.
- Viste ropa colorida y rodéate de objetos de colores.
- Toma un baño de vapor o un baño caliente al menos una vez por semana.

LISTA DE LA COMPRA INVERNAL

VERDURAS	FRUTAS	CEREALES	LEGUMBRES	ESPECIAS
Alcachofas	Acelgas	para comer y	Judías negras	Crema de semillas
Remolachas	Tomates	verdes para	Lentejas verdes	de girasol
Zanahorias	embotados	*chutney*)	Lentejas rojas	Tahini
Col berza	artesanalmente	Naranjas		
Col crespa	Patatas	Papayas	GRASAS	ESPECIAS
Chirivías	blancas con	Peras	Crema de	Chile en polvo
Pimientos rojos	moderación		almendras crudas	Pimentón
asados (una o	Ñame	CEREALES	Harina de	Guindilla roja, seca
dos veces al mes)		Arroz integral	almendra	
Algas (dulse, nori,	FRUTAS	Bulgur	Coco rallado	EXTRAS
wakame, palma	Manzanas	Avena	Leche de vaca	Vinagre de manzana
de mar)	Plátanos	Arroz rojo	Huevos	Cacao en polvo
Calabaza	Dátiles	Fideos de arroz	Leche de cabra	Sirope de arce
Boniatos	Pomelos		Aceite de sésamo	Melaza
	Mangos (maduros			Vinagre de arroz

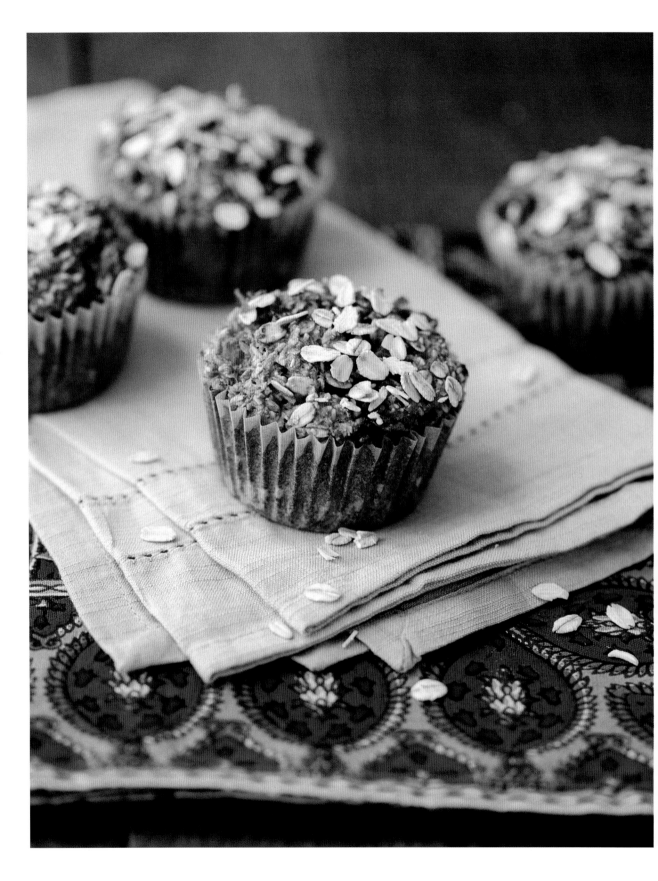

Muffins de ñame y avena

Salen 6 unidades

El ñame es el mejor amigo de los vegetarianos. Junto con los minerales presentes en la melaza, esta receta te proporcionará abundantes cualidades constructoras que te ayudarán a recuperarte tras trabajar a la intemperie, calentarte al llegar a casa, satisfacer el deseo de tomar algo dulce y nutrir a tus seres queridos y, en especial, a ti mismo. La receta no lleva aceite, de modo que asegúrate de untar cada *muffin* con ghee, aceite de coco o alguna crema de frutos secos. También puedes acompañarlos con la crema de manzana y jengibre (pág. 230).

• • • • • •

1 huevo (o 1 «huevo» de lino, véase abajo)

½ taza de leche de vaca entera o de almendras

½ taza de ñame triturado

1 cucharada de sirope de arce o melaza

½ taza de de avena (para moler)

½ taza de copos de avena

¼ de cucharadita de bicarbonato

⅛ de cdta. de polvos de hornear

¼ de cucharadita de canela

¼ de cucharadita de jengibre en polvo

⅛ de cdta. de nuez moscada

una pizca de sal

1-2 cucharaditas de ghee, aceite de coco o crema de frutos secos por *muffin*, como decoración

COMPLEMENTOS (OPCIONALES):

½ taza de pecanas troceadas

¼ de taza de dátiles troceados y sin hueso

Precalienta el horno a unos 200 °C (400 °F). Forra las cavidades de un molde de *muffins* con cápsulas de papel, o bien engrásalas con aceite de coco.

Bate el huevo hasta obtener una textura esponjosa y añade la leche, el ñame triturado y el sirope de arce o la melaza.

Coloca la avena en el vaso de una batidora, o bien en un robot de cocina y procesa hasta molerla, una operación que te llevará menos de un minuto. Mezcla la avena molida con el resto de ingredientes secos en un cuenco grande.

Combina los ingredientes húmedos con los secos, sin mezclar en exceso. Incorpora los ingredientes opcionales con delicadeza. Distribuye la masa de manera uniforme entre las 6 cápsulas. Hornea durante 30 minutos o hasta que la parte superior se haya dorado y al insertar un palillo de dientes en el centro, este salga limpio.

Sirve cada *muffin* untado con 1-2 cucharaditas de ghee, aceite de coco o crema de frutos secos para obtener la cantidad de aceite necesaria en invierno.

Para preparar «huevos» de lino: combina 1 cucharada de semillas de lino molidas y 3 cucharadas de agua en una batidora; procesa a velocidad máxima durante 2 minutos.

¿ES ESO ÑAME?

Si bien los boniatos y los ñames se utilizan indistintamente en las recetas ayurvédicas, no son exactamente la misma fécula. Los primeros son de piel oscura, carne naranja y tienen mayor contenido de vitaminas que los segundos. Los ñames, por su parte, son de piel púrpura y carne pálida. Suelen ser más grandes y dulces que los boniatos y tienen un sabor más suave. Aunque suelo usar los boniatos en las sopas para aportar color, en estos *muffins* resultan más dulces los ñames.

Desayuno de bulgur cocinado de noche

Salen 2 raciones

El bulgur se cocina durante la noche dejándolo en remojo en agua caliente. Solo tienes que calentarlo por la mañana y añadir algunas verduras a la olla para obtener un desayuno salado, sustancioso y fácil de preparar. Puedes rallar verduras o cortarlas en tiras con antelación (solo lleva un minuto en el robot de cocina) y guardarlas en un recipiente hermético en el frigorífico. Cuando las agregues por la mañana, estarán listas al cabo de unos pocos minutos. Un desayuno salado, a diferencia de uno dulce, puede servirte para toda la jornada. Llévate las sobras para comer y sírvelo con una hamburguesa de judías negras y avena (véase la pág. 242) o bien con gomasio mineral y paté de lentejas rojas (véanse las págs. 251 y 253).

1 taza de bulgur

2 tazas de agua o caldo vegetal hirviendo

2 cucharaditas de mezcla de especias de invierno

¼ de taza de pasas (opcional) o ½ taza de zanahorias o ñames rallados, o bien col cortada en tiras

una pizca de sal

Enjuaga el bulgur y colócalo en una cacerola mediana. Vierte 2 tazas de agua o caldo vegetal hirviendo sobre él, tapa y deja en remojo durante toda la noche.

Por la mañana, añade la mezcla de especias de invierno y un poco de agua para evitar que el bulgur se pegue y caliéntalo a fuego medio. Agrega las pasas, si las usaras, o las verduras. (Puedes rallar las zanahorias o ñames, o bien cortar la col en tiras directamente sobre la olla, si lo deseas). No remuevas. Tapa y deja cocinar durante 7-10 minutos.

Sazona y separa los granos con un tenedor antes de servirlo en 2 cuencos.

NOTA: Puedes preparar esta receta sin verduras; para ello, pon en remojo las pasas y la mezcla de especias durante la noche junto con el bulgur y simplemente caliéntalo durante unos minutos antes de comerlo.

Manzanas sofritas con ghee

Sale 1 ración

Este desayuno caliente es parecido al pastel de manzana, pero sin masa; requiere solo unos pocos minutos de preparación y satisface un apetito moderado.

2 cucharaditas de ghee

½ cucharadita de mezcla de especias dulces diaria

1 manzana grande, deshuesada y cortada en rodajas

1 cucharada de pasas o higos troceados (opcional)

Calienta el ghee y la mezcla de especias en una sartén pequeña a fuego medio. Añade las rodajas de manzana y remueve para engrasar todos los pedazos. Sofríe a fuego medio durante 2-3 minutos, removiendo. Añade una o dos cucharadas de agua para evitar que se peguen y sigue cocinando durante 2-3 minutos hasta que estén tiernos.

Para aportar variedad, incorpora pasas o higos troceados junto con el agua. Traslada las rodajas a un cuenco y disfrútalas.

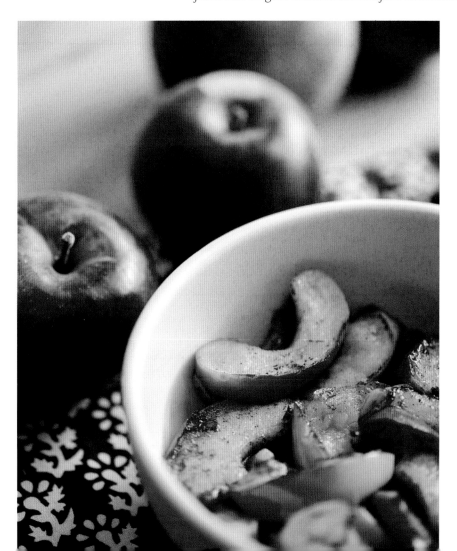

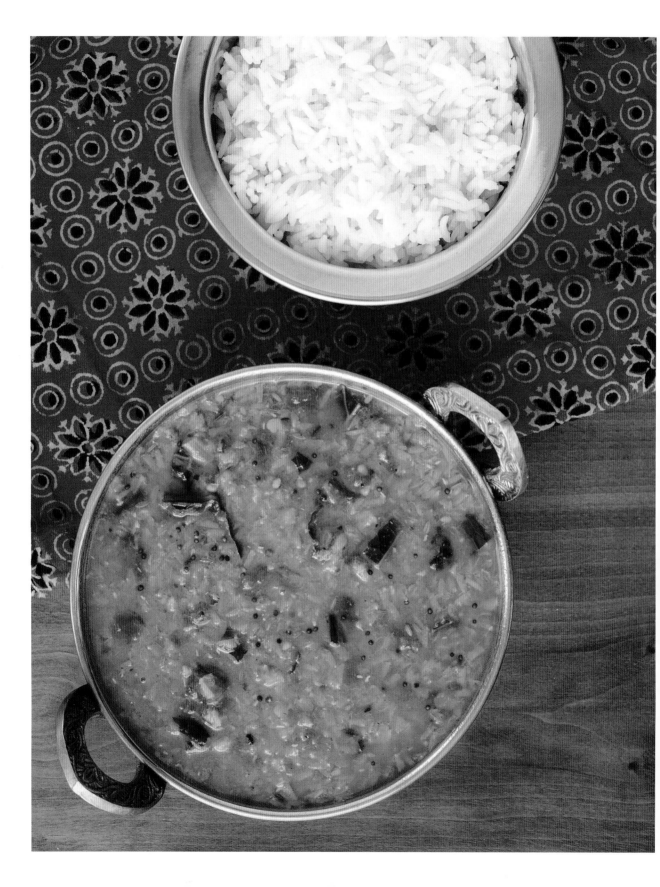

Dal de tomate caliente

Salen 4 raciones

Aunque las lentejas rojas y los tomates forman una combinación de energía caliente, este plato también aporta las propiedades acres y ácidas que deseamos en invierno. Los colores intensos —amarillo, verde y rojo— resultan sumamente agradables en la época invernal. Equilibra la cualidad caliente del dal, sirviéndolo sobre un lecho de algún cereal dulce, como el arroz basmati, o bien tomándolo junto con una tortilla mexicana de trigo germinado.

4 tazas de agua

1 taza de lentejas rojas

1 cucharada de mezcla de especias de invierno

2 tomates frescos enteros o una lata de unos 450 g (16 oz) de tomates enteros troceados (reserva el jugo)

2 hojas de col negra

1 cucharada de ghee

½ cucharadita de semillas de comino

½ cucharadita de semillas de mostaza negra

1 cucharadita de sal

SOBRE LOS TOMATES

La piel del tomate resulta complicada de digerir para algunas personas y contiene más ácido que el interior del tomate, lo cual la convierte en un potencial irritante. El método tradicional en la India, donde existen multitud de platos a base de tomates, consiste en cocerlos parcialmente para retirarles la piel, ya que no sería posible digerir tanta en un día. Al extraerla, se crea un plato más suave y digerible así como más agradable a la vista al no contener pielecillas flotando.

Los tomates enlatados, por muy prácticos que sean, no tienen la vitalidad de los frescos. De todos modos, si se trata de tomates cultivados y embotados por ti, es probable que te sienten de maravilla, gracias al prana y la cualidad sátiva (sattva) que aportan los alimentos frescos.

Lleva a ebullición 4 tazas de agua a fuego alto en una cacerola grande. Lava las lentejas hasta que el agua salga clara. Añádelas al agua junto con la mezcla de especias. En un cazo aparte, cuece los tomates frescos enteros en agua, incluido el tallo, durante 4-5 minutos. Sácalos con una espumadera y enfríalos hasta que puedas retirarles la piel. Desecha la piel, córtalos en trozos grandes y añádelos al dal. En caso de utilizar tomates enlatados, agrega los tomates con su jugo. Lleva a ebullición de nuevo, baja el fuego y cocina sin tapar. Establece el temporizador en 30 minutos y, a continuación, corta la col crespa en tiras finas y agrégalas a la olla. Prosigue la cocción, tapando la cacerola parcialmente, hasta que el temporizador indique que han pasado los 30 minutos. Deja que el dal siga cocinando a fuego lento mientras calientas el ghee en una sartén pequeña a fuego medio, y saltea el comino y las semillas de mostaza durante 2-3 minutos, hasta que desprendan su aroma. Tapa la sartén si los granos de mostaza comienzan a saltar.

Agrega el ghee especiado y la sal a las lentejas y cuece sin tapar durante 5 minutos más. Remueve y sirve en 4 cuencos amplios junto con arroz o tortillas mexicanas.

NOTA: Esta receta también puede prepararse en una olla a presión o de cocción lenta. Si bien las lentejas rojas no necesitan remojarse durante la noche, el dal te saldrá más cremoso si lo haces.

Hamburguesas de judías negras y avena

Salen 2 raciones

Si doblas las cantidades de esta sencilla receta dispondrás de hamburguesas para la comida del día siguiente. Tomarte una de ellas sobre una ensalada al vapor o acompañada de arroz y *chutney* de mango te mantendrá caliente en un día invernal.

1 taza de judías negras cocinadas

1 manojo de espinacas baby

¼ de taza de pimiento rojo asado cortado en dados

⅓ de taza de harina de avena (véase abajo)

1 cucharadita de sales de invierno

1 cucharadita de ghee (opcional para freír)

Precalienta el horno a 180 °C (350 °F). Forra una bandeja de horno con papel vegetal.

Aplasta las judías con un tenedor en un cuenco grande. Sigue aplastando el resto de ingredientes, excepto el ghee, hasta que la mezcla alcance una consistencia uniforme, pero gruesa. Forma 2 hamburguesas grandes o 3 medianas, colócalas en el papel vegetal y hornea durante 10 minutos por cada lado. Otra opción consiste en derretir una cucharadita de ghee en una sartén y freírlas lentamente a fuego medio durante 5-7 minutos en cada lado, hasta que estén bien doradas.

PARA ELABORAR HARINA DE AVENA: procesa copos de avena en una batidora de vaso hasta obtener una harina fina.

NOTA: Si no padeces ninguna señal de calor interno (véase «Comprender el clima interno», pág. 65), puedes sustituir los pimientos asados por salsa mexicana.

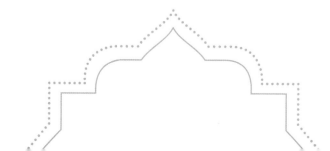

Huevos rancheros con picadillo de coles de Bruselas

Salen 2 raciones

Se trata de una de esas recetas complejas para un *brunch* divertido o ¡simplemente para cuando dispongas de tiempo y te apetezca una comida especial! Aunque los tradicionales huevos rancheros pueden resultar una pesadilla en cuanto a la combinación de los alimentos se refiere, no temas: he aplicado los útiles consejos ayurvédicos para la creación de este plato calorífico. En cuanto a las proteínas, puedes escoger entre huevos y judías, y servirlos acompañados de un picadillo de coles de Bruselas. Si deseas simplificar, omite la salsa ranchera y sirve solamente los huevos o judías con el picadillo.

························•●●●•························

SALSA RANCHERA

NOTA: Dado que esta receta lleva algo de trabajo, está diseñada para 4 raciones. Conserva las 2 raciones extra para consumir junto con un cereal o verdura en otro momento.

½ taza de cebolla roja cortada en dados
½ diente de ajo cortado en dados (opcional)
2 cucharaditas de ghee
1 cucharadita de chile en polvo
1 cucharadita de comino en polvo
1 cucharadita de cilantro en polvo
1 cucharadita colmada de pimentón
una pizca de pimienta de cayena en polvo
½ cucharadita de sal
1 taza de tomates troceados
1 taza de apio troceado
1 taza de zanahorias troceadas
1 taza de caldo vegetal

Fríe las cebollas y los ajos, si los usaras, con ghee en una cacerola mediana o una sartén grande, a fuego medio, removiendo durante unos minutos hasta que se ablanden. Añade las especias y remueve. A continuación, agrega el tomate, el apio y las zanahorias removiendo durante 1 minuto más. Vierte el caldo y cocina, sin tapar, durante 30 minutos. Apaga el fuego y procesa con una batidora de mano el tiempo suficiente como para preparar una salsa gruesa. Tápala para mantenerla caliente.

PICADILLO DE COLES DE BRUSELAS

2 tazas de coles de Bruselas
1 cucharadita de ghee
una pizca de sal

Ralla las coles de Bruselas con los agujeros grandes de un rallador de cuatro lados, sujetándolas por el tallo, o bien retira los tallos y procesa en un robot de cocina.

Calienta una cucharada de ghee en una sartén grande, añade la ralladura y remueve. Sazona con una pizca de sal y sigue removiendo. Retira del fuego cuando el picadillo esté lo suficientemente dorado para tu gusto. Extiende las tortillas de maíz sobre el picadillo a fin de calentarlas.

HUEVOS (O JUDÍAS) RANCHEROS

4 huevos o 1 taza de judías
negras cocinadas

1 cucharadita de ghee

1 cucharadita de cúrcuma en
polvo (para los huevos)

4 tortillas de maíz

cilantro fresco troceado
(opcional)

ALMUERZO

Si empleas huevos, calienta el ghee en una sartén grande, rompe los huevos directamente en la sartén y esparce la cúrcuma por encima. Fríelos justo hasta que las yemas comiencen a endurecerse. Si utilizas judías cocinadas en su lugar, caliéntalas en una cacerola con 1 cucharadita de ghee y aplástalas con un tenedor, o para obtener una textura más cremosa, procésalas con una batidora de mano.

PARA SERVIR

Coloca 2 tortillas calientes en cada plato. Distribuye los huevos o las judías en 2 raciones sobre ellas. Aliña con la salsa ranchera por encima. Distribuye el picadillo de coles de Bruselas y sírvelo como acompañamiento de las tortillas. Decora con cilantro fresco troceado, si lo deseas.

NOTA: Si no dispones de dos sartenes grandes, usa una más pequeña para el picadillo y calienta las tortillas en el horno. Para ello, precaliéntalo a 135°C (275 °F) y extiéndelas sobre papel vegetal. Retíralas del horno al cabo de 3-5 minutos, cuando estén calientes.

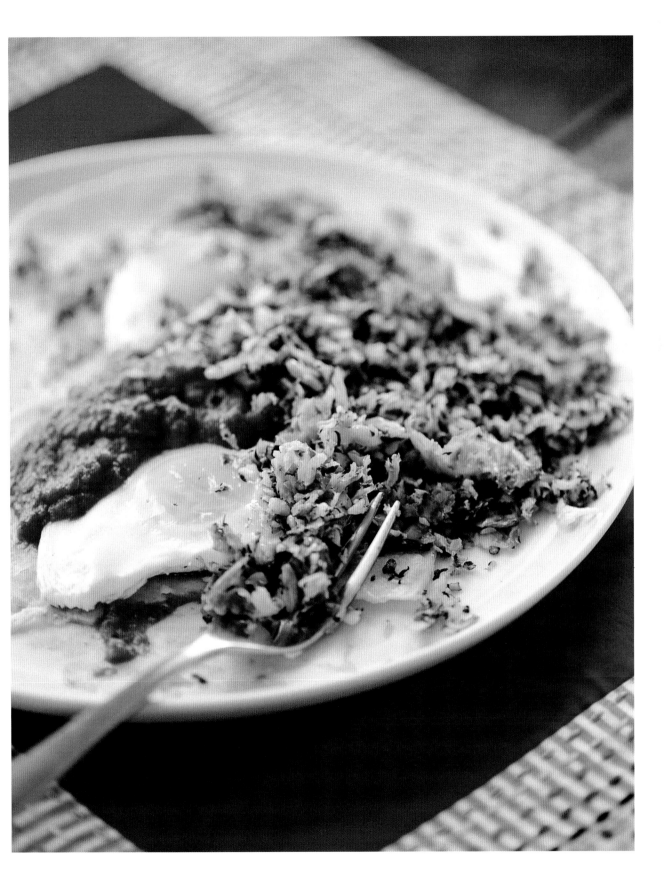

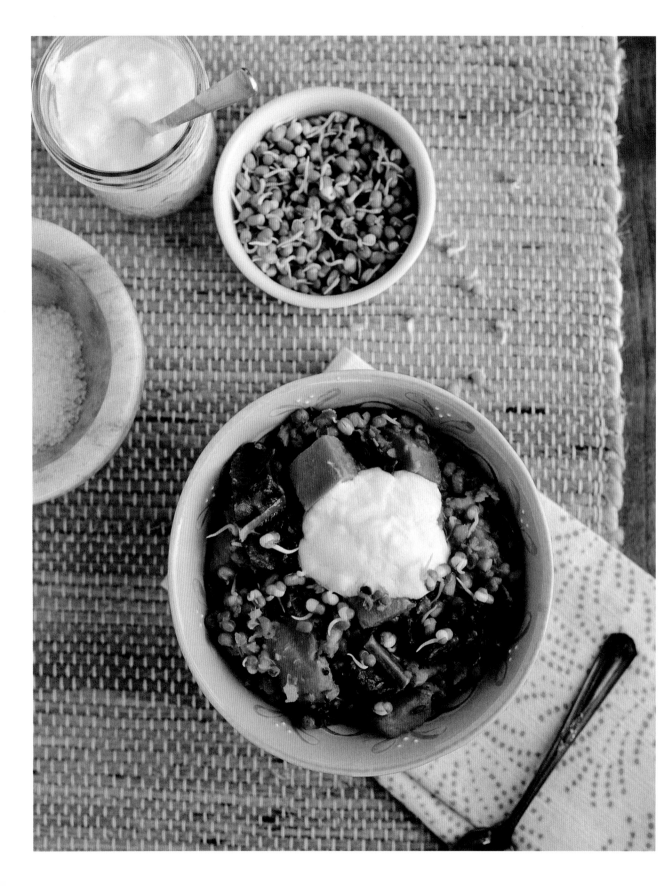

Dal de germinados de judías mungo con yogur

Salen 4 raciones

Los germinados de judías mungo son fáciles de cultivar y aportan un toque fresco y energético a este sustancioso guiso invernal, así como una textura ligeramente crujiente. La energía de los germinados es ligera, móvil y está repleta de prana o fuerza vital. En pleno invierno, cultivar estos germinados conlleva un mínimo esfuerzo y aporta una cualidad luminosa a tu alimentación.

5 tazas de caldo vegetal

1 taza de judías mungo, lavadas y remojadas de noche

1 cucharadita de mezcla de especias invernal

2 tazas de boniatos, patatas blancas o zanahorias cortados en dados

4 hojas de acelgas

1 cucharada de ghee

½ cucharadita de semillas de comino

½ cucharadita de semillas de mostaza negra

½ cucharadita de sal

½ taza de germinados frescos de judías mungo

4 cucharadas de yogur como decoración

Lleva a ebullición el agua o caldo en una cacerola grande a fuego alto. Escurre las judías mungo previamente remojadas y añádelas al agua o caldo, junto con la mezcla de especias. Hierve durante 10 minutos. Agrega las patatas o zanahorias. Baja el fuego, tapa parcialmente y establece el temporizador en 30 minutos. Mientras tanto, corta las acelgas en tiras e incorpóralas a la olla.

Calienta el ghee a fuego medio en una sartén pequeña y saltea las semillas de comino y mostaza durante 2-3 minutos, hasta que desprendan su aroma. Tapa la sartén si los granos de mostaza comienzan a saltar.

Vierte el ghee especiado en la olla junto con las judías y verduras. Añade la sal y los germinados, tapa parcialmente y sigue cocinando hasta que transcurran los 30 minutos.

Sírvelo como un guiso, tal vez sobre un lecho de arroz, con una cucharada de yogur sobre cada ración.

Germinados frescos de judía mungo

Las judías se desarrollan en vainas y posteriormente se recogen y secan. Ahora la judía es una semilla con una energía latente hasta que se remoje o riegue. La germinación despierta su energía y la convierte en un alimento vivo de nuevo.

Conviene utilizar judías que no estén viejas ni rancias. Adquiérelas en un establecimiento que renueve sus existencias de forma regular, tal vez una tienda con gran afluencia de público y una amplia sección de productos a granel. Las judías viejas no germinan: han perdido su magia.

Deja en remojo ½ taza de judías en 1 ½ taza de agua durante toda la noche. Por la mañana, escurre y enjuaga las judías con un colador o escurridor. Extiéndelas en la base de este y coloca un cuenco grande por debajo para recoger las gotas y una toalla por encima. Déjalas sobre la encimera hasta el día siguiente.

Por la mañana, escúrrelas y enjuágalas de nuevo. Cúbrelas con una toalla y repite el proceso. Al cabo de 48 horas más o menos (dependiendo de lo cálida que sea tu cocina), las judías comenzarán a mostrar un rabito. Lo mejor es consumirlas antes de que este crezca más de unos 65 mm (¼ in). Si no es posible, puedes refrigerarlos en un recipiente de cristal durante unos días.

Suelo preparar germinados una o dos veces por semana en invierno. Es maravilloso disfrutar de productos cultivados en la cocina incluso en plena época invernal.

PREPARA TUS GERMINADOS

El proceso de germinación tiene su propio ritmo, y una vez que te has acostumbrado a él, ya no te olvidas de enjuagar las semillas. Plantéate ponerlas en un cuenco para remojarlas al regresar a casa o antes de acostarte. El procedimiento sería el siguiente: por la mañana, enjuágalas y colócalas encima del frigorífico (un lugar cálido y agradable), cubiertas con una toalla. Al volver a casa ese día, enjuágalas de nuevo. Deberían empezar a brotar a la mañana siguiente y estar listas para su consumo a lo largo del día, aunque también puedes dejar crecer el rabito uno o dos días más, hasta que vayas a cocinar el dal de germinados de judías mungo. Tus brotes te agradecerán que les otorgues tan bello final.

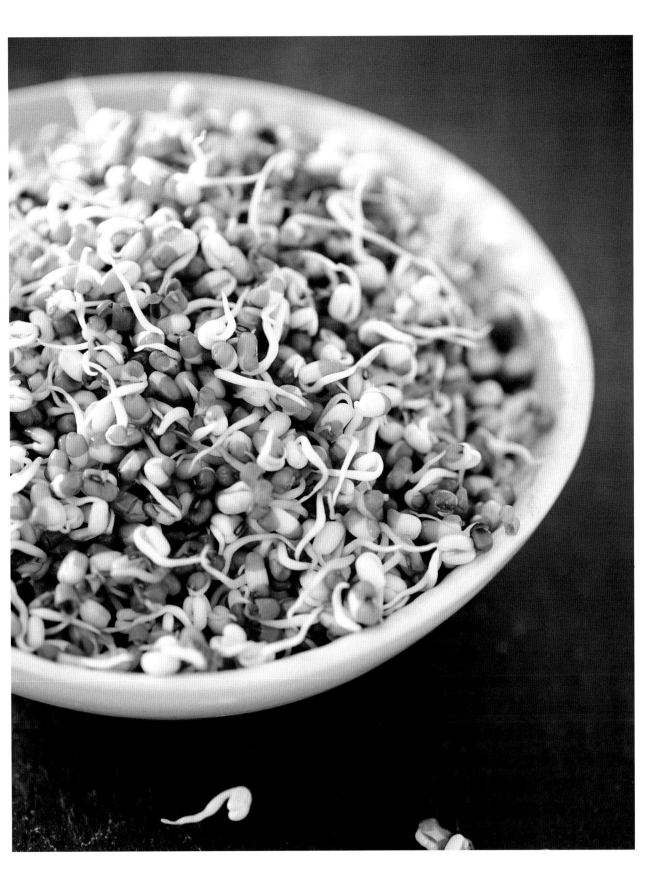

Fideos con alga nori tostada y gomasio mineral

Salen 2 raciones

Esta receta te incita a trabajar con el mundo de las algas, un alimento rico en minerales y vitaminas del grupo B y un ingrediente básico para una alimentación vegetariana en invierno. El sabor de las algas es dulce y salado, lo cual aporta agua al organismo en las épocas secas del año. Esta sopa contiene algas secas, y los dos condimentos, la nori tostada y el gomasio, pueden usarse para enriquecer cualquier plato invernal. Si bien las algas no aparecen en los textos clásicos ayurvédicos, quienes viven en zonas costeras harán bien en beneficiarse de este alimento local, rico en yodo, un mineral clave para la salud de la glándula tiroides.

FIDEOS

4 tazas de agua

alrededor de 225 gr
  (8 oz) de tofu, cortado en
  triángulos de unos 5 cm
  (2 in), o bien en cubos de
  unos 1,25 cm (½ in)

2 tazas de verduras troceadas:
  verduras de hoja verde
  cortadas en tiras, zanahorias,
  daikon

½ taza de algas secas (la palma
  de mar y la wakame son
  idóneas)

2 puñados abundantes de
  fideos de arroz, de kelp o de
  calabacín (véase la pág. 176)

2 cucharadas de miso rojo

Lleva el agua a ebullición en una cacerola grande. Añade el tofu, las verduras troceadas y las algas. Baja a fuego medio, tapa y cocina durante 10 minutos. Añade los fideos durante los 2 últimos minutos y sigue cocinando hasta que los fideos y las verduras estén al dente. Retira del fuego.

Añade suficiente agua caliente (no hirviendo) al miso, en un cuenco pequeño, para formar una pasta ligera, alrededor de ¼ de taza. Agrega esta pasta de miso a la olla y remueve. Hervir el miso destruye sus enzimas, de modo que es importante incorporarlo una vea retirada la sopa del fuego, justo antes de servir.

Sirve con un cucharón en 2 cuencos de sopa junto con nori tostada, y si lo deseas, también con gomasio mineral.

NORI TOSTADA

Para elaborar este condimento optativo, tuesta 2 hojas de alga nori moviéndolas encima del fuego hasta que se vuelvan crujientes y de un color verde brillante. Si las colocas demasiado cerca del fuego adquirirán una coloración negruzca, especialmente en una cocina de gas. La nori tostada puede usarse como un acompañamiento crujiente, o bien puede esparcirse por encima de la sopa antes de servirla. A mí me agrada cortar las hojas en 4 y apilarlas en un platito.

GOMASIO MINERAL

½ taza de semillas de sésamo
1 cucharadita de sal molida fina
1 cucharada de alga dulse en copos

Tuesta en seco las semillas de sésamo en una sartén de fondo grueso (el hierro fundido va bien) a fuego medio-bajo removiendo constantemente, durante unos minutos hasta que comiencen a dorarse. Deja que se enfríen por completo y, a continuación, muele las semillas a medias con un mortero, o bien procésalas brevemente en un molinillo. Traslada a un cuenco pequeño, y añade la sal y el alga dulse. Conserva el gomasio en un bote de especias a temperatura ambiente.

NOTA: La mayor parte de las tiendas de salud natural comercializan algas dulse, nori y wakame en la sección de productos asiáticos. Véase «Recursos» en la pág. 306.

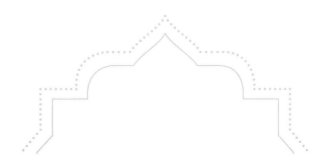

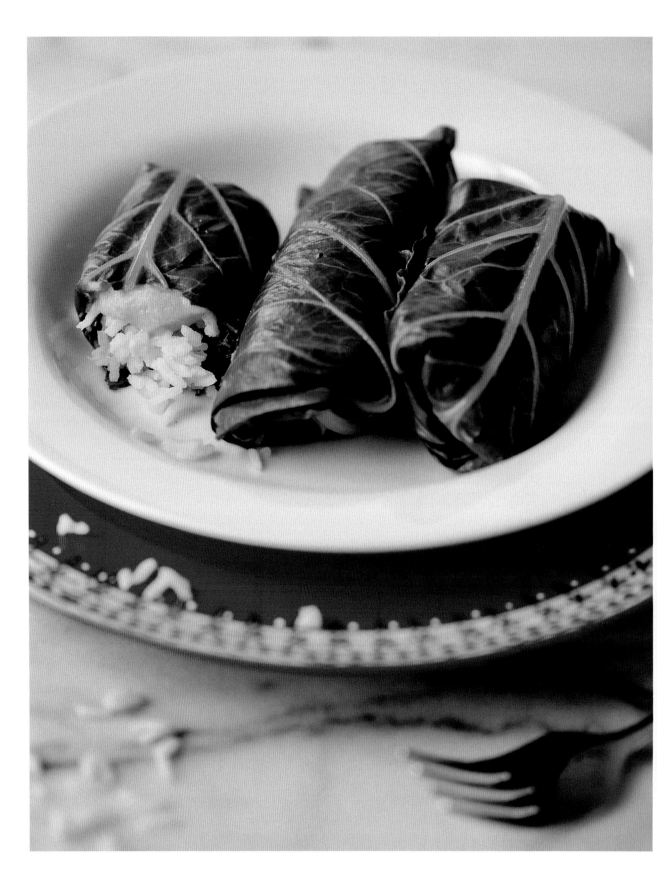

Rollitos de col berza con paté de lentejas rojas

Salen 4 raciones

Una vez has captado el concepto, puedes convertir casi cualquier cosa en un rollito de col berza, de repollo, o en verano, de lechuga. El miso rojo resulta sumamente salado, ácido y ligeramente caliente, y la col berza es una verdura que puede cultivarse en invierno, de modo que esta receta constituye una nutritiva elección invernal —plantéate incorporar la col berza en todas las estaciones—. Preparar rollitos de kichari es una forma rápida de cambiar una rutina basada en dal con arroz.

PATÉ DE LENTEJAS ROJAS

½ taza de lentejas rojas
¾ de taza de agua
2 ½ cucharaditas de mezcla de especias de invierno
1 cucharada de tahini
zumo de medio limón
1 cucharada de miso rojo disuelto en 1 cucharada de agua caliente

Lava las lentejas y déjalas en remojo durante la noche. Escurre y enjuaga con un escurridor. Lleva el agua a ebullición en una cacerola mediana y añade las lentejas y la mezcla de especias. Tapa y cocina a fuego lento durante 30 minutos hasta que las lentejas estén blandas y se haya absorbido el agua. Retira del fuego y deja que se enfríen un poco. Añade el tahini, el zumo de limón y la pasta de miso, y procesa con una batidora de mano si deseas una textura cremosa, o bien aplástalas con un tenedor si deseas una consistencia gruesa. Agrega más agua si prefieres un paté más fino.

ROLLITOS DE COL BERZA

4 hojas grandes de col berza
1 taza de arroz basmati cocinado
½ taza de zanahorias, repollo o remolacha cortadas en tiras (opcional)

Lleva a ebullición 1 taza de agua en una olla grande con una cesta de cocción al vapor en su interior.

Corta los tallos y la nervadura central hasta la mitad de cada hoja —un corte de 2,5-5 cm (1-2 in) permite formar los rollitos sin problema—. Coloca las hojas en la vaporera y tapa la olla. Cocina a fuego medio durante 3 minutos. Retira del fuego y extrae las hojas con unas pinzas. Deberían tener un color verde brillante, no las cocines en exceso.

CÓMO PREPARAR LOS ROLLITOS:

Para confeccionar cada rollito, extiende una hoja y esparce ¼ de paté de lentejas y ¼ de arroz en su parte central formando una especie de rectángulo. Para que resulte más crujiente, esparce también ⅛ de taza de zanahorias, repollo o remolacha cortados en tiras. Dobla primero los dos extremos más cortos y después enrolla como si se tratara de un burrito, como se muestra en la imagen.

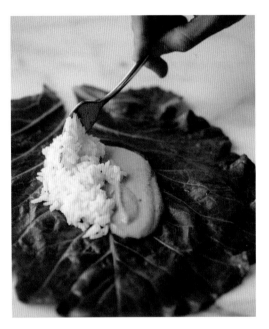
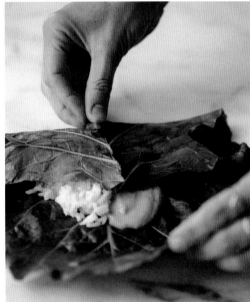
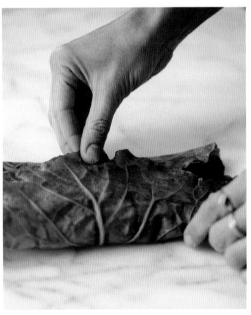
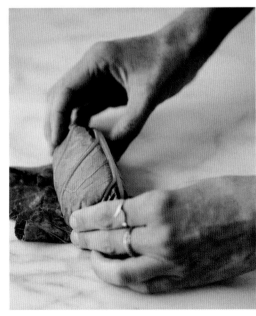

Pastel de patata con almendras tostadas y sirope de arce

Salen 6 raciones

Si tus amigos hortelanos te regalan montones de patatas este invierno, aquí tienes una forma deliciosamente dulce y salada de servirlas a familiares y amigos. La patata blanca, miembro de la familia de las solanáceas, es ligera, fresca y seca. Las solanáceas resultan ligeramente tóxicas si se consumen en exceso y promueven la inflamación, de modo que aparecen moderadamente en la cocina ayurvédica. Esta receta también contiene el beneficioso boniato, que no está incluido en esa familia. Equilibra siempre las propiedades secas, frescas y ligeras de las patatas, sirviéndolas con abundante aceite y algún ingrediente dulce. Las almendras tostadas con sirope de arce no solo tienen un aspecto y sabor maravillosos, sino que además equilibran las cualidades de las patatas blancas.

ALMENDRAS TOSTADAS CON SIROPE DE ARCE

½ cucharadita de mezcla de especias dulces diaria

2 cucharadas de sirope de arce

1 taza de almendras crudas

¼ de cucharadita de sal

1 cucharada de azúcar de coco o de arce

Precalienta el horno a 180 °C (350 °F). Forra una bandeja de horno con papel vegetal. Combina la mezcla de especias con el sirope de arce en un cuenco mediano. Añade las almendras y cúbrelas bien del sirope especiado. Mezcla la sal y el azúcar y combínalas con las almendras. Extiende la mezcla en la bandeja y hornea durante 10-12 minutos. Pasado ese tiempo, retira del horno y reserva. Cuando se hayan enfriado, pártelas en trozos grandes.

PASTEL DE PATATA

2 cucharadas de ghee + un poco más para engrasar la fuente

2 tazas de boniatos cocinados y aplastados (véase la receta «bomba de ñame», en la pág. 211)

2 cucharaditas de mezcla de especias de invierno o de especias dulces diaria

1 huevo (opcional)

sal marina y pimienta negra molida al gusto

1 patata blanca mediana

Engrasa ligeramente los bordes de un molde de tarta de unos 25 cm (9 in) con ghee. Combina las patatas machacadas, el ghee, la mezcla de especias, los huevos, la sal y la pimienta en un robot de cocina, o bien un triturador de patatas hasta mezclarlos bien. Corta la patata en rodajas de unos 30 mm (⅛ in). Extiende las rodajas en el fondo del molde, superponiéndolas, de modo que el fondo quede totalmente cubierto. Ve añadiendo a cucharadas la mezcla del boniato por encima y alisa la parte superior con la cuchara. Hornea en la rejilla superior a 180 °C (350 °F) durante 40 minutos o hasta que la parte superior comience a dorarse. Retira del fuego, cubre con las almendras y deja que se enfríe ligeramente antes de cortarlo.

Reserva el resto de almendras en un cuenco para añadir más después.

Bisque de boniato

Salen 2 raciones

Si tienes hambre y frío, esta sopa te reconfortará: es como tomarse un postre para comer. El sabor dulce constituye el pilar de la alimentación del invierno, ya que equilibra sus propiedades secas, duras y ásperas. El toque denso y oleoso de un poco de nata caliente y especiada nutrirá los tejidos profundos. Esta receta también les encanta a los niños.

CENA

2 tazas de caldo vegetal
1 trozo de aproximadamente
   1 cm (½ in) de jengibre
   fresco, pelado y cortado en
   trozos grandes
¼ de taza de nata o de leche
   de coco
1 boniato mediano o
   2 pequeños (2 tazas)
   horneados; la piel es
   opcional
½ cucharadita de cúrcuma
una pizca de nuez moscada
una pizca de sal y pimienta
   (opcional)
2 cucharaditas de ghee
nata extra o leche de coco
   como decoración

Calienta el caldo, los trozos de jengibre y la nata o leche de coco en una cacerola mediana a fuego medio. Corta los boniatos en 4 o 5 trozos cada uno y añádelos a la olla. Condimenta con las especias, el ghee, la sal y la pimienta si la usaras, y cocina hasta que el líquido rompa a hervir. Retira del fuego y procesa con una batidora de mano hasta obtener una consistencia uniforme asegurándote de triturar bien el jengibre.

Sirve en 2 cuencos con un pelín de nata o leche de coco por encima.

NOTA: Si incluyes la piel del boniato en la sopa, esta adquirirá un color marrón en lugar de anaranjado. A mí me agrada retirar la piel de los boniatos horneados y comerla caliente con ghee como acompañamiento: mi versión personal de la receta «pieles de patata».

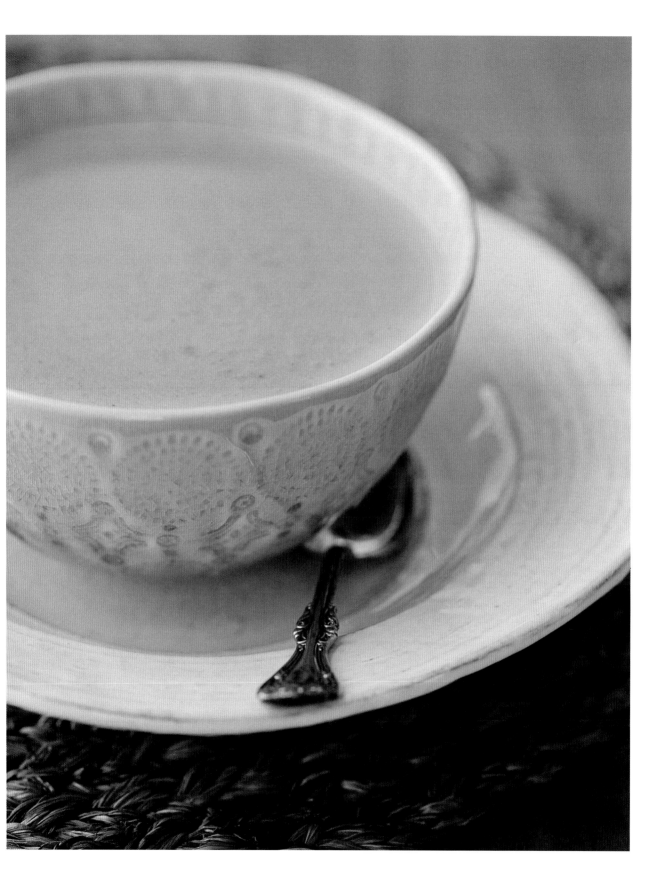

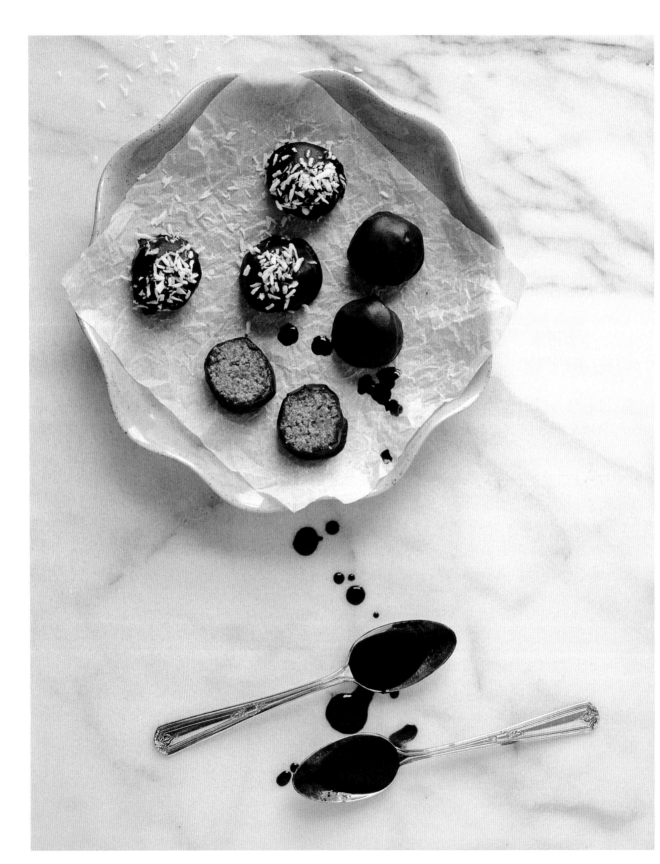

Trufas de crema de semillas de girasol

Salen alrededor de 12 unidades

Si bien la crema de cacahuete suele estar presente en los dulces, el Ayurveda desaconseja su consumo. El cacahuete es en realidad una legumbre que se considera difícil de digerir, ya que incrementa las cualidades pesadas, densas y lentas. No echarás en falta la crema de cacahuete en esta receta que la sustituye por semillas de girasol y almendras. Estas trufas están tan ricas que aunque te comas alguna de más no te sentirás pesado, debido a que la crema de semillas de girasol es más ligera que ninguna otra. Han de conservarse en el frigorífico para evitar que se derrita la cobertura de chocolate.

RELLENO

2 cucharaditas de aceite de coco derretido

½ taza de crema de semillas de girasol

1 cucharada de miel cruda

1 cucharadita de extracto puro de vainilla

¾ de taza de harina de almendra

½ cucharadita de canela

2 cucharaditas de ashwagandha

COBERTURA DE CHOCOLATE

3 cucharadas de aceite de coco fundido

1 cucharada + 2 cucharaditas de sirope de arce

1 cucharada + 2 cucharaditas de cacao en polvo

coco rallado como decoración (opcional)

Derrite el aceite de coco metiendo el tarro en agua caliente. Combina 2 cucharaditas de aceite de coco derretido, la crema de semillas de girasol, la miel y la vainilla en un cuenco pequeño. Añade la harina de almendra, esparce canela y ashwagandha por encima y remueve bien. Tapa y deja la mezcla en el frigorífico durante 45 minutos.

Forra una bandeja de horno con papel vegetal. Mientras tanto, prepara la cobertura de chocolate en un cuenco, mezclando con un tenedor las 3 cucharadas restantes de aceite de coco con el sirope de arce y el cacao en polvo. Coloca el cuenco en el interior de otro más grande que contenga agua caliente a fin de evitar que la cobertura se solidifique durante la preparación. Asegúrate de que no penetre agua en el cuenco del chocolate.

Una vez enfriada la mezcla de la crema de semillas de girasol, forma bolas de 2,5 cm (1 in) y ve sumergiendo una a una en el chocolate. Haz girar cada bola con dos cucharas hasta cubrirlas por completo de chocolate y ve dejándolas en la bandeja. Si lo deseas, esparce coco rallado por encima antes de que se solidifique la cobertura.

Mantenlas refrigeradas hasta servirlas.

NOTA: Estas trufas contienen ashwagandha, una hierba adaptogénica conocida por su capacidad de nutrir los tejidos profundos (huesos, tejidos nervioso y reproductor) y por ayudar al organismo a gestionar el estrés. Debido a su energía caliente, su uso está especialmente indicado en otoño e invierno. Si no dispusieras de ella, sustitúyela por 1 cucharadita de harina de almendra.

Mostachones de almendra y jengibre

Salen 12 unidades

Con la adición de virutas de cacao, estos mostachones sin harina ni azúcar —crujientes por fuera y blanditos por dentro—, no dejan nada que desear ¡En serio! El jengibre les aporta un toque de frescura y los hace más digestivos. Se trata de una receta fabulosa para una reunión familiar navideña, ya que pueden transportarse sin problema en un táper.

¾ de taza de harina de almendra

¼ de taza de coco rallado sin edulcorar

¼ de cucharadita de polvos de hornear

⅛ de cucharadita de sal

¼ de taza de azúcar de caña deshidratada o azúcar de coco

2 cucharadas de virutas de cacao

1 huevo o 1 «huevo» de lino (véase abajo)

1 ½ cucharada de aceite de coco

¼ de cucharadita de extracto puro de vainilla

1 cucharadita de jengibre fresco rallado fino

Precalienta el horno a 190 °C (375 °F). Engrasa ligeramente una bandeja de horno con aceite de coco.

Combina los ingredientes secos en un cuenco pequeño.

Bate el huevo con un tenedor en un cuenco mediano hasta obtener una textura esponjosa.

Combina el aceite, la vainilla y el jengibre con el huevo. Introduce los ingredientes secos, removiendo hasta que se mezclen bien.

Coloca bolas del tamaño de una cucharada en la bandeja, con una cuchara grande, separadas entre sí entre 5 y 7,50 cm (2-3 in). Presiona cada bola suavemente con un tenedor para aplastarla. Hornea durante 8-10 minutos hasta que los dulces estén ligeramente dorados. Deja que se enfríen antes de sacarlos de la bandeja.

Para preparar «huevos» de lino: combina en una batidora 1 cucharada de semillas de lino molidas y 3 cucharadas de agua a velocidad máxima durante 2 minutos.

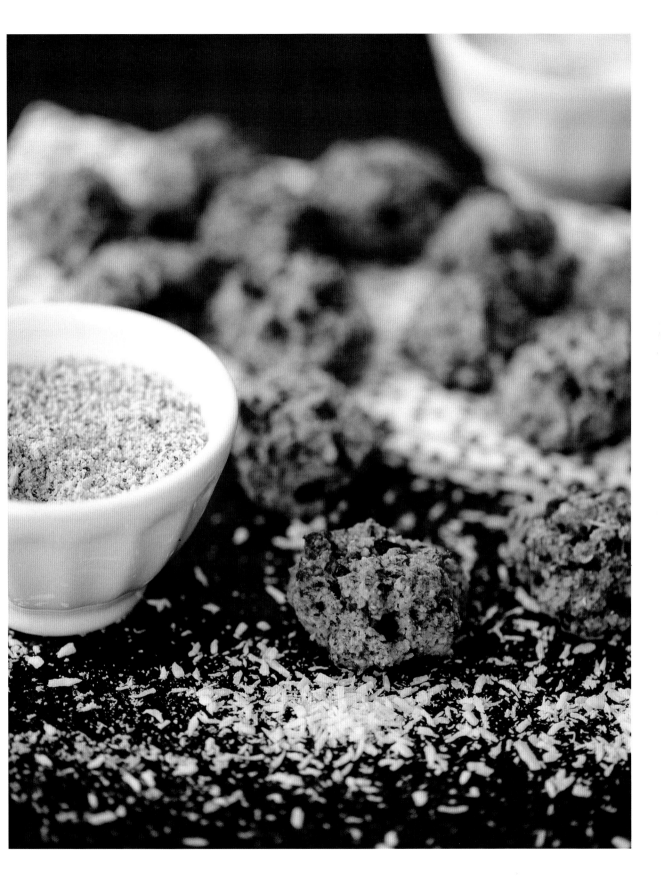

Corteza de chocolate

El gozo que produce elaborar corteza en la época navideña derritiendo virutas de cacao y esparciendo frutas y frutos secos por encima nunca debe subestimarse. Mi amor por esta delicia me inspiró a crear una receta que contenga grasas beneficiosas y azúcar integral. Que perdure el espíritu de las fiestas sin suponer un desafío para tu estómago.

·····································•●●●●●●·································

½ taza de aceite de coco derretido

¼ de taza de sirope de arce

¼ de taza de cacao en polvo molido fino

1 cucharadita de canela, cardamomo o jengibre en polvo, o bien 1 gota de aceite esencial de menta (opcional)

arándanos rojos secos cortados

frutos secos, semillas de cáñamo, cáscara de naranja, jengibre confitado (suele contener azúcar blanco), o lavanda seca como decoración

Forra una bandeja de horno con papel vegetal o parafinado.

Mezcla el aceite de coco derretido, el sirope de arce, el cacao en polvo y las especias en polvo o el aceite de menta, si lo usaras, en un cuenco mediano. Si tienes una cocina fresca has de actuar con celeridad para que el chocolate no comience a endurecerse, o bien colocar el cuenco en medio de otro más grande con agua caliente durante la preparación.

Vierte la mezcla de chocolate en la bandeja y extiéndela con una espátula para formar una capa de unos 60 mm (¼ in) de espesor. Esparce los ingredientes decorativos por encima. Refrigera durante alrededor de 20 minutos hasta que se endurezca; no debe quedar una huella al tocarla. Sácala del frigorífico y pártela en trozos con las manos: funciona mejor que con cuchillo.

Consérvala en el frigorífico para que no se derrita.

NOTA: Para obtener aceite de coco se ha separado la pulpa y fibra del coco; en cambio, la manteca de coco es el resultado de la fusión de la pulpa del coco y su grasa natural. Si bien el organismo absorbe mejor el aceite puro, la corteza se mantendrá sólida a una temperatura menor de 24 °C (76 °F) si sustituyes el aceite por manteca de coco en esta receta; si planeas llevarla a una fiesta o regalarla, se mantendrá más estable a temperatura ambiente de este modo.

Dátiles rellenos

Salen 2 raciones

¿Eres goloso?, ¿necesitas preparar un postre rápido? Estos elegantes dátiles resultan densos, húmedos y sumamente satisfactorios sin contener ningún ingrediente refinado. Los dátiles se consideran afrodisiacos en el Ayurveda e incrementan rajas, o la excitabilidad de la mente, por lo que conviene consumirlos con moderación. Esta receta contiene minerales, grasas y azúcares naturales que refuerzan el organismo durante los meses fríos.

· ●●●●● ·

4 dátiles medjool
4 cucharaditas de crema de
    almendras crudas
4 almendras o anacardos
    enteros
una pizca de mezcla de
    especias dulces diaria o de
    canela

Raja los dátiles 2,5 cm (1 in) longitudinalmente y extrae el hueso. Llena cada hendidura con 1 cucharadita de crema de almendra dejando que sobresalga un poquito. Inserta una almendra o anacardo en la crema.

Para servir, distribuye los dátiles en un plato y esparce una pizca de mezcla de especias o canela sobre todos ellos.

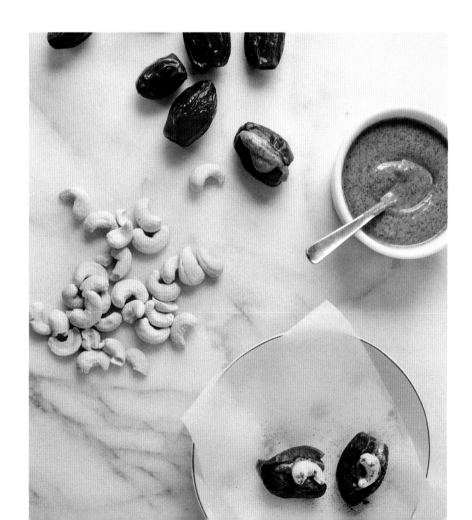

Infusión digestiva de invierno

Salen 2 tazas

Esta infusión constituye un auténtico calentador para el organismo durante el invierno. El comino es conocido por contribuir a la eliminación de mucosidades, algo especialmente útil a finales de invierno, cuando estas comienzan a acumularse.

2 tazas de agua
1 trozo de aproximadamente 1 cm (½ in) de jengibre fresco
½ cucharadita de semillas de comino
½ cucharadita de semillas de hinojo
½ cucharadita de canela

Lleva a ebullición 2 tazas de agua en un cazo. Corta el jengibre en trozos grandes y agrégalo al agua; no es necesario retirarle la piel. Añade las semillas de comino e hinojo, junto con la canela. Baja el fuego y cocina durante 10 minutos o incluso más si prefieres que tenga un sabor intenso.

Para servir, filtra la infusión en 2 tazas altas. Tómate alrededor de 180 ml (6 oz) con o después de las comidas.

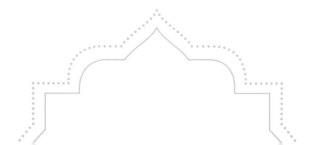

Tónico rejuvenecedor invernal

Salen 2 tazas

Tradicionalmente, este tónico se toma por la noche, a veces acompañado de hierbas constructoras, como una cucharadita de ashwagandha, con objeto de potenciar ojas, la «crema» nutritiva del organismo. Si eres aficionado a los *smoothies*, prueba esta variante calentita en lugar de las versiones frías frutales que refrescan el vientre y te enfrían. Tómalo como un desayuno saciante, un postre sustancioso, o bien un tentador tentempié para los niños. Quienes padezcan intolerancia a los productos lácteos pueden sustituirlos por cualquier bebida vegetal.

3-4 dátiles medjool
10 almendras remojadas por la noche
1 taza de leche entera o leche de almendras diaria
½ cucharadita de mezcla de especias dulces diaria
1 cucharadita de ashwagandha (opcional)

Deja en remojo los dátiles en agua caliente durante 20 minutos. Retira los huesos.

Escurre las almendras y quítales la piel. Se deslizará entre los dedos tras el remojo.

Calienta los dátiles, las almendras, la leche, la mezcla de especias y la ashwagandha, si la usaras, a fuego medio en un cazo. Cuando la leche esté caliente, retira del fuego y procesa con una batidora de mano hasta adquirir una consistencia homogénea o bien en una batidora de vaso hasta que no puedan distinguirse las almendras ni los dátiles. Sirve en una taza alta y grande. ¡Aquí tienes un *smoothie* invernal calentito!

NOTA: 1 taza de leche entera puede resultar demasiado fuerte para el sistema digestivo de algunas personas. En lugar de adquirir leche desnatada que ha sido desnaturalizada, diluye la leche entera con agua hasta obtener la consistencia deseada.

Masala chai

Salen 4 tazas

Una perfecta taza de chai ofrece una alegría de vivir de la que no deberíamos prescindir. Esta receta contiene leche de vaca, una dosis saludable de edulcorante y té negro en polvo, el tipo de té negro indio de hojas pulverizadas. Con el tiempo, he preparado numerosas variaciones sin leche ni cafeína: chai con rooibos, con té verde, con leche de soja, con leche de almendras... Pero en este caso he de ofrecerte la versión auténtica. Puedes omitir el té y seguir teniendo una saludable leche especiada, un excelente postre. Disfruta experimentando con esta receta y muy pronto la personalizarás con una selección de especias única.

BEBIDAS

4 tazas de agua
1 taza de leche entera
1 ½ cucharada de té en polvo indio o 3 cucharadas de té negro (la marca Brooke Bond Red es la más popular en los hogares de la India)
2 cucharadas de azúcar de coco

ESPECIAS BÁSICAS DEL CHAI
½ cucharadita de jengibre en polvo o bien de jengibre fresco recién rallado
½ cucharadita de canela
5 vainas de cardamomo verde machacadas

INGREDIENTES MÁS SOFISTICADOS
2 clavos enteros
½ cucharadita de semillas de hinojo
una pizca de nuez moscada (en polvo o recién molida)
mi ingrediente secreto:
    1 cucharadita de cilantro en polvo

Lleva el agua a ebullición a fuego alto en una cacerola mediana. Añade todas las especias. Baja el fuego y cocina durante 10 minutos como mínimo. Sube a fuego medio, añade la leche, lleva a ebullición y baja el fuego de nuevo. Añade el té y el azúcar removiendo hasta que se disuelvan. Presta atención, ya que una vez añadida la leche, esta puede derramarse de repente; no la dejes desatendida hasta asegurarte de que se está cocinando con suavidad y no va a romper a hervir abruptamente. A mí me ha ocurrido cientos de veces, espero que no corras el mismo destino. Cocina a fuego lento durante 5-7 minutos (un período más corto produce menos cafeína y una menor astringencia). Apaga el fuego y vierte el chai en otro cazo a través de un colador fino. Sírvelo con un cucharón en 4 tazas altas.

NOTA: Para simplificar, suelo llevar a ebullición 1 taza de agua la noche anterior, agrego las especias, apago el fuego y las dejo en infusión durante la noche. Por la mañana, agrego la leche y el resto del agua, y vuelvo a llevar a ebullición.

SOBRE MI INGREDIENTE SECRETO

Todo artesano del chai que se precie tiene su ingrediente secreto y voy a revelarte el mío. Lo tomé en 1998 de un profesor de yoga de Rishikesh, quien denominaba su chai «té yóguico» al añadirle cilantro en polvo, una especia que estimula la función hepática. Cuando lo probé me encantó y desde entonces preparo el chai con esta especia.

RECETAS Y RUTINAS ESTACIONALES

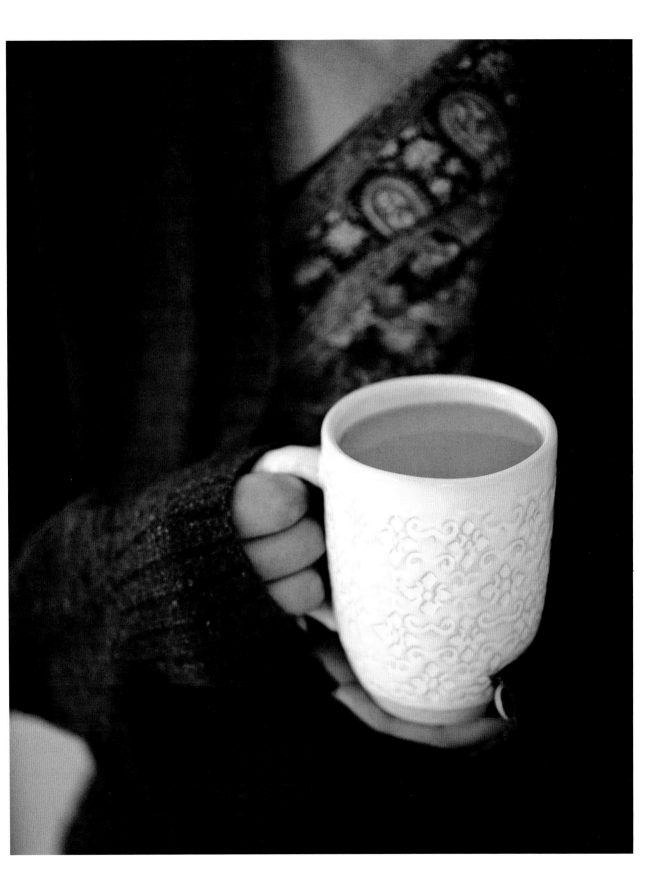

Lassi de azafrán

Salen 2 raciones

El sabor del azafrán es sutil y exótico a la vez. Su color dorado resulta agradable y vigorizante. Los estigmas o finas hebras de la flor del azafrán son apreciados por sus propiedades afrodisiacas y rejuvenecedoras, de las que podemos beneficiarnos en invierno. No he utilizado mucho el azafrán en estas recetas debido a su elevado precio y porque puede ser difícil de encontrar, pero merece la pena incluirlo en esta receta.

BEBIDAS

¼ de taza de yogur ecológico de leche entera
1 taza de agua a temperatura ambiente
1 pizca de hebras de azafrán
1 cucharadita de sirope de arce (opcional)

Procesa todos los ingredientes durante 1 minuto en un tarro de boca ancha de 475 ml (16 oz) con una batidora de mano; también puedes usar una batidora de vaso.

Vierte el lassi en 2 vasos y sírvelo a temperatura ambiente.

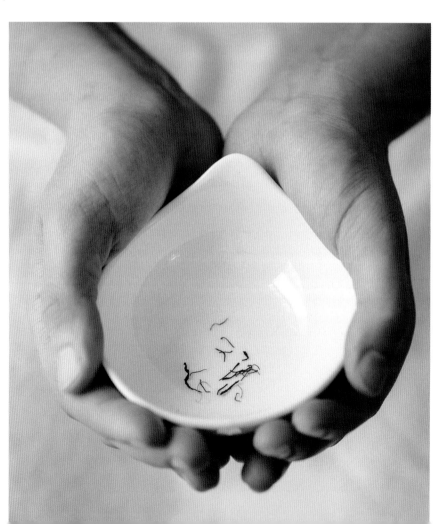

Mezcla ayurvédica
inviernal de especias y sal

¡Bienvenidas, especias invernales! Los sabores salado, dulce y ácido nos equilibran durante el inverno; por ello, las dos mezclas siguientes contienen una dosis abundante de sal y un poco de dulzor natural que sentarán estupendamente a tu cocina invernal. El invierno es una estación del año propicia para ser generoso con las especias.

························●●●●●●·······················

MEZCLA DE ESPECIAS DE INVIERNO

Sale ¼ de taza

1 cucharada de semillas de
cilantro
1 cucharada de semillas de
comino
1 cucharada de cúrcuma en
polvo
· ½ cucharadita de sal
½ cucharadita de azúcar de
caña deshidratada
1 cucharadita de jengibre en
polvo
1 cucharadita de pimienta
negra (opcional)

Tuesta en seco las semillas de cilantro y comino en una sartén de fondo grueso a fuego medio durante unos minutos, hasta que desprendan su aroma. Deja que se enfríen por completo. Combínalas con el resto de ingredientes y muele hasta obtener una consistencia uniforme en un molinillo, o bien a mano con un mortero.

Consérvala en un bote de especias.

SAL DE INVIERNO

Sale ⅓ taza

1 cucharada de romero seco
1 cucharada de mejorana u
orégano secos
1 cucharada de sal marina
1 cucharada de azúcar de caña
deshidratado o de arce
1 cucharada de pimienta negra

Combina las hierbas secas, la sal, el azúcar y la pimienta en un bote de especias. Si es necesario, muélelas primero en un mortero hasta obtener una consistencia uniforme. Si bien numerosas recetas de este libro contienen esta sal de invierno, tal vez prefieras tenerla en la mesa como condimento. En primavera e invierno, coloca en la mesa del comedor un molinillo de pimienta repleto de granos tricolores; puedes usarlo para moler la cucharada de pimienta necesaria para esta receta.

Chutney de mango verde y jengibre

Salen alrededor de 475 ml (16 oz)

Adquirir unos mangos verdes indica que algo bueno va a suceder. Escoge mangos que estén duros y completamente verdes. Cuando me dispongo a preparar suficiente cantidad de este *chutney* para un mes, lo planifico un día en que voy a estar en casa para que pueda hervir largo tiempo. Una cuantas horas de preparación te proporciona una intensidad de sabor que dura semanas en el frigorífico. Recomiendo elaborar este *chutney* hacia finales de invierno, cuando son apropiadas las cualidades dulce, ácida y picante. Pon algo de música y sumérgete en el ritmo de picar verdura durante un rato.

4 mangos verdes
elemento picante opcional:
   2 guindillas verdes pequeñas
   o ¼ de cucharadita de
   pimienta de cayena
1 trozo de 10 cm (4 in)
   de jengibre
½ taza de vinagre de manzana
¾ de taza de azúcar de caña
   deshidratada
especias neutrales opcionales:
   1 cucharadita de canela,
   comino y/o cilantro en polvo

Pela los mangos y córtalos en dados de 2,5 cm (1 in), lo suficientemente pequeños para que se cocinen fácilmente.

Pica las guindillas en trozos muy pequeños. Retira algunas de las semillas si deseas un *chutney* poco picante sin restarle sabor.

Pela el jengibre y córtalo en palitos estrechos de aproximadamente 1 cm (½ in).

Combina todos los ingredientes y cocina a fuego lento, sin tapar, durante una hora hasta que la mezcla adquiera una consistencia parecida a la mermelada. También podrías dejar cocinar todos los ingredientes en una olla de cocción lenta durante toda la noche.

Deja que se enfríe y trasládalo a un tarro de conserva de 475 ml (16 oz); consérvalo en el frigorífico.

NOTA: En caso de tener un ambiente interno cálido, recomiendo añadir bien el ingrediente picante, bien las especias neutrales opcionales, pero no ambos. Aunque podría resultar más sabroso, lo recargaría demasiado.

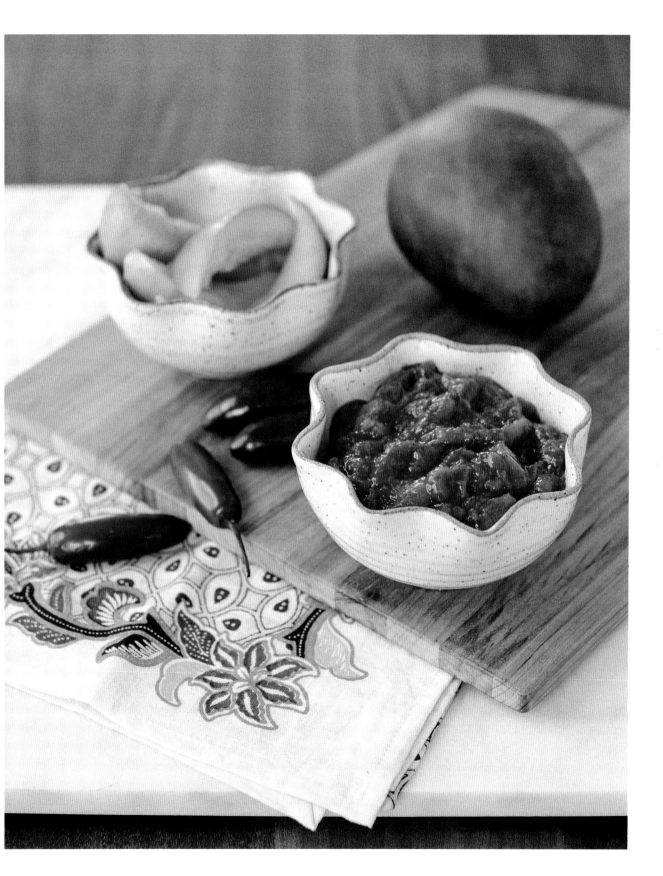

Chutney de tomate y dátiles

Salen alrededor de 475 ml (16 oz)

Esta receta inspirada en el Punjab constituye una magnífica forma de usar los tomates de la huerta embotados en casa durante el verano. La alholva favorece el buen funcionamiento del hígado a medida que avanza el invierno. Prueba este *chutney* para acompañar unos dosas o junto con platos de arroz. Puede conservarse durante una semana en el frigorífico.

1 cucharadita de ghee

1 cucharadita de semillas de alholva

2 tazas de tomates embotados en casa

6 dátiles deglet noor, sin hueso

1 cucharadita de sal

2 cucharaditas de zumo de limón recién exprimido

Derrite el ghee en una sartén mediana o en una cacerola amplia a fuego medio. Tuesta las semillas de alholva en el ghee removiendo constantemente durante 2-3 minutos, hasta que desprendan su aroma. Añade los tomates y la sal, removiendo bien la mezcla. Pica los dátiles en trocitos redondos de unos 60 mm (¼ in) y añádelos a la sartén. Baja el fuego y cocina sin tapar durante 15-20 minutos, hasta que los dátiles casi desaparezcan. Remueve unas cuantas veces durante la preparación. Cuando el *chutney* haya adquirido una consistencia parecida a la mermelada, apaga el fuego y añade el zumo de limón.

Deja que se enfríe y trasládalo a un tarro de 475 ml (16 oz) para conservarlo ¡pero antes de eso, pruébalo caliente con un dosa!

Aliño de miso y sésamo

Salen 2-3 raciones

En este regio condimento están representados cuatro de los seis sabores. Los tres que aporta el sésamo: dulce, amargo y acre, mezclados con el sabor ácido del miso, crean un aliño sumamente equilibrado, especialmente si se sirve junto con los sabores amargos y astringentes de las verduras de hoja oscura. Considera esta combinación una receta básica para el invierno.

EXTRAS

2 cucharaditas de semillas de sésamo

1 cucharada de miso rojo disuelto en 1 cucharada de agua caliente

¼ de taza de aceite de sésamo (crudo o refinado para fuego medio, pero no tostado)

¼ de taza de vinagre de arroz

½ cucharadita de jengibre en polvo

½ cucharadita de comino en polvo

una pizca de vinagre de umeboshi (opcional)

Tuesta las semillas de sésamo en una sartén pequeña a fuego medio-bajo removiendo constantemente durante unos minutos, hasta que comiencen a dorarse.

Combina todos los ingredientes en un cuenco pequeño y mézclalos con un tenedor, o bien agítalos en un tarro de 235 ml (8 oz). Este aliño se conserva durante una semana en el frigorífico. Para servirlo, agítalo o remuévelo enérgicamente antes de rociarlo sobre una ensalada al vapor diaria, un paté de lentejas rojas, verduras de hoja verde salteadas o cereales cocinados.

EL AYURVEDA Y LOS ALIMENTOS FERMENTADOS

Los productos fermentados como el miso y el vinagre incrementan el calor en el organismo y equilibran los niveles de acidez del estómago. Los fermentados, sin embargo, se consideran un condimento y pueden generar desequilibrios si se consumen en exceso. Las personas con sistemas digestivos con tendencia a la acidez deberían evitarlos por completo o considerarlos como una parte estrictamente medicinal de la alimentación limitando la dosis a una cucharada.

En el Ayurveda, los productos lácteos fermentados como el buttermilk y el queso casero, denominado paneer, constituyen una parte regular de la dieta. Los encurtidos de frutas o verduras pueden consumirse en pequeñas cantidades (1-2 cucharaditas) para avivar la digestión en un tiempo frío y lluvioso, mientras que en el postre de la comida del mediodía suele servirse un poco de buttermilk ayurvédico fresco (véase lassi digestivo diario, pág. 106).

En la alimentación occidental, el vinagre, el vino, los encurtidos, el kombucha, los quesos curados, el chukrut y el kinchi suelen servirse en cantidades excesivas como para resultar medicinales. Un exceso de un alimento positivo, en este caso de las cualidades agudas y penetrantes de la fermentación, puede producir un incremento del calor interno, lo cual en ciertos casos podría favorecer el desequilibrio.

Por último, recuerda que cuanto más tiempo tenga un fermentado, más ácido será su sabor. Los productos fermentados tradicionales solían ser caseros y frescos, no comercializados. Incorpora estos alimentos con moderación y encuentra un distribuidor local, o bien aprende a preparar pequeñas cantidades en casa.

RECETAS INVERNALES

Cómo llevar a cabo dinacharya

Las siguientes dinacharya, o rutinas diarias, aparecen en el orden óptimo de realización. No es necesario practicarlas todas; consulta las pautas sobre el estilo de vida de cada estación para obtener más información sobre los procedimientos más beneficiosos para cada época del año. Por lo general, el raspado de lengua y el masaje de aceite son las prácticas cotidianas más importantes.

Raspador de lengua: un instrumento de cobre o acero inoxidable en forma de U, de borde biselado, utilizado para la limpieza de la lengua.

Cepillo seco: un cepillo rígido de cerdas naturales con mango de madera usado para exfoliar la piel.

Masaje de aceite: asegúrate de comprar aceite ecológico de calidad superior que tenga menos de 1 año. Mantén el aceite protegido de los rayos solares. Evita los aceites no ecológicos que se venden en las tiendas indias o chinas. Véase «Recursos» en la pág. 306.

Lota de neti: aunque en algunos establecimientos vendan *kits* de irrigación con una lota de plástico y paquetes de sal (prácticos para viajar), es mejor adquirir una de cerámica o acero inoxidable para uso casero. Pueden comprarse en tiendas de alimentación natural. Véase «Recursos» en la pág. 306.

Goteros: puedes conseguir goteros de cristal vacíos y esterilizados en algunas tiendas de alimentación natural y herbolarios. Se utilizan para guardar el aceite de sésamo de aplicación nasal y el hidrosol de rosa para los ojos.

Hidrosol de rosa: una decocción a base del agua resultante de la destilación de los pétalos de rosa, apta para uso ocular y culinario. El hidrosol no es lo mismo que el agua de rosas, el cual es el resultado de añadir aceite esencial de rosas al agua y no debe usarse en los ojos.

El raspado de lengua

Utiliza un raspador de lengua de cobre o acero inoxidable. A primera hora de la mañana, antes de beber nada, ráspate la lengua cinco o seis veces, desde el punto más alejado de la punta que te sea posible. Abarca toda su superficie, especialmente en el fondo. Presiona suavemente sin dañar el tejido. Es probable que aparezca una mucosidad en el raspador: enjuágala tanto como sea necesario.

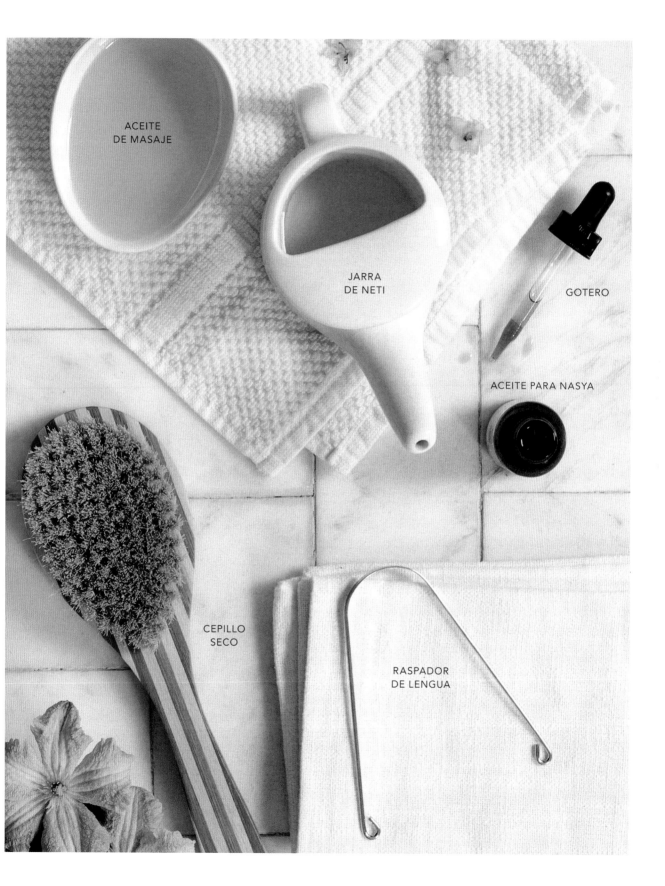

ACEITE
DE MASAJE

JARRA
DE NETI

GOTERO

ACEITE PARA NASYA

CEPILLO
SECO

RASPADOR
DE LENGUA

Cuando hayas acabado, limpia el raspador a fondo con agua caliente y déjalo cerca del cepillo de dientes. No te raspes la lengua en otros momentos del día. A continuación, lávate los dientes y bebe una taza de agua caliente o de bebida matutina fácil (pág. 104).

Lavado ocular

Deja correr agua fría y enjuágate bien los ojos salpicándolos con las manos cuatro o cinco veces; a continuación, parpadea siete veces y mueve los ojos en círculo. Quienes padezcan quemazón, picor o enrojecimiento oculares pueden aplicarse el hidrosol de rosa ya sea en forma de espray o de gotas. Asegúrate de adquirir hidrosol en lugar de agua mezclada con aceite esencial de rosas, ya que este último no debe aplicarse en los ojos.

Neti (irrigación nasal)

Considera neti o irrigación de la cavidad nasal como un hilo dental de la nariz. Consiste en verter una pequeña cantidad de agua salada contenida en una lota de cerámica o acero inoxidable, a través de cada orificio nasal, con objeto de extraer la mucosidad e impurezas acumuladas. A mí me agrada practicarlo en la ducha, donde la calidez del agua abre los conductos nasales y no hay problema con el goteo.

Los gérmenes potenciales no tendrán nada que hacer si usas una lota de irrigación nasal. Practícala por la mañana, durante el cambio de estaciones, cuando comience la época fría y de gripe, y siempre que lo necesites durante el otoño y la primavera. Las personas propensas a generar mucosidades o a padecer alergias se beneficiarán de su práctica diaria, mientras que las que tengan tendencia a la sequedad solo han de aplicarse neti de vez en cuando, y les será más útil la práctica de nasya (véase la página siguiente). También puedes practicar neti durante unos días cuando sientas los primeros signos de enfermedad. No todo el mundo necesita una aplicación diaria.

Para practicarlo, hierve agua purificada y añade agua fría también depurada para asegurarte de que no esté demasiado caliente. Al introducir el dedo, no debes sentirla demasiado caliente; es importante comprobar este punto. Disuelve sal marina fina en el agua (existen lotas de diferentes tamaños; conviene que leas las instrucciones de la tuya para saber la cantidad correcta de sal). En la ducha o frente al lavabo, inclínate hacia delante, manteniendo extendida la parte posterior del cuello, de modo que se doble todo el tronco. Ladea la cabeza, coloca el pico en el orificio nasal superior y espera a que el agua salga por el otro orificio.

Si el agua no consigue fluir bien tras varios intentos, abandona la práctica hasta consultar con algún experto en el tema. Deja que el agua corra de forma natural: *no* te suenes con fuerza, ya que esta acción puede llevar el agua hacia dentro. Puedes tapar un orificio y espirar para ayudar a que salgan las últimas gotas. Ladea la cabeza hacia el otro lado y repite con el otro orificio.

NOTA: Un exceso de sal puede producir escozor y demasiado poco puede producirte una sensación semejante a una otitis externa. No practiques neti más de una vez al día.

Nasya (aplicación nasal de aceite)

A menos que tengas congestión, siempre debe practicarse nasya después de neti, aplicando aceite de sésamo a los orificios nasales con un bastoncillo de algodón o la yema del dedo meñique e inspirando profundamente. Esto equilibrará el efecto secante de la sal. Puedes conseguir este aceite a través de algún distribuidor (véase «Recursos» en la pág. 306), o bien prepararlo tu mismo decantando aceite refinado de sésamo en un gotero estéril. Échate el aceite con el meñique, un bastoncillo o directamente con el gotero sin tocarlo. Incluso si no practicaras neti, asegúrate de engrasarte la nariz mientras llevas a cabo el masaje de aceite diario. No te olvides de llevar contigo el aceite de nasya cuando viajes en avión y usarlo antes de montar en un transporte público. Este aceite suele durar alrededor de un año.

Su aplicación está desaconsejada en casos de congestión crónica; en este caso, lo mejor es que consultes con un médico ayurvédico que pueda ayudarte a descubrir su causa. Ten en cuenta que las alergias alimenticias pueden producir congestión, y una limpieza estacional, además de depurarte, puede ofrecerte la oportunidad de detectar el origen del problema a medida que reintroduzcas ciertos alimentos tras su realización.

Cepillado en seco

Este procedimiento está especialmente indicado para finales de invierno y primavera o ante situaciones como un incremento de peso o retención de líquidos. Utiliza un cepillo de cerdas naturales (disponible en droguerías y tiendas de alimentación natural) y aplícalo sobre la piel seca, comenzando por los tobillos y ascendiendo hacia el corazón, formando pequeños círculos para exfoliar y estimular la piel de todo el cuerpo, especialmente las axilas y el pecho, la cara interna de los muslos y las ingles, y cualquier parte que tienda a acumular un pertinaz tejido graso. Cepilla el cuerpo entre tres y cinco minutos con firmeza, sin irritar la piel; esta deberá adquirir un tono rosáceo. Practícalo en la modalidad que prefieras: desde diariamente a una vez por semana, antes de la ducha y la aplicación nasal de aceite.

Abhyanga (masaje corporal de aceite)

Si tuvieras que elegir entre todas las prácticas de dinacharya, escoge esta. Notarás que la aplicación de aceite crea un campo de fuerza protector y fortalecedor alrededor de ti para toda la jornada.

Lo mejor es aplicar una capa gruesa de aceite templado justo antes de la ducha o a la vez que esta. El agua caliente abrirá los poros y el masaje penetrará más profundamente. Templa el aceite dejando flotar una botella pequeña de este en un lavabo lleno de agua caliente mientras te desvistes. Aplícatelo 5 minutos antes de ducharte, con movimientos largos a lo largo de los huesos y circulares alrededor de las articulaciones. Con un tiempo frío, tal vez prefieras disponer de una pequeña botella de plástico de aceite en la propia ducha. Cuando estés listo para el masaje, coloca la botella en el plato de ducha y abre el grifo, de modo que tanto tú como el aceite podáis calentaros durante un minuto; a continuación, cierra el grifo y aplícate la cantidad que te quepa en una palma por todo el cuerpo, incluyendo los oídos y los orificios nasales —puedes evitar el resto del rostro—. Frótate bien durante unos pocos minutos y después abre el agua caliente de nuevo, permanece bajo el chorro y masajéate un poco más. No te enjabones el cuerpo, solamente las zonas con más vello, a fin de eliminar el aceite. Sécate con una toalla y permanece envuelto en ella unos cuantos minutos para dejar que la piel siga absorbiendo el aceite, si fuera necesario. Después vístete y lleva a cabo tus actividades cotidianas.

QUÉ CLASE DE ACEITE UTILIZAR

Aunque tal vez desees ir cambiando el aceite de masaje con las estaciones como se indica en las pautas de estilo de vida estacionales, he aquí unas cuantas propuestas generales. Asegúrate de hacer una prueba en una pequeña área del cuerpo antes de aplicarte un aceite por primera vez para descartar posibles alergias.

Aceite de sésamo: es el más apreciado tradicionalmente por su capacidad de aportar vigor y suavidad. Resulta calorífico y está indicado para las personas frioleras y quienes tienen la piel seca.

Aceite de girasol y de almendra: estos dos aceites más ligeros no son ni calientes ni refrescantes y están indicados para quienes no tienen la piel demasiado seca.

Aceite de coco: resulta refrescante y está indicado para las personas con calor interno y quienes tienen la piel sensible.

Abhyanga especial durante una limpieza estacional

La siguiente práctica, conocida como *snehana,* está recomendada diariamente durante una limpieza estacional para calmar los nervios y ablandar tanto las impurezas como los canales que las transportan para ser expulsadas.

Sneha significa «amor» en sánscrito y, de hecho, esta antigua práctica es literalmente una aplicación de amor. Concederte un tiempo para llevar a cabo esta clase de masaje una vez a la semana durante todo el año, potenciará enormemente el sistema inmunitario, fortalecerá el sistema nervioso y te facilitará la gestión del dolor.

Templa de ¼ a ½ taza de aceite de sésamo ecológico en un tarro o botella colocados en agua caliente. Asegúrate de que la habitación en la que te encuentres sea cálida y acogedora. Prepara la habitación y desvístete antes de comenzar, con objeto de minimizar la necesidad de movimiento (y la posibilidad de superficies resbaladizas con aceite). Extiende una toalla vieja en el suelo y siéntate sobre ella. Respira profundamente unas cuantas veces y da gracias por disponer del tiempo y el espacio para cuidarte de este modo. Aplica el aceite templado por tu cuerpo con amor y paciencia. Frota bien, especialmente las zonas donde sufras molestias. Empezando por los pies, ve ascendiendo por todo el cuerpo, con movimientos largos a lo largo de los huesos, circulares alrededor de las articulaciones, y amplios y hacia la derecha en el pecho y el abdomen. Masajéate el rostro y, por último, la cabeza, frotando el aceite en el cuero cabelludo. Utiliza los dedos meñiques para aplicar aceite en los oídos y los orificios nasales. Media taza te cundirá enormemente. Sigue masajeando el cuerpo hasta que no pueda seguir absorbiendo más aceite; este proceso podría llevarte 15 minutos. Cuando hayas acabado, échate sobre la toalla y relájate de 5 a 30 minutos. El cuerpo tarda unos 20 minutos en absorber el aceite, de modo que tras un cuarto de hora de masaje, relájate por lo menos 5 minutos. Enciende una vela, o bien pon música suave. A continuación, disfruta de una ducha caliente, pero sécate los pies primero para no resbalar. No uses jabón: el agua caliente eliminará todo el aceite. Échate el champú antes de humedecer el cabello para facilitar la disolución del aceite. Tras la ducha, sécate con suaves toques. Si sigues sintiendo la piel grasienta, masajéala un poco más para que el aceite vaya absorbiéndose poco a poco. Por último, limpia cualquier resto de aceite de la bañera o cabina de ducha para evitar resbalones.

NOTA: Si la toalla se vuelve muy grasienta, meterla en la secadora puede suponer un riesgo de incendio. Es mejor que tiendas las toallas de abhyanga para secarlas y que vayas sustituyéndolas de forma periódica.

Limpiezas estacionales

Las siguientes directrices son aplicables para las limpiezas de primavera y otoño.

ENCONTRAR EL MOMENTO

Echa un vistazo al calendario y encuentra una semana en la que no tengas programado eventos importantes, plazos de entrega ni viajes aéreos. Es posible que tengas que cancelar algún compromiso social, especialmente por la noche, para poder descansar lo suficiente. Acostarte demasiado tarde te despertará el apetito y te fatigará, por lo que se reducirá la eficacia de la limpieza. Si tienes un compromiso inaplazable, llévate la comida o pide verduras al vapor, arroz blanco, agua caliente con limón y caldo en los restaurantes. Durante este período, no te avergüences de llevar tus propios alimentos a una comida de grupo. Se trata de tu oportunidad para cuidarte y no estás siendo maleducado ni causando molestias por ser tan selectivo en tu alimentación durante un período de tiempo. En realidad ¡eres inspirador!

Por lo general, es difícil encontrar una semana libre, pero es mejor tratar de crear unos cuantos días desocupados que dejarte desalentar por el calendario; es preferible llevar tus alimentos especiales a las comidas en grupo y los compromisos que dejar que estos ensombrezcan tu propósito de cuidarte.

DECIDIR LA DURACIÓN

Reserva de tres a siete días para tu limpieza y vívela plenamente día a día. Si estás muy delgado, experimentas intensos dolores de cabeza, te sientes mareado o te resulta complicado concentrarte, tal vez debas ponerle punto final al cabo de tres días. Una limpieza no es una competición, sino un acto compasivo de cuidado personal e incluso uno o dos días tienen un efecto positivo. Empezar es generalmente lo más difícil, y estar abierto a seguir durante unos pocos días en lugar de forzarte hasta el límite, te garantizará el éxito.

CONSEJOS PARA UNA LIMPIEZA SUAVE

- Prepara una olla de kichari diario por la mañana para abarcar las tres comidas del día. Come una ración para desayunar, llévate lo que necesites para comer y deja el resto en la olla para la cena (guárdalo en el frigorífico solamente en el caso de vivir en un clima cálido).
- Un enérgico masaje de aceite te despierta, mientras que uno suave por la noche puede ayudarte a conciliar el sueño. Reserva 30 minutos diarios a

cualquier hora del día para practicar abhyanga. Véase el apéndice 1, «Abhyanga especial durante una limpieza estacional» (pág. 278).

- Prepara suficiente kichari para llevar al trabajo. Las personas muy delgadas o quienes tengan niveles bajos de azúcar en sangre tal vez tengan que hacer cuatro comidas al día. Especialmente, si es tu primera limpieza, llévate siempre una ración extra al trabajo para evitar encontrarte sin suficiente comida.
- Recuerda: el descanso y la relajación son los elementos clave de la desintoxicación. El cuerpo no expulsará las toxinas hasta que no reserves un tiempo y crees un ambiente seguro y relajado para la depuración. Si el cuerpo físico o el sistema nervioso están sobrecargados, el cuerpo seguirá pidiéndote cualidades constructoras y estabilizadoras procedentes de alimentos pesados y reconfortantes como el queso, la carne y el pan para soportar el ritmo al que lo sometes.
- Si sufres de congestión crónica, ten en cuenta que las alergias alimenticias pueden causar congestión, y una limpieza estacional, además de depurarte, puede ofrecerte la oportunidad de detectar el origen del problema a medida que reintroduzcas ciertos alimentos tras su realización. Si la congestión siguiera, consulta con un médico ayurvédico.

EL PANCHAKARMA

Panchakarma significa «cinco acciones» y hace referencia a las cinco acciones tradicionalmente usadas para eliminar el exceso de doshas acumulados en el organismo: vómito, purga, limpieza de los conductos nasales y dos tipos de enemas, limpiador y nutritivo. Consulta con un médico ayurvédico o encuentra un centro de panchakarma para obtener más información (véase «Recursos» en la pág. 306); no debes llevar a cabo estos procedimientos sin asesoramiento médico.

Purvakarma resulta más apropiado para hacerlo uno mismo. Purva significa «antes» y *purvakarma* alude a las acciones preparatorias que han de realizarse antes de panchakarma. Consisten en una monodieta de kichari y la práctica de terapias como abhyanga (masaje de aceite) y *svedana* (sudar, que puede efectuarse con un baño de vapor), con objeto de preparar el cuerpo para una expulsión forzosa de doshas agravados. Purvakarma ayuda al organismo en su proceso natural de aliviar los doshas acumulados de tres formas:

- Elimina de la dieta los alimentos difíciles de digerir.
- Permite la relajación del cuerpo y los órganos de los sentidos.
- Ablanda las impurezas y los canales que las expulsan.

Como preparación a la limpieza estacional, reserva un tiempo al final de las estaciones para darte masajes de aceite, preparar alimentos sencillos y estacionales, y concederte un poco de tranquilidad. Los capítulos dedicados al otoño y la primavera te muestran cómo obtener el máximo beneficio de estas antiguas prácticas.

Limpieza simple de primavera

A medida que aumenta la temperatura, las cualidades pesadas/densas y pegajosas/húmedas acumuladas que nos protegían de los rigores del invierno comienzan a ablandarse. Tu cuerpo se prepara para descomponer y liberarse de aquello que ya no necesita. La limpieza de primavera potencia la inclinación natural del cuerpo de expulsar el exceso de grasa y mucosidad en esta estación. Se trata de un programa cuya duración puede oscilar entre tres y siete días en los que se consume una monodieta a base de kichari diario (véase la pág. 94) por sus propiedades depurativas, y en los que se practica cepillado en seco y masaje de aceite diariamente. Estas dos últimas prácticas aflojarán las impurezas y estimularán el sistema linfático, el principal canal para la depuración. La limpieza de primavera constituye una medida preventiva para asegurarnos un buen estado de salud de cara a la estación venidera.

Es posible que descubras que tienes menos apetito durante la primavera y que sientes la necesidad de ejercitarte un poco más durante o justo después de la limpieza. Escucha los deseos naturales de tu organismo. Si te has pasado un invierno sedentario o de excesos, necesitarás reducir la cualidad densa, escogiendo verduras amargas y astringentes y moviendo el cuerpo.

LA PREPARACIÓN

Comienza practicando una dinacharya primaveral, muele la mezcla de especias correspondiente y familiarízate con la lista de la compra de esta estación. Si no has preparado antes la receta del kichari diario, haz uno de prueba para cogerle el punto. Si crees que necesitas una mayor orientación durante la limpieza o tienes dudas sobre si es adecuada para ti, consulta con un médico ayurvédico (véase «Recursos» en la pág. 306).

EL MENÚ DIARIO

- Tómate una bebida matutina fácil para empezar el día y no cafeína.
- Sigue escrupulosamente la monodieta de kichari diario, elaborada con una verdura primaveral cada vez y la mezcla de especias de primavera (véase la pág. 150).
- Toma tres comidas al día. Es posible que las personas muy delgadas y quienes tengan niveles inconstantes de azúcar en sangre necesiten hacer cuatro comidas; en todo caso, debe evitarse el picoteo. No comas sin hambre.
- Bebe alrededor de 180 ml (6 oz) de infusión digestiva de primavera con las comidas y/o tómatela a sorbos durante el día.
- Bebe agua caliente e infusión de jengibre a lo largo del día; no tomes nada frío.
- Si necesitas comer algo más, tómate una crema verde depurativa diaria (pág. 102) o un zumo verde depurativo (pág. 149) al mediodía. Para variar, prueba kanjee de cebada al desayunar (pág. 83).

MASAJE DE ACEITE DIARIO

Reserva 30 minutos cada día para masajear tu cuerpo con aceite y aplicarlo a los orificios nasales. Consulta el apéndice 1 «Cómo llevar a cabo dinacharya» (pág. 274) para obtener instrucciones detalladas sobre cómo practicar abhyanga. Si el aceite de sésamo te resultara demasiado denso para la primavera o te sintieras aletargado después del masaje, utiliza un aceite más ligero como el de girasol o pepitas de uva.

PAUTAS DE ESTILO DE VIDA Y EJERCICIO PRIMAVERALES

Evita:
- Las bebidas y los alimentos fríos.
- Un exceso de sal. Ha de usarse solamente la cantidad especificada en las recetas.
- Ejercicio enérgico. Si estás muy en forma, haz la mitad de tu práctica deportiva habitual.
- Picar entre horas.
- Comer en exceso de una vez.

Disfruta de:
- Cepillado en seco de la piel.
- Una sauna, un baño de vapor, o bien un baño con sales de Epsom.
- Caminar o practicar yoga suave.
- Aplicarte un masaje de aceite diario. Es importante para ayudar a tu organismo a deshacerse de impurezas y calmar el sistema nervioso.
- Acostarte temprano, echándote una o dos horas antes de lo normal.

Señales de una limpieza primaveral satisfactoria:
- Desaparece la capa blanca de la lengua.
- Tienes un aliento fresco.
- Se producen movimientos intestinales regulares sin gases ni hinchazón.
- Se aclara el blanco de los ojos.
- Te sientes más luminoso y energético.
- Desaparece la congestión de los senos nasales o el pecho.

Cuándo planificar la limpieza de primavera

Si vives en un clima frío, asegúrate de que las temperaturas hayan subido lo suficiente para que tu cuerpo no tenga que volver a proveerse de reservas densas y pegajosas. En muchas zonas esto ocurre a principios de marzo o abril y, en climas más fríos, en mayo.

Limpieza de otoño breve y dulce

A medida que refresca, el cuerpo va preparándose para deshacerse del exceso de los elementos fuego y agua acumulados durante el tiempo húmedo y caluroso. Los vientos secos del otoño pueden atizar el elemento fuego y poner en riesgo la inmunidad y causar inflamación, digestión ácida, problemas cutáneos, alergias e irascibilidad. Ayuda a tu cuerpo en su proceso natural de liberación de propiedades calientas, agudas y oleosas con una limpieza otoñal, que también lo preparará para las cualidades secas, frescas y ásperas del otoño. Una limpieza otoñal refuerza el sistema inmunitario durante la estación de las gripes y los catarros. También mejora la digestión.

La limpieza de otoño consiste en un programa cuya duración puede oscilar entre tres y siete días a base de una monodieta de kichari, un masaje de aceite diario y mucha relajación y descanso. Como he mencionado anteriormente (pág. 94), el kichari es un plato especial que depura y nutre al mismo tiempo, y permite al organismo reajustarse sin agravarlo. El masaje con aceite diario aflojará las impurezas y estimulará el sistema linfático, el principal canal de depuración. El descanso y la relajación resultan esenciales durante la limpieza otoñal, pues permiten que la energía corporal nutra las capas de tejido profundo, y proteja los huesos, el sistema nervioso y los órganos reproductores. Asegúrate de revisar el apéndice 1 (pág. 274) antes de comenzar la limpieza.

LA PREPARACIÓN

Comienza practicando una dinacharya otoñal, muele la mezcla de especias correspondiente y familiarízate con la lista de la compra de esta estación. Si no has preparado antes la receta del kichari diario, haz uno de prueba para cogerle el punto. Si crees que necesitas una mayor orientación durante la limpieza o tienes dudas sobre si es adecuada para ti, consulta con un médico ayurvédico (véase «Recursos» en la pág. 306).

EL MENÚ DIARIO

- Tómate una bebida matutina fácil para empezar el día y no cafeína.
- Sigue escrupulosamente la monodieta de kichari diario, elaborada con una verdura otoñal cada vez y la mezcla de especias de otoño (véase la pág. 228).
- Toma tres comidas al día. Es posible que las personas muy delgadas y quienes tengan niveles inconstantes de azúcar en sangre necesiten hacer cuatro comidas; en todo caso, debe evitarse el picoteo. No comas sin hambre.
- Bebe alrededor de 180 ml (6 oz) de infusión digestiva de otoño con las comidas y/o tómatela a sorbos durante el día.
- Bebe agua caliente e infusiones a lo largo del día; no tomes nada frío.
- Si necesitas comer algo más, tómate una crema verde depurativa diaria (pág. 102) o un lassi digestivo diario (pág. 106) al mediodía. Puedes variar tomando cereales cremosos diarios al desayunar.

MASAJE DE ACEITE DIARIO

Reserva 30 minutos cada día para masajear tu cuerpo con aceite y aplicar aceite a los orificios nasales. Consulta el apéndice 1 para obtener instrucciones detalladas sobre abhyanga y nasya. La aplicación de aceite de sésamo en la nariz equilibrará las cualidades secas de la estación y te protegerá de los gérmenes causantes del catarro y la gripe, los cuales tienden a adherirse al interior de los conductos nasales.

PAUTAS DE ESTILO DE VIDA Y EJERCICIO OTOÑALES

Evita:

- Las bebidas y los alimentos fríos.
- Los alimentos crudos.
- Los ingredientes picantes tales como las salsas picantes, las guindillas y la pimienta de cayena.
- Las solanáceas: tomates, pimientos, berenjenas y patatas blancas.
- El ejercicio intenso. Por ejemplo, si sueles salir a correr, date un paseo.
- Picar entre horas.
- Comer en exceso de una vez.

Disfruta de:

- Una siesta si la necesitas.
- Una sauna, un baño de vapor, o bien un baño con sales de Epsom.
- El yoga restaurativo.
- Sorber agua caliente.
- Aplicarte un masaje de aceite diario a fin de eliminar impurezas y calmar el sistema nervioso.
- Acostarte temprano, echándote una o dos horas antes de lo normal.

Señales de una limpieza otoñal satisfactoria:

- Desaparece la capa blanca de la lengua.
- Tienes un aliento fresco.
- Se producen movimientos intestinales regulares sin gases ni hinchazón.
- Se aclara el blanco de los ojos.
- Experimentas niveles constantes de energía y te sientes centrado y en calma.
- Desaparecen los granos y sarpullidos.

Cuándo planificar la limpieza de otoño

El mejor momento es hacia finales de septiembre y octubre, cuando ya ha refrescado y todavía no hace demasiado frío. El Ayurveda desaconseja llevar a cabo una limpieza con temperaturas extremadamente bajas.

Técnicas y herramientas para una práctica ayurvédica diaria

Batidora de vaso: una batidora con vaso de vidrio es más potente que una de mano y se utiliza en las recetas en las que los ingredientes son demasiado duros o fibrosos, como en zumos y *chutneys*.

Robot de cocina: aunque este aparato ocupa mucho espacio, resulta sumamente eficaz a la hora de moler frutos secos, y elabora *chutneys* más gruesos, así como patés y hummus más densos y homogéneos que una batidora de vaso.

Batidora de mano: de limpieza más sencilla que una batidora de vaso, se utiliza para procesar leches vegetales y cremas (véase la foto de la página 287); especialmente idónea para la elaboración de sopas calientes, ya que una de vaso podría calentarse excesivamente.

Olla a presión: constituye un instrumento fundamental en la cocina india y acorta a la mitad el tiempo de cocción de las legumbres y las verduras duras sin necesidad de remojo, además de asegurar un alimento bien cocinado y digestible.

Arrocera: una arrocera eléctrica puede programarse para preparar arroz o kichari a cierta hora. Permite ahorrar mucho tiempo.

Ralladores y molinillos

Rallador: si bien son comunes los ralladores metálicos de cuatro lados, los planos ocupan menos espacio en la cocina. Un buen rallador debería ser fuerte y permitir tanto el rallado fino como el grueso. Los ralladores Microplane son especialmente adecuados para rallar jengibre.

Mortero: la molienda en piedra es un elemento tradicional en gran parte de la cocina india y todavía hoy es habitual ver a las mujeres fuera de sus casas moliendo los ingredientes necesarios para la comida del día. Te animo a disfrutar de la aromática tarea de moler diariamente las especias que vayas a necesitar. Los morteros de piedra no retienen los olores como sucede con los de madera.

Molinillo de especias: un molinillo de café dedicado a especias, semillas y frutos secos te permite preparar grandes cantidades de mezclas de especias para tener en la despensa.

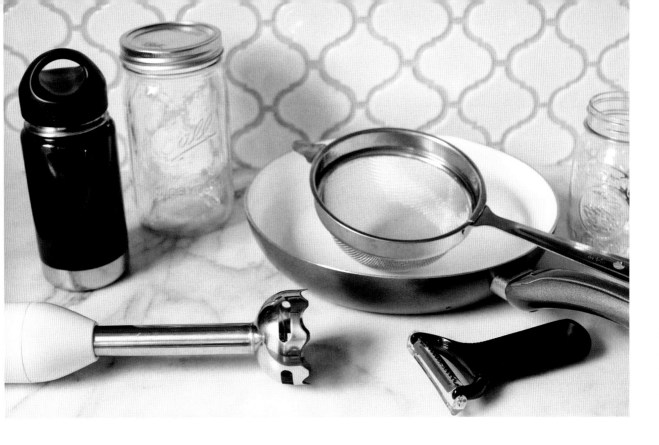

Molinillo de pimienta: disponer de pimienta recién molida en la mesa es uno de los placeres de la vida. Adquiere un molinillo de madera y llénalo con granos de pimientas multicolores de calidad superior.

Cacharros y otros utensilios de cocina

Cacerola: una olla alta generalmente de tamaños que oscilan entre 2, 4 y 6 l/qt. Una cacerola de 4 l/qt es más adecuada para cuatro personas o más, mientras que una de 2 l/qt puede utilizarse para cantidades menores. Decántate por ollas de acero inoxidable de buena calidad y evita el aluminio, ya que es una material blando, poroso y reactivo ante ciertos alimentos, lo cual puede crear compuestos químicos cuestionables en tus alimentos. Merece la pena adquirir unas pocas ollas de calidad superior.

Sartén: se trata de un recipiente amplio, ancho y poco hondo que suele usarse para saltear con agua y freír. Las sartenes ecológicas con revestimiento cerámico antiadherente son preferibles a otras superficies antiadherentes. Evita utilizar sartenes de teflón, ya que este puede generar compuestos químicos peligrosos al resquebrajarse.

Sartén de hierro fundido: este tipo de sartenes son herramientas adecuadas para la cocción lenta, así como para los fritos y horneados, debido a su resistencia y a que distribuyen por igual el calor. Si está previamente tratada, será antiadherente. Para elaborar mis recetas se necesita usar una grande, que puede oscilar entre 38 y 43 cm (15 y 17 in) de diámetro. Utilizar una sartén más pequeña significa aumentar el tiempo de preparación.

Fuente de cristal para horno: para mis recetas necesitarás fuentes que oscilen entre 20 y 25 cm (8 y 9 in). Ambas pueden usarse indistintamente.

Colador de malla fina: los agujeros del escurridor resultan demasiado grandes para algunos cereales y legumbres, de modo que un colador de metal es esencial para escurrir tanto estos ingredientes como algunas verduras.

Bandeja de horno: se utiliza para hornear galletas; adquiere una bandeja de acero inoxidable de primera calidad y no de aluminio. En algunas recetas se requiere forrarla con papel vegetal.

Papel vegetal: se utiliza para forrar una bandeja de horno y evitar que se peguen los alimentos. Resulta preferible al papel parafinado en los platos horneados.

Moldes de *muffins*: suelen disponer de entre seis y doce cavidades; en la mayor parte de mis recetas se elaboran seis *muffins*. Adquiere un molde de acero inoxidable y no de aluminio.

Cápsulas de papel: la densidad de algunas masas de *muffins* hace necesario el uso de estas cápsulas, que pueden encontrarse en la sección de panadería de algunos supermercados.

Técnicas de cocina

Remojar almendras: consiste en dejar en remojo algunas almendras durante ocho horas o toda la noche en agua fría. Con el remojo, se liberan enzimas que facilitan su digestión y las hacen más deliciosas y versátiles.

Destallar: consiste en retirar los tallos de ciertas verduras de hoja verde. Para ello, sujeta el tallo con una mano y agarra la parte inferior de la hoja con la otra mano. Aprieta suavemente la hoja y arráncala de un tirón. Pica la hoja para cocinar y desecha el tallo, o bien resérvalo para un caldo.

Tostar en seco: consiste en tostar ligeramente especias en una sartén seca, hasta que comienzan a desprender sus aceites y aromas.

Moler: consiste en descomponer especias, semillas y frutos secos manualmente con un mortero, o bien con un molinillo eléctrico (utiliza un molinillo de café dedicado a especias o un accesorio pequeño del robot de cocina). En la cocina tradicional ayurvédica, suelen utilizarse especias recién molidas a mano en cada comida.

Procesar con una batidora de mano: consiste en elaborar cremas (o batir el yogur con agua) al sumergir el brazo de la batidora en la olla y procesar los alimentos hasta obtener una consistencia homogénea. Ha de mantenerse sumida en el líquido y apagarse antes de sacarla. Un tarro alto de boca ancha funciona de maravilla para preparar bebidas.

Remojo rápido: consiste en hervir los cereales o las legumbres en agua durante cinco minutos, tapar y dejar reposar durante una hora. Este procedimiento ejerce el mismo efecto que un remojo durante toda la noche.

Enjuagar: consiste en eliminar las impurezas de los cereales y las legumbres lavándolas con agua fría. Para ello, coloca el cereal o legumbre en una cacerola y cúbrelo con agua; agita el agua con los dedos hasta que se vuelve turbia y vierte el contenido de la olla en un colador. Enjuaga el alimento en cuestión debajo del grifo hasta que el agua salga clara.

Remojar: consiste en acortar los tiempos de preparación dejando en remojo los cereales y legumbres desde una hora (en el caso de los cereales y las legumbres pequeñas) a toda la noche. Para ello, primero lava bien el alimento escogido, mételo en un cuenco con el doble de agua y tápalo. Cuanto más tiempo permanezca en remojo, más rápidamente se cocinará. No olvides reducir el agua de cocción de la receta si has remojado previamente el cereal o legumbre que contiene. El agua de remojo puede usarse para cocinar.

Germinar: consiste en poner en remojo alimentos tales como frutos secos, semillas y judías en agua fría para reavivarlos, y enjuagarlos diariamente hasta que comienzan a desarrollarse creciéndoles un rabito. Los germinados tienen un elevado valor nutricional e incrementan el fuego digestivo. Este libro contiene recetas con brotes de judía mungo.

Saltear con agua: consiste en cocinar en una sartén tapada con una pequeña cantidad de agua y nada de aceite.

Templar: consiste en sofreír especias en aceite a fuego medio hasta que desprendan sus aceites esenciales; de este modo, se acentúa su aroma y sabor, «atemperando» el plato. Esta mezcla de especias y aceite (llamada «templado») suele añadirse al dal o a los guisos al final de la cocción.

Preparar las verduras con antelación: consiste en cortar las verduras en cubitos, rodajas o trozos grandes con el fin de usarlos al día siguiente. Hacerlo en tu día libre o en un día de relax supone una magnífica forma de ahorrar tiempo sin renunciar a una alimentación con ingredientes frescos.

Listas de la compra estacionales

Haz la compra de acuerdo con la lista para todo el año y consulta las listas estacionales con el fin de adquirir los ingredientes necesarios para elaborar recetas adecuadas a cada estación.

LISTA DE LA COMPRA DIARIA

VERDURAS
Remolachas
Zanahorias
Col berza
Col crespa
Perejil fresco
Acelgas

FRUTAS
Manzanas de
  temporada
Limones
Peras de
  temporada

CEREALES
Arroz basmati
  integral
Arroz basmati
  blanco

LEGUMBRES
Judías mungo
  verdes
Judías mungo
  amarillas partidas

GRASAS
Mantequilla sin sal
  (para elaborar
  ghee)
Semillas de chía
Aceite de coco
Aceite de lino
Semillas de lino
Semillas de
  cáñamo
Aceite de oliva
Semillas de girasol
Yogur fresco de
  leche entera

ESPECIAS
Salsa de soja
  alternativa
Cardamomo en
  polvo
Canela en polvo
Semillas de
  cilantro
Semillas de
  comino
Semillas de hinojo
Jengibre en polvo
Jengibre fresco
Sal rosa

Sal marina
Tamari
Cúrcuma

EXTRAS
Infusión de
  jengibre
Miel cruda
  (excepto en
  verano, véase la
  pág. 121)
Caldo vegetal

LISTA DE LA COMPRA PRIMAVERAL

VERDURAS
Alcachofas frescas
Alcachofas
  marinadas
Rúcula
Espárragos
Coliflor
Nabo daikon
Endivia
Puerros
Achicoria roja
Espinacas
Brotes

FRUTAS
Manzanas
Frutos del bosque
  frescos
Cerezas secas
Zumo de
  arándanos rojos
Pomelo
Peras
Zumo de granada
Ciruelas secas
Uvas pasas

CEREALES
Amaranto
Cebada
Trigo sarraceno
Tortillas mexicanas
  de maíz
Mijo
Centeno

LEGUMBRES
Judías negras
Garbanzos
Lentejas verdes
Lentejas rojas

Tofu (firme)
Judías blancas

GRASAS
Queso de cabra
Leche de arroz
Leche de soja

ESPECIAS
Semillas de
  mostaza
Guindilla roja seca
Sambar en polvo
Anís estrellado

EXTRAS
Vinagre de
  manzana
Miel cruda
Vinagre de arroz

LISTA DE LA COMPRA ESTIVAL

VERDURAS
Remolacha
Maíz
Pepinos
Hinojo
Hierbas aromáticas
  (perejil, cilantro,
  tomillo,
  albahaca, menta,
  eneldo)
Lechuga

Calabaza de
  verano
Calabacín

FRUTAS
Manzanas
Frutos del bosque
Dátiles
Melones
Melocotones
Ciruelas

CEREALES
Cebada
Quinoa

LEGUMBRES
Garbanzos
Judías blancas

GRASAS
Aguacates
Coco rallado

Leche de coco
Aceite de coco
Queso de vaca
Queso de cabra
Yogur

ESPECIAS
Cardamomo
Cilantro
Hinojo
Cúrcuma

EXTRAS
Harina de
  garbanzo
Agua de coco
Proteína de
  cáñamo
Agua de rosas

LISTA DE LA COMPRA OTOÑAL

VERDURAS
Remolachas
Brécol
Zanahorias
Col berza
Col crespa
Chirivías
Espinacas
Calabaza
Acelgas
Nabos

FRUTAS
Manzanas
Plátanos
Arándanos rojos
Dátiles
Higos
Peras
Uvas pasas

CEREALES
Arroz integral
Avena (en copos o
  irlandesa)
Arroz rojo
Trigo

LEGUMBRES
Judías azuki
Judías negras

GRASAS
Aguacate
Coco rallado
Leche de coco
Leche de vaca
Huevos
Leche de cabra
Cremas de frutos
  secos crudos
Frutos secos
  crudos
Tahini

ESPECIAS
Cardamomo
Clavos

EXTRAS
Cacao en polvo
Azúcar de coco
Sirope de arce

LISTA DE LA COMPRA INVERNAL

VERDURAS
Alcachofas
Remolachas
Zanahorias
Col berza
Col crespa
Chirivías
Patatas
Pimientos rojos
  asados
Algas
Calabaza
Boniatos
Acelgas

Tomates
  embotados
  artesanalmente
Ñame

FRUTAS
Manzanas
Plátanos
Dátiles
Pomelos
Mangos
Naranjas
Papayas
Peras

CEREALES
Arroz integral
Bulgur
Avena
Arroz rojo
Fideos de arroz

LEGUMBRES
Judías negras
Lentejas verdes
Lentejas rojas

GRASAS
Harina de
  almendra
Anacardos
Coco rallado
Leche de vaca
Huevos
Leche de cabra
Aceite de sésamo
Crema de semillas
  de girasol
Tahini

ESPECIAS
Chile en polvo
Pimentón
Guindilla roja, seca

EXTRAS
Vinagre de
  manzana
Cacao en polvo
Sirope de arce
Melaza
Vinagre de arroz

LISTAS DE LA COMPRA ESTACIONALES

Tablas de cocción

Preparación cotidiana de legumbres

La forma más eficaz de usar las legumbres consiste en planificar su preparación con uno o dos días de antelación, cocinar una buena dosis (2 tazas de judías secas) y elaborar dos diferentes recetas con ellas. Una taza de legumbres cocinadas puede usarse para hacer hamburguesas, croquetas, un paté, o bien servirlas por encima de la ensalada al vapor diaria (pág. 88). Por otro lado, las legumbres en su propio caldo sobre un lecho de algún cereal es de por sí un estupendo plato al que aportará más colorido un poco de *chutney*.

PRIMAR LAS LEGUMBRES CASERAS FRENTE A LAS ENLATADAS

Los productos enlatados tienen menos vitalidad que los frescos y algunos resultan más fuertes para el organismo que los cocinados en casa. Pero si no hay otro remedio, es mejor que te hagas tú la comida recurriendo en ocasiones a las latas que comer fuera de forma habitual. No evites las legumbres porque tarden mucho en hacerse; cocinarlas durante unas horas resulta factible si aprovechas los momentos en que estás en casa: por la mañana, mientras te preparas; por la noche, mientras te relajas después del trabajo o la cena; o mientras haces la colada. Y una cosa más: si durante la semana no estás en casa ni siquiera unas horas de vez en cuando, considéralo como una señal de desequilibrio.

PREPARAR UNA TANDA DE LEGUMBRES

Lava bien las legumbres antes de cocinarlas.

Colócalas bajo el grifo en un colador de malla fina moviéndolas con los dedos hasta que el agua salga clara (un consejo culinario: hablar a las legumbres como lo haces a las plantas hace que cocinar sea más divertido).

Déjalas en remojo entre 8 y 12 horas en una olla grande con suficiente agua como para cubrirlas y 5 cm (2 in) más. Presta atención a las que queden flotando o estén descoloridas, pues han de desecharse. Añade un trozo de alga kombu (2,5 cm de alga por taza). Esta alga reduce la producción de gases, aporta minerales y proporciona un sustancioso caldo. (¿Te has olvidado del remojo previo? Consulta el método de remojo rápido de la pág. 289).

Cocina las judías en esa misma agua junto con el alga, según los tiempos indicados en la tabla: primero lleva a ebullición sin tapar; a continuación, baja el fuego, tapa y deja cocinar el tiempo establecido. Revísalas cada media hora, añadiendo agua caliente si fuera necesario para mantenerlas cubiertas de líquido.

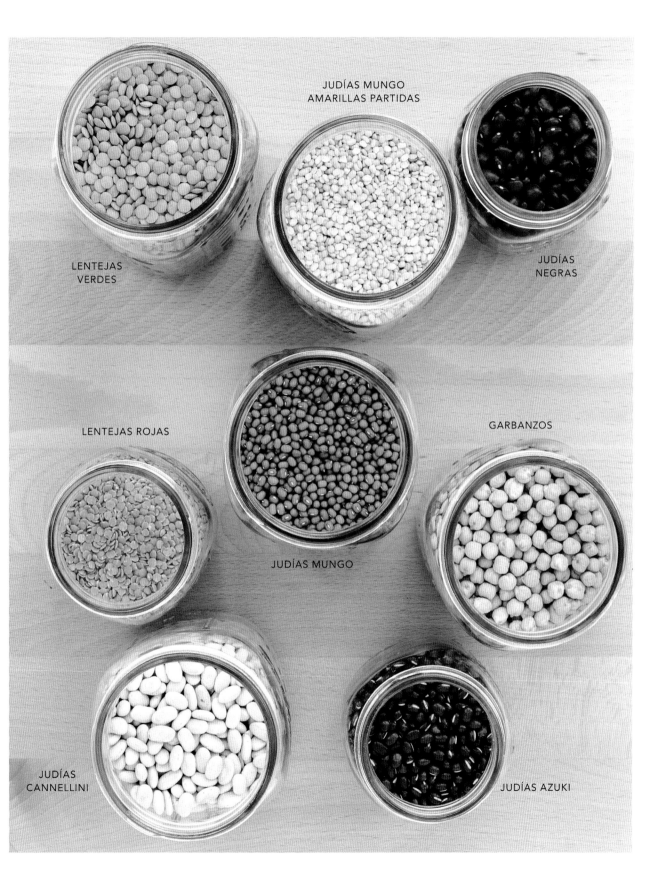

JUDÍAS MUNGO
AMARILLAS PARTIDAS

LENTEJAS
VERDES

JUDÍAS
NEGRAS

LENTEJAS ROJAS

GARBANZOS

JUDÍAS MUNGO

JUDÍAS
CANNELLINI

JUDÍAS AZUKI

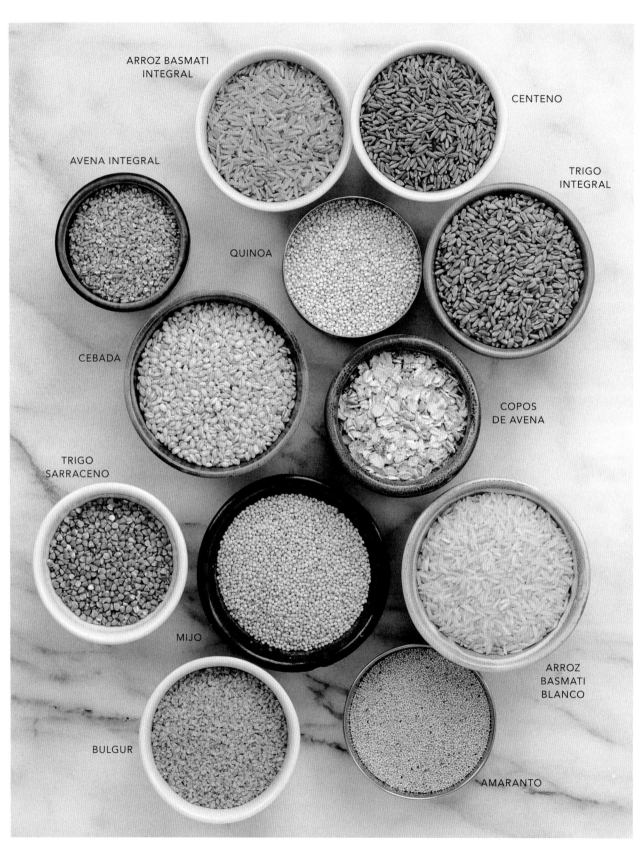

ARROZ BASMATI
INTEGRAL

CENTENO

AVENA INTEGRAL

TRIGO
INTEGRAL

QUINOA

CEBADA

COPOS
DE AVENA

TRIGO
SARRACENO

MIJO

ARROZ
BASMATI
BLANCO

BULGUR

AMARANTO

Cocer legumbres no es una ciencia exacta. Recuerda que una vez te hayas familiarizado con un tipo concreto, según su efecto estacional y el modo en que la digieres, sabrás por experiencia cuánto debe ablandarse al cocinarse y el tiempo que lleva este proceso. Si tienes tendencia a tener gases, decántate por las legumbres de tamaño pequeño y cocínalas hasta que puedas aplastarlas entre los dedos.

Los tiempos de cocción son variables dependiendo de lo tiernas que sean. Mantén la frescura de tus provisiones rotando el contenido de tu despensa de legumbres en cada estación. He aquí los tiempos de cocción aproximados:

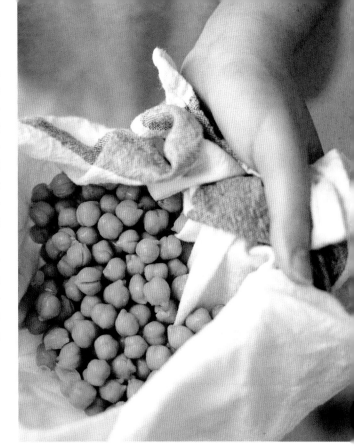

TIEMPOS DE COCCIÓN DE LAS LEGUMBRES

LEGUMBRE	TIEMPO DE COCCIÓN: CON REMOJO PREVIO	TIEMPO DE COCCIÓN: SECAS
Judías azuki	De 45 minutos a 1 hora	De 60 a 90 minutos
Judías negras	De 45 minutos a 1 hora	De 60 a 90 minutos
Judías cannellini	De 60 a 75 minutos	De 60 a 90 minutos
Garbanzos	De 1 ½ a 2 horas	3 o más horas
Lentejas rojas	De 15 a 20 minutos	De 20 a 30 minutos
Judía mungo amarilla partida	De 15 a 20 minutos	De 20 a 30 minutos
Judía mungo entera	De 30 a 45 minutos	De 45 a 60 minutos

Preparar cereales

Para cocinar cereales, mide la cantidad de grano seco que vayas a utilizar y emplea la siguiente tabla para determinar la cantidad de agua u otro líquido necesarios y el tiempo de cocción. El procedimiento consiste en llevar a ebullición, bajar el fuego, tapar bien y cocinar hasta que se haya absorbido el líquido.

TIEMPOS DE COCCIÓN DE LOS CEREALES		
POR 1 TAZA SECOS	TAZAS DE LÍQUIDO	TIEMPO DE COCCIÓN
Cebada (perlada)	2 ½	De 40 a 50 minutos
Arroz integral	2	De 30 a 45 minutos
Trigo sarraceno	2	15 minutos
Bulgur	2	15 minutos
Mijo	2	De 20 a 30 minutos
Copos de avena	2	10 minutos
Avena irlandesa	3	30 minutos
Quinoa	1 ¾	De 15 a 20 minutos

Al igual que en el caso de las legumbres, el tiempo de cocción de los cereales puede reducirse poniéndolos en remojo previamente durante unas horas. Para ello, introduce en la olla la cantidad de cereal y agua que vayas a cocinar, y deja reposar con la tapa puesta. Si bien no necesitan tanto tiempo de remojo como las legumbres, puedes dejarlos durante toda la noche. Si no los cocinas a lo largo del día, refrigéralos y prepáralos durante los dos días siguientes.

Dependiendo del tipo de cereal, el tiempo de cocción puede acortarse hasta la mitad con el remojo, de modo que habrás de comprobar si se ha ablandado antes de lo previsto.

NOTA: Si tu tipo corporal tiende a la sequedad, o es otoño/invierno, resulta beneficioso cocinar los cereales con media parte más de agua y separar los granos con un tenedor y ½ cucharadita de ghee o aceite de coco por ración antes de consumirlos.

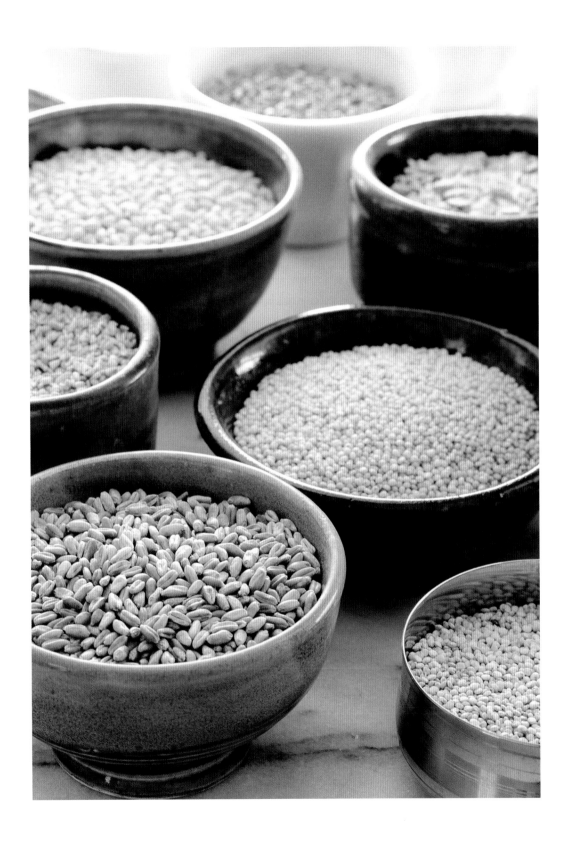

Índice de recetas según los síntomas

El Ayurveda funciona mejor con un cambio gradual de alimentación y estilo de vida: no se puede pretender que una sopa vaya a curar nuestras molestias de forma instantánea. Pero si comprendes el modo en que las cualidades de tus alimentos pueden afectar a cómo te sientes, estás en el buen camino para recobrar la salud. Esta tabla te ofrece unas cuantas sugerencias de recetas basadas en mi propia experiencia con el uso de los alimentos como remedios caseros.

SÍNTOMA	CUALIDADES QUE LO EQUILIBRAN	RECETAS ÚTILES
Indigestión ácida	Refrescante, seca, neutralizadora, estable	Lassi digestivo Sopa de hinojo y eneldo frescos Kanjee diario Raita de pepino y menta «Limanada» de cardamomo
Ansiedad	Caliente, estabilizadora, húmeda, blanda, estable	Bisque de boniato Crema de calabaza buttercup y coco *Smoothie* de leche de almendras y especias Tónico rejuvenecedor invernal Trufas de crema de semillas de girasol
Congestión	Caliente, seca, ligera, aguda, penetrante, móvil	Sambar del sur de la India Refresh-O-Rama Zumo verde depurativo Dal picante estilo Andhra Kanjee de cebada Té digestivo de primavera
Estreñimiento	Caliente, estabilizadora, húmeda, oleosa	Pudin de chía diario Crema verde depurativa diaria Compota de manzana con dátiles Manzanas sofritas con ghee Ensalada de remolacha con limón y menta

SÍNTOMA	CUALIDADES QUE LO EQUILIBRAN	RECETAS ÚTILES
Sequedad de piel	Caliente, estabilizadora, húmeda, oleosa	Ghee Corteza de chocolate Leche de almendras diaria Pudin de chía diario
Gases e hinchazón	Caliente, estabilizadora, húmeda, blanda	Kichari diario Lassi digestivo Infusión digestiva de otoño
Dolor de cabeza	Refrescante, seca, neutralizadora, blanda, lenta	Kanjee diario Kichari diario Refresco de melón y albahaca Dal depurativo
Aletargamiento, falta de motivación	Caliente, ligera, aguda, móvil	Masala chai Zumo verde depurativo Trigo sarraceno con frutos del bosque
Enrojecimiento cutáneo, inflamación	Refrescante, seca, neutralizadora, estable	Zumo verde depurativo Crema verde depurativa diaria Dal depurativo La reina remolacha *Chutney* de menta y cilantro
Insomnio	Caliente, estabilizadora, húmeda, blanda, estable	Tónico rejuvenecedor invernal Kichari diario *Smoothie* de leche de almendras y especias
Retención de líquidos, hinchazón	Ligera, seca, aguda, penetrante, móvil	Kanjee de cebada Pasteles de cereza y mijo Chana dosa fácil Dal depurativo *Chutney* de arándanos rojos y clavo

Notas

CAPÍTULO 1

1. Vagbhata, Ashtanga Hridayam, Sutrasthana 1.6. «Los doshas son siempre sustancias materiales del organismo; tienen sus propias cantidades, atributos y funciones. Cuando están equilibrados se ocupan de diferentes funciones que contribuyen al mantenimiento del cuerpo; pero tienen tendencia a alterarse debido a un aumento o disminución de su cantidad, de uno o más atributos y funciones [...] debido a esta tendencia a la corrupción [desorden], se denominan doshas».

2. Vagbhata, Ashtanga Hridayam, vol. 1, Sutrasthana 12.34-42.

3. Agniveśa, Charaka Samhita, vol. 1, Sutrasthana 30.8. Trad. Dr. Ram Karan Sharma y Vaidya Bhagwan Dash (Varanasi: Chowkhamba Krishnadas Academy).

4. AKA Charita Samhita, Sutrasthana 30.9.

CAPÍTULO 2

1. Vagbhata, Ashtanga Hridayam, vol. 1, Sutrasthana 8.49. Trad. Prof. K. R. Srikantha Murthy, 6ª ed. (Varanasi: Chowkhamba Krishnadas Academy, 2009).

CAPÍTULO 7

1. Vagbhata, Ashtanga Hridayam, vol. 1, Sutrasthana 2.8-9. Trad. Prof. K. R. Srikantha Murthy, 6ª ed. (Varanasi: Chowkhamba Krishnadas Academy, 2009).

Glosario

Ingredientes poco comunes

Aceite de coco de presión en frío: aceite que se ha separado de la pulpa del coco fresco mediante una extracción en frío. Este método no lo somete a altas temperaturas que podrían volverlo rancio.

Aceite de granos de mostaza: aceite obtenido mediante la presión de los granos de mostaza; se utiliza en el masaje ayurvédico para calentar y generar movimiento en problemas derivados de la pesadez y el estancamiento.

Aceite de sésamo: aceite obtenido mediante la presión en frío de las semillas de sésamo. Puede adquirirse tostado, crudo o refinado; para masaje, lo mejor es comprar un aceite ecológico refinado para fuego medio.

Agua de coco: agua dulce y refrescante que puede encontrare en el interior de los cocos verdes; una vez abierto el coco, el agua puede beberse con una pajita. En la actualidad se comercializa envasada en diversos establecimientos.

Asafétida: especia tradicional ayurvédica de sabor intenso que se emplea como sustituto del ajo y la cebolla.

Ashwagandha: tónico profundamente revitalizante en el Ayurveda cuya raíz se pulveriza y seca para usos medicinales; también se conoce como ginseng indio.

Azafrán: especia anaranjada que suele emplearse en los dulces indios; en los platos salados suelen usarse los estambres de la flor, llamados hebras. Es un purificador de la sangre.

Azúcar de caña integral deshidratada, sin refinar: azúcar producida mediante la presión y deshidratación del jugo de caña de azúcar para convertirla en granos de color marrón. Tiene una nomenclatura diferente en las distintas partes del mundo. En el Ayurveda se denomina *jaggery;* también es conocida como Sucanat (una marca comercial), *rapadura* y *muscovado.*

Azúcar de coco: azúcar derivado de la extracción del néctar de las flores de coco; disponible en bloque, sirope y granulado.

Cacao en polvo: tras el proceso de descascarillado, secado y fermentación, el grano de cacao se rompe en trocitos llamados *nibs* o virutas; para la elaboración del cacao crudo en polvo, estas se someten a un proceso de presión en frío y molienda por el que se logran preservar los nutrientes; sin embargo, estos son destruidos durante el tueste en la confección de cacao en polvo convencional.

Calabaza kabocha: variedad asiática dulce de la calabaza de invierno con piel verde y fina, y pulpa anaranjada; está relacionada con las variedades hubbard y buttercup. El término también puede aludir a otras calabazas asiáticas de invierno.

Dátil medjool: variedad de dátil procedente de climas cálidos y secos que retiene parte de su humedad después del proceso de empaquetado; resulta más dulce y jugoso que la variedad deglet noor.

Dulse: alga salada que crece en costas de aguas frías tales como Estados Unidos, Japón e Inglaterra. Presenta una coloración rojiza cuando está seca y es muy rica en vitaminas del grupo B.

Harina de almendra: almendras crudas molidas con piel para usarse como harina; es rica en proteínas.

Harina de coco: la fibra, proteínas y grasas que permanecen en la pulpa del coco tras la extracción del aceite molidas para hacer harina.

Harina de garbanzo: garbanzos secos molidos para hacer harina; es rica en proteínas. Puede encontrarse en las tiendas indias y a granel en tiendas de alimentación natural.

Jengibre: el rizoma de la planta del jengibre; puede usarse fresco, seco y en polvo.

Judía mungo partida: judía mungo sin piel y partida; de color amarillo claro.

Judía mungo verde: judía verde de tamaño pequeño apreciada en el Ayurveda por su capacidad de nutrir el organismo sin fomentar desequilibrios.

Kombu: un tipo de alga kelp comestible cosechada en cuerdas, en los océanos de Japón y Corea.

Legumbre: un tipo de planta que produce semillas comestibles.

Miel cruda: miel que no ha sido sometida a un proceso de cocción. Si la etiqueta no indica que se trata de una miel cruda, significa que el producto ha sido calentado. El Ayurveda considera que este procedimiento vuelve a la miel indigerible y potencialmente tóxica.

Miso: pasta salada hecha a base de legumbres y cereales, normalmente habas de soja, cebada y garbanzos; ampliamente utilizada en la cocina japonesa.

Nori: alga dulce de color verde oscuro y sumamente nutritiva, normalmente comercializada en láminas para la elaboración de sushi.

Salsa de soja alternativa: una salsa a base de soja no fermentada.

Sambar en polvo: una combinación de color rojizo a base de lentejas tostadas, guindillas rojas, semillas de alholva, semillas de cilantro, asafétida, hojas de curry, comino, pimienta negra y otras especias; se utiliza en sopas de tomate.

Tahini: pasta hecha a base de semillas de sésamo molidas; puede adquirirse crudo o tostado.

Tamari: condimento salado de soja fermentada, parecido a la salsa de soja pero sin trigo.

Tamarindo: árbol autóctono de África que en la actualidad se cultiva en las zonas tropicales. Con los frutos semisecos se elabora una pasta. Su fruto es extremadamente ácido y tiene usos tanto culinarios como medicinales.

Tónico: sustancia medicinal que se toma para incrementar la sensación de fuerza y bienestar.

Tulsi: planta medicinal de origen indio usada para potenciar los sistemas inmunitario y respiratorio; también se la conoce como albahaca sagrada y está ampliamente disponible en forma de infusión.

Vainas de cardamomo: especia refrescante que suele utilizarse en dulces y bebidas; existen vainas negras y verdes. En este libro, usamos las semillas contenidas en las vainas verdes.

Vinagre de arroz: condimento chino, japonés y coreano elaborado a partir de arroz fermentado; resulta más suave y dulce que la mayor parte de los vinagres occidentales.

Vinagre de manzana: vinagre elaborado a base de manzanas fermentadas; contiene más nutrientes cuando no ha sido filtrado.

Vinagre de umeboshi: condimento japonés y un subproducto del proceso de encurtido de la ciruela umeboshi; contiene sal y hoja roja de shiso. Es de sabor salado, ácido y dulce.

Términos sánscritos

Abhyanga: masaje que consiste en la aplicación de aceite templado en el cuerpo con movimientos que siguen un patrón específico para potenciar el flujo energético según los principios del Ayurveda.

Agni: elemento fuego; también alude al fuego digestivo.

Ahara Rasa: líquido nutritivo resultante de la masticación y digestión de los alimentos; el elemento fundamental de todos los tejidos corporales.

Ama: residuo espeso y pegajoso derivado de una digestión incompleta; el Ayurveda lo considera la causa de todas las enfermedades.

Amla: sabor ácido; la combinación de los elementos fuego y tierra.

Charaka Samhita: textos principales del Ayurveda que, según se cree, tienen tres mil años de antigüedad; siguen siendo la principal referencia de la mayoría de los médicos ayurvédicos.

Dal: plato caldoso clásico elaborado con diversas legumbres. Originalmente, el término se refería a la legumbre procedente del *Cajanus indicus,* conocida como *tur dal.*

Deepana: prender el fuego digestivo

Dinacharya: literalmente «seguir el día»; hace referencia a las rutinas diarias que equilibran el organismo.

Dosha: aquello que genera desequilibrio; compuestos biológicos esenciales presentes en el organismo.

Gunas: cualidades o atributos presentes en los cinco elementos y, por consiguiente, en todas las cosas.

Kapha: energía de estructura y lubricación; cohesión; la combinación de los elementos tierra y agua.

Kashaya: sabor astringente; la combinación de los elementos aire y tierra.

Katu: sabor acre; la combinación de los elementos fuego y aire.

Kichari: término general en el Ayurveda para un plato caldoso a base de arroz y legumbres.

Lavana: sabor salado; la combinación de los elementos fuego y agua.

Madhura: sabor dulce, la combinación de los elementos agua y tierra.

Nasya: administración de medicinas a través de la cavidad nasal.

Neti: irrigar agua salada en los conductos nasales, generalmente usando un recipiente especial llamado lota de neti.

Ojas: literalmente «vigor»; la expresión más refinada del fluido nutriente en el organismo; el fundamento de la inmunidad.

Pachana: digerir; en el Ayurveda, un medio para mejorar la digestión.

Panchakarma: literalmente «cinco acciones»; un tratamiento ayurvédico depurativo que emplea cinco diferentes métodos.

Pancha Mahabhutas: los cinco grandes elementos: éter, aire, fuego, agua y tierra.

Pitta: aquello que transforma o digiere; la combinación de los elementos fuego y agua.

Prajnaparadha: crímenes contra la sabiduría.

Prana: fuerza vital del universo.

Rasayana: literalmente «sendero de la esencia»; la ciencia de alargar la vida; una combinación medicinal de sustancias que mejoran la inmunidad.

Rtucharya: régimen estacional; el cambio de las estaciones.

Sattva: energía de paz, claridad e inspiración.

Tejas: energía metabólica; la esencia energética sutil de pitta; aporta luminosidad al cuerpo.

Thali: plato a base de arroz y diversas variedades regionales de carne o verdura.

Tikta: amargo; la combinación de los elementos éter y aire.

Vata: aquello que se mueve; la combinación de los elementos aire y éter.

Vipak: efecto posdigestivo que una sustancia ejerce en el organismo.

Recursos: ingredientes, experiencias y educación

Distribuidores recomendados de especias, algas y ghee

Maine Coast Sea Vegetables
Algas cultivadas de forma sostenible procedentes del Atlántico Norte.
www.seaveg.com/shop/

Pure Indian Foods
Ghee de certificación ecológica producido con leche de vacas alimentadas con pasto fresco y otros productos ayurvédicos.
www.pureindianfoods.com

Producción ecológica
Grupos de trabajo medioambiental «La docena sucia» y «La quincena limpia». Guías anuales de la presencia de pesticidas en los alimentos.
 www.ewg.org

Experiencias: clínicas y centros de retiro ayurvédicos

Se trata de recursos que conozco personalmente, pero existen muchos más. Si exploras las posibilidades que te ofrece tu zona puede que descubras alguna joya escondida.

PANCHAKARMA EN LA INDIA
Dr. Sunil Joshi
Vinayak Ayurveda and Panchakarma Research Foundation.
www.vinayakAyurveda.com

Vaidyagrama Healing Center
www.vaidyagrama.com

Encontrar un médico ayurvédico

Asociación europea de médicos ayurvédicos.
www.Ayurveda-association.eu

Educación y formación ayurvédicos

Instituto Europeo de Estudios Ayurvédicos.
http://atreya.com

Dr. Robert Svoboda
Excelentes libros y artículos.
www.drsvoboda.com/index.html

Dra. Claudia Welch
Artículos y cursos online.
http://drclaudiawelch.com

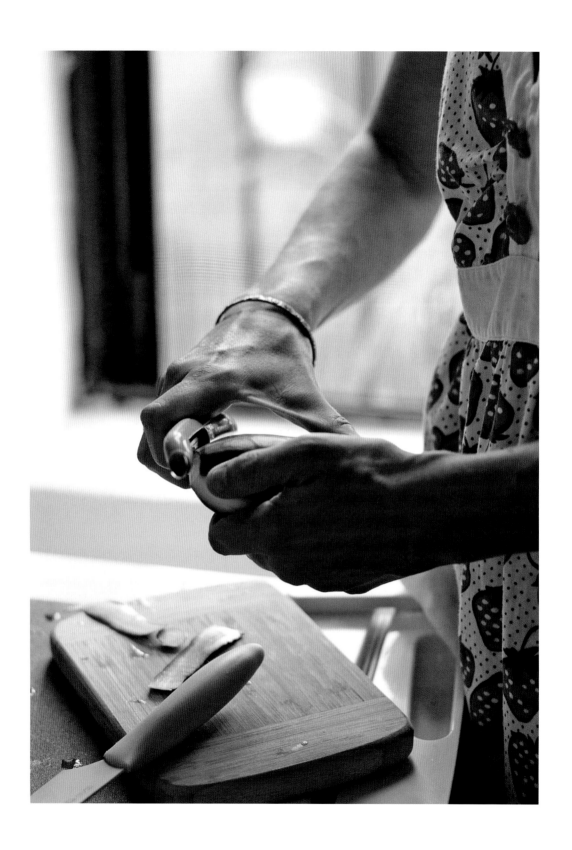

Agradecimientos

Me gustaría expresar mi agradecimiento a multitud de personas que han apoyado este libro desde sus comienzos. En primer lugar, a la fotógrafa Cara Brostrom, cuyas aportaciones han ido mucho más allá de las imágenes. Ambas deseamos dar las gracias a quienes han colaborado con nosotras a lo largo de este proceso.

Nuestra más sincera gratitud a:

La gente de Shambhala Publications y, sobre todo, a Rochelle Bourgault por las labores de edición y producción.

Los lectores y correctores de estilo: Dr. Robert Svoboda, Hilary Garivaltis, Erin Casperson (tres estrellas de oro), Kristen Rae Stevens y Bobbie Jo Allen.

Dos colaboradoras especiales que disfrutaron en la cocina con nosotras y padecieron las consecuencias de combinaciones incompatibles en nombre del Ayurveda: Eric Casperson y Risa Horn.

Nuestra diseñadora, Allison Meierding, que ha estado implicada en esta obra desde el principio.

Las proveedoras de mantelería fina, Wendi Wing, Dorothy Fennell y Allison Meierding.

Los distribuidores de productos ayurvédicos: Pure Indian Foods y Banyan Botanicals. Los catadores: Risa Horn, Dane Smith, Allison Meierding, Erin Casperson, Patty Crotty, Lauren Varney, Bristol Maryott, Bharti Thakkar, Emily Griffin, Beth Rausch, Birgit Wurster, Ellise Basch, Rich Ray.

La agudeza de Laura Shaw Feit.

Las niñeras, Emily Morris y Shannon Maguire. Beth Brostrom, por viajar a Boston para cuidar del bebé cuando se aproximaba la fecha de entrega.

Mi familia: a mamá y papá O'Donnell por transmitirme lo fantástico que les parecía este libro desde el primer momento. Rich Ray, y Chris y Evelyn Okerberg por su amor y apoyo incondicionales.

Mis gurús del yoga y el Ayurveda. Todos mis alumnos y clientes por su apoyo en mi camino.

Índice temático

Sobre nosotras

Kate O'Donnell es doctora ayurvédica certificada y profesora autorizada de Ashtanga Yoga; ha realizado alrededor de doce viajes a la India y, en la actualidad, continúa viajando a este país para ampliar sus estudios; imparte programas de yoga y Ayurveda internacionalmente.

Con diecinueve años, viajó por primera vez a la India durante un semestre para estudiar ciencias ambientales y enseñar inglés. Durante su estancia en el país, practicó yoga y visitó tantas regiones como pudo; también consumió una cantidad indigerible de alimentos desconocidos que la llevaron a la consulta de un médico ayurvédico. Sus profundas experiencias con el Asthanga Yoga y el Ayurveda, así como su gran interés en el poder sanador de los alimentos, han inspirado sus estudios y prácticas de estas antiguas disciplinas durante los últimos diecisiete años.

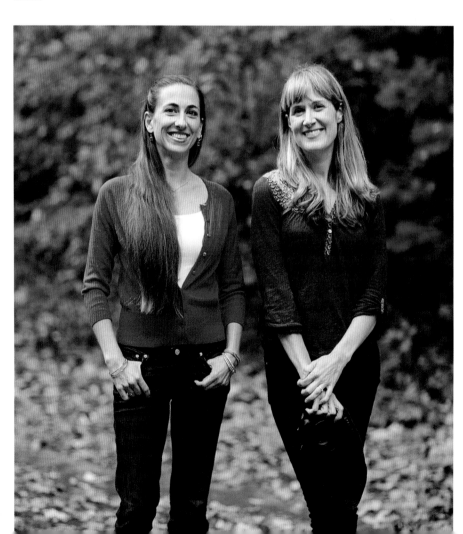

Kate es directora del programa Mysore en Down Under School of Yoga y practica el Ayurveda en Boston. También es parte del profesorado de la Kripalu School of Ayurveda. Suele impartir talleres, clases de cocina, limpiezas estacionales y retiros destinados a mejorar el estilo de vida cuando no está practicando yoga o disfrutando de una taza de chai.

Cara Brostrom es fotógrafa profesional y nómada creativa. Pasó su infancia en una granja de la región central de Estados Unidos. Durante varios años viajó por el Reino Unido y otros países europeos con su cámara, fotografiando paisajes, personas y momentos de la vida cotidiana. Después, estableció su residencia en Nueva Inglaterra, donde comenzó a practicar Ashtanga Yoga bajo la dirección de Kate y, gracias a su cautivadora presentación del Ayurveda, conoció los múltiples beneficios de este antiguo sistema de sanación.

Cara se ha pasado los últimos años documentando la quietud sutil presente en el yoga y en el acto de comer con plena conciencia, y está felizmente asentada como fotógrafa autodidacta. Es licenciada en Bellas Artes por la Universidad de Gales, en Aberystwyth, y su obra ha sido exhibida en exposiciones individuales y colectivas en Estados Unidos, Canadá, Finlandia y Reino Unido. Reside en Boston con su marido y su hija.

Gaia ediciones

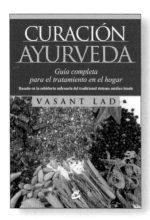

CURACIÓN AYURVEDA
Guía completa para el tratamiento en el hogar
VASANT LAD

Curación ayurveda nos permite experimentar los beneficios de las propiedades curativas del ayurveda, perfeccionadas a lo largo de miles de años. Todas las hierbas, alimentos y aceites que recomienda el doctor Lad pueden encontrarse en herbolarios locales o adquirirse por correo. Complementada con un glosario y un índice temático, esta obra es la guía definitiva de los remedios naturales ayurvédicos para vivir plenamente con vitalidad y bienestar.

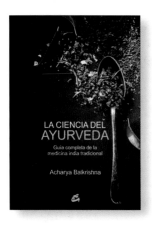

LA CIENCIA DEL AYURVEDA
Guía completa de la medicina india tradicional
ACHARYA BALKRISHNA

La ciencia del Ayurveda describe los fundamentos de esta ancestral medicina india en un lenguaje accesible tanto para quienes buscan introducirse en esta disciplina como para aquellos que desean profundizar en sus enseñanzas.

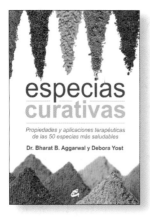

ESPECIAS CURATIVAS
Propiedades y aplicaciones terapéuticas de las 50 especias más saludables
BHARAT B. AGGARWAL Y DEBORA YOST

Este libro es una guía de la A a la Z de las 50 especias que han demostrado un elevado potencial de curación y prevención, un vademécum con las especias curativas específicas para las 150 afecciones de salud más usuales, desde acné, artritis y ansiedad hasta infartos, úlceras y enfermedades cardiovasculares, 50 recetas deliciosas y de sencilla preparación y una amplia selección de las mejores combinaciones de especias tradicionales de las culturas de los 5 continentes, así como criterios y consejos para realizar tus propias combinaciones.